ÉLÉMENTS DE MÉDECINE PRATIQUE

DE

LA NUTRITION

COMME

SOURCE UNIQUE

DE LA SANTÉ ET DE LA MALADIE

OU

SEULS PRINCIPES

desquels puissent être déduits la nature des maladies, leur traitement
et les moyens de les prévenir

PAR

E. H. LE BRUMENT

Docteur en médecine de la Faculté de Paris
Ancien interne de l'asile des aliénés de la Seine - Inférieure
Membre de la Société de médecine de Rouen, Secrétaire du Comité central
de vaccine de la Seine-Inférieure

PARIS	ROUEN
AMYOT, ÉDITEUR	LE BRUMENT, LIBRAIRE
8, rue de la Paix	55, quai Napoléon

M DCCC LVIII

DE

LA NUTRITION

TYPOGRAPHIE DE CH. LAHURE
Imprimeur du Sénat et de la Cour de Cassation
rue de Vaugirard, 9

ÉLÉMENTS DE MÉDECINE PRATIQUE

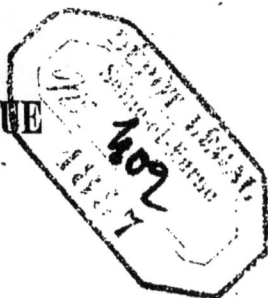

DE
LA NUTRITION

COMME

SOURCE UNIQUE

DE LA SANTÉ ET DE LA MALADIE

OU

SEULS PRINCIPES

desquels puissent être déduits la nature des maladies, leur traitement
et les moyens de les prévenir

PAR

E. H. LE BRUMENT

Docteur en médecine de la Faculté de Paris
Ancien interne de l'asile des aliénés de la Seine-Inférieure
Membre de la Société de médecine de Rouen, Secrétaire du Comité central
de vaccine de la Seine-Inférieure

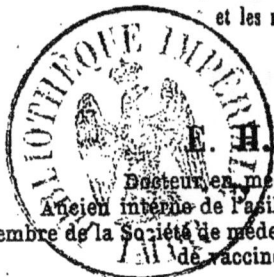

PARIS	ROUEN
AMYOT, ÉDITEUR	LE BRUMENT, LIBRAIRE
8, rue de la Paix	55, quai Napoléon

M DCCC LVIII

TRADUCTION RÉSERVÉE

1857

PRÉFACE.

Au moment où les travaux les plus remarquables et les recherches expérimentales les plus fécondes contribuent avec tant d'éclat à enrichir la physiologie, nous ne pouvons nous dissimuler qu'il serait fort difficile d'expliquer l'opportunité de l'ouvrage que nous publions aujourd'hui, si, de prime-abord, nous n'exposions sous quelles inspirations et dans quel but il a été conçu. En effet, lorsque l'autorité des savants les plus distingués peut à peine attirer l'attention des praticiens sur des découvertes dont l'importance est telle qu'elles doivent, à notre avis, changer la face de la science, n'y aurait-il pas lieu de nous taxer de témérité et de présomption en nous voyant entrer en lice avec un nom inconnu? Mais, outre la conviction qui nous a guidé dans ces études, nous avons pour principe que dès l'instant où l'homme croit posséder une idée utile, il est de son devoir de la produire et de la propager, dût-elle être fertilisée par d'autres que par lui. C'est pour la ruche de la science surtout que chacun doit butiner, selon ses forces, et ne pas

a

imiter les frelons qui, dans leur égoïsme, ne travaillent que pour eux.

Depuis plus de vingt ans que nous sommes livré à la pratique médicale, nous avons toujours été saisi d'un profond sentiment de tristesse, lorsque nous considérions le grand nombre de maladies réputées incurables que renferme le cadre nosologique. Mais ce qui surtout nous a inspiré de navrantes pensées, c'est le désordre et la confusion qui règnent dans les médications ou dans les moyens qu'on oppose à ces maladies, et encore dans le but seulement d'en retarder les progrès. C'est donc une vérité triste à dire, en présence d'un tel chaos, dans le traitement des maladies dites incurables, comme dans celui d'un grand nombre de maladies chroniques, il est rare que les praticiens ne s'engagent pas exclusivement dans les sentiers battus dont l'insuccès est constamment le terme et que l'expérience des siècles leur crie d'éviter. Et même si l'un d'eux tente de s'en éloigner et que ses confrères soient appelés à l'aider de leurs conseils, il se voit blâmé par eux et bientôt contraint de rentrer dans les vieilles voies qui l'ont toujours égaré. Ces procédés sont si habituels, cette ligne de conduite si universellement adoptée, l'incurabilité de ces maladies paraît tellement avérée que si une guérison vient à être signalée, bien loin de s'empresser d'en rechercher les causes et de se livrer à de nouveaux essais, il est d'usage de nier le succès obtenu en se retranchant derrière ce mot plein de douleur et de découragement : « *C'est impossible !* »

Il faut le dire, toutefois, tant de médications, jusque-là réputées héroïques, ont été réduites à néant par l'expérience, tant de revers ont suivi les tentatives les plus heureusement inspirées, et même les succès momentanément obtenus, que ce n'est en définitive que de guerre lasse et de déceptions en déceptions que le scepticisme ou l'incrédulité a gagné tous les esprits. Nous n'en combattrons pas moins énergiquement ces tendances, car elles paralysent tous les efforts, elles s'opposent à tout progrès, elles sont contraires aux lois de l'humanité. Est-il rien de plus triste, en effet, de plus décevant pour le médecin, de n'arriver à l'aide de la science, de l'expérience qu'il a acquise et de celle de ses devanciers, qu'à découvrir qu'un de ses semblables, encore plein de force et de vie, mais qui porte un germe funeste, est atteint d'un mal qui doit progressivement le conduire au tombeau ? La science du diagnostic et du pronostic est parvenue, à cet égard, à un tel degré de certitude, qu'un habile praticien peut fixer, pour ainsi dire, l'heure fatale du malheureux en proie à une de ces maladies contre lesquelles les secours de l'art sont constamment impuissants.

Mais si les maladies classées dans cette triste catégorie, telles que les affections tuberculeuses, le cancer, le ramollissement cérébral, les maladies de la moëlle épinière, le diabète, l'albuminurie et tant d'autres, résistent à tous les traitements employés, nous ne sommes pas beaucoup plus puissants contre un grand nombre de maladies chroniques d'une autre nature. Ce n'est pas que l'expérience en ait prouvé l'incurabilité ou que les moyens manquent pour les combattre avec succès, mais dans ce dédale de médicaments, de médications qui constituent la thérapeutique de ces maladies, le praticien, même le plus éclairé, ne saurait affirmer qu'il peut se tracer une voie certaine. Et d'ailleurs, fût-on doué d'une mémoire assez heureuse pour y classer la centième partie des médicaments qui, tour à tour, ont fait obtenir des guérisons, pourrait-on y joindre ces milliers de circonstances, ces nuances infinies, ces innombrables détails qui, dans les maladies, rendent si variable et si difficile l'application des remèdes et qui, seuls cependant, sont propres à fournir les indications qui conduisent à un choix rigoureux ? Aussi, de tout temps, s'est-on efforcé de réduire aux termes les plus simples les phénomènes si complexes de l'état morbide, afin d'arriver à établir, sur des règles invariables, les bases de la thérapeutique. N'est-ce pas sous de telles inspirations que sont nés tous les systèmes, depuis le célèbre disciple d'Asclépiade, Thémison, jusqu'à Broussais?

Mais la pratique conduit bientôt à faire justice des systèmes exclusifs, et la plupart des médecins, dans l'impossibilité de constater par eux-mêmes les propriétés de cette immense quantité de remèdes, et de se souvenir de cette multitude de circonstances dans lesquelles ils pourraient être employés, se font chacun un formulaire souvent fort restreint, et se bornent à une série d'indications que le temps et l'expérience modifient sans doute, mais qui n'en constituent pas moins toute la somme des moyens qu'ils opposent aux diverses maladies qu'ils sont appelés à traiter. Les pharmaciens peuvent témoigner de la vérité de ces assertions, et, sur la copie d'une prescription sans signature, il leur serait facile d'en nommer l'auteur, tant, le plus souvent, les prescriptions sont stéréotypées l'une sur l'autre! C'est là que conduit trop fréquemment la pente si facile de la routine; mais parfois le praticien, se faisant illusion sur la cause des bons résultats ainsi obtenus, se persuade, en cas d'insuccès, que les maladies étaient au-dessus des ressources de l'art, et il persiste dans la voie qu'il s'est tracée.

En signalant ces faits, nous n'avons pas pour but de blâmer la circonspection que le praticien peut apporter dans l'emploi des médicaments, mais bien de faire comprendre que l'insuffisance ou plutôt l'uniformité de telles prescriptions est la conséquence des difficultés que présente la recherche des indications et l'impossibilité de s'appuyer sur des bases bien déterminées. Ce n'est pas, en effet, le grand nombre de médicaments qui fournit les armes les plus puissantes pour combattre les maladies, mais la connaissance bien raisonnée d'une quantité même restreinte d'agents médicamenteux, et l'habileté acquise pour les utiliser à propos. Les praticiens les plus éclairés ont toujours montré une grande réserve dans l'administration des médicaments et surtout des médicaments très-actifs.

Au reste, nous le répétons, il y a une telle confusion dans les médicaments, dans les médications applicables aux maladies en général, un tel désordre dans les idées, dans les motifs qui président à leur choix, qu'on les adopte bien plus souvent sur la foi des récits pompeux qui ont été faits de leur efficacité, que d'après une sage appréciation des circonstances où l'on peut les employer avec succès. Pour ne citer que les eaux minérales dont on commence à reconnaître la puissante intervention dans le traitement des maladies qui ont résisté à toutes les autres médications, et dont, par cela même, l'action sur l'économie devrait être si attentivement examinée, il est certain qu'on n'en conseille pas l'usage avec plus de discernement. Sauf quelques médecins qui en ont fait une étude spéciale, les praticiens les plus distingués en sont encore, à cet égard, comme le faisait remarquer récemment le spirituel rédacteur en chef de *l'Union médicale*, à se laisser influencer par les motifs les moins propres à inspirer une haute confiance dans leurs conseils.

On ne tomberait pas dans cette étrange aberration si les moyens qu'on oppose aux maladies étaient sagement déduits des lois qui régissent l'organisme. Les médicaments perdraient de la valeur qu'on leur prête, car on leur attribue bien trop légèrement des succès qui reviennent de droit à la nature, c'est-à-dire aux tendances des fonctions organiques à s'équilibrer sans cesse. En effet, bien plus souvent qu'on ne le pense, les maladies sont guéries en dépit plutôt qu'à l'aide des médicaments. Qui ne sait que dans les affections identiques, les médications les plus dissemblables, et même complétement opposées, sont suivies d'un nombre égal de guérisons ? Et ces résultats ne se présentent pas seulement chez des sujets différents, mais encore sur le même individu.

Le traitement des maladies aiguës en général offre à l'observateur de fréquentes occasions de constater ce que nous venons d'avancer. Aussi, n'est-ce pas, le plus ordinairement, dans ces maladies que se révèlent d'une manière évidente les ressources de la thérapeutique, ni l'habileté du praticien, quoique souvent de hautes réputations n'aient pas d'autre point de départ ni de bases plus solides.

Mais il n'en est plus ainsi du traitement des maladies chroniques qui, nées plus particulièrement de l'état social, résultent presque toujours d'infractions aux lois de l'hygiène, et sont si souvent causées par ces empoisonnements latents que déterminent des localités ou des habitations insalubres, et surtout les falsifications qui, maintenant, s'étendent à presque toutes les denrées alimentaires non moins qu'à toutes les boissons. Aussi, dans de telles circonstances, l'organisme, profondément altéré, fait-il prendre aux maladies les formes les plus variées, les nuances les plus difficiles à saisir, et c'est alors qu'un médecin éclairé trouve des sujets sérieux d'étude et qu'il déploie les ressources de son expérience. En effet, nous devons le reconnaître, le praticien peut bien , après de longues années, arriver, par l'observation répétée de cas semblables, à discerner des indications justes , à préciser l'application des remèdes ; mais, n'est-ce pas plus souvent le privilége de quelques hommes d'élite? Car la pratique de la médecine est tellement hérissée de difficultés , tant de faits, tant d'observations , tant de détails, doivent meubler la mémoire du médecin, qu'à peine conçoit-on que toutes les maladies inhérentes à l'espèce humaine puissent être traitées par le même homme.

Quoi qu'il en soit, lorsque l'expérience ne repose pas sur des principes rationnels, sur l'étude approfondie des lois de la nature, ce n'est plus qu'une aveugle routine qui peut bien faire obtenir quelques succès, mais qui, plus souvent, conduit à des revers. Exercer la médecine sans données théoriques, sans idées sur la nature de l'organisation et sur les causes qui peuvent en troubler l'harmonie, ne voir enfin que des remèdes à opposer au mal, sans autre guide que l'habitude , la mode ou tout autre mobile aussi futile, c'est pratiquer l'art médical en aveugle, c'est assimiler la thérapeutique à un recueil de recettes.

Or, si ce n'est au lit du malade , ce livre ouvert au praticien, et qu'il ne peut jamais lire en entier, quel-

a.

que longue et bien remplie que soit sa carrière, est-il
une source à laquelle il soit assuré de puiser des indications précises pour l'application des remèdes? En
effet, s'il veut se renseigner dans les ouvrages de pathologie, sur le traitement à employer contre une maladie quelconque, quel embarras n'éprouve-t-il pas en
présence de la variété innombrable de médications et
de médicaments recommandés? Et s'il étudie, dans un
traité de thérapeutique, les propriétés d'un médicament, il n'est pas dans une moindre perplexité lorsqu'il considère la multitude de maladies contre lesquelles l'usage en est conseillé.

Nous en avons dit assez, ce nous semble, pour faire
comprendre qu'il est temps d'abandonner ces erre-
ments qui, depuis les siècles les plus reculés jusqu'à
nos jours, ont fait marcher la thérapeutique avec tant
de lenteur, que, pour l'esprit le moins prévenu, elle
semble être encore à son berceau. Il est temps de faire
justice de ces remèdes, de ces médications qui, dues à
des inspirations de toute espèce, et le plus souvent au
hasard, se succèdent et se remplacent incessamment;
il est temps enfin de rechercher s'il n'est pas de bases
rationnelles sur lesquelles on puisse établir le traitement des maladies.

Eh bien! nous en sommes intimement convaincu,

l'étude de la nutrition, de cet acte fondamental, sous l'influence duquel s'accomplissent tous les phénomènes de la vie, peut seule conduire dans la voie que suit la nature pour conserver la santé, comme pour combattre la maladie. C'est qu'en effet, la nutrition a sous sa dépendance la constitution, le tempérament, les dispositions, les aptitudes individuelles, le travail des organes, le jeu des fonctions, l'harmonie dans leur but, dans leurs relations, enfin tous les actes de l'économie, toutes les actions qui s'y produisent. Dès le sein maternel même, la nutrition, suivant qu'elle s'opère régulièrement ou irrégulièrement, est pour le nouvel être le point de départ, la cause première de la force ou de la faiblesse de son organisation, de la vigueur de sa santé ou de ses tendances morbides à venir. Aux différentes époques de la vie, dans l'enfance, l'adolescence, la jeunesse, l'âge mûr, la vieillesse, en un mot, à toutes les phases de l'existence, elle ne cesse de manifester son empire. Il est donc essentiel d'étudier un acte aussi important sous toutes ses faces, les phénomènes qui le constituent, tant physiques, chimiques que vitaux, les influences qu'il subit sous l'action des agents externes, enfin les lois qui le régissent. C'est ainsi que, parvenu à la connaissance des diverses actions qui se produisent dans l'organisme à l'état normal, il est possible d'arriver à une appréciation rigoureuse des modifications apportées par l'état morbide , et de s'expliquer les appels et les nouveaux besoins qui en résultent.

Tel est le but de nos études. Nous ne comprenons pas que l'on puisse établir le traitement rationnel des maladies, que l'on puisse jamais faire progresser l'art de guérir , tant que le diagnostic , ce flambeau de la thérapeutique , ne pourra éclairer qu'incomplétement les désordres de l'état morbide.

Cet ouvrage étant écrit dans des vues exclusivement pratiques, nous avons dû nous efforcer d'en écarter tout ce qui ne paraissait pas se rattacher directement à notre sujet. Aussi, à plus forte raison, nous sommes-nous abstenu de toute discussion sur les divers systèmes qui, depuis Hippocrate jusqu'à nos jours, ont été ou sont encore adoptés, sans nous arrêter à cette science de compilation qui peut offrir quelque attrait à la curiosité, mais qui ne nous eût conduit à aucun résultat utile. Nous ne repoussons d'ailleurs aucun système ; car, dans chacun d'eux , il y a toujours de bons enseignements à recueillir. Mais nous ne cesserons de combattre tout ce qui peut tendre à faire admettre exclusivement un système quelconque. C'est ainsi, à notre avis, que se produisent ces temps d'arrêt dans le mouvement progressif de la science. Le vitalisme, l'organicisme, le physiologisme, la chimiatrie, etc., etc., ont leur raison d'être, et chacun de ces systèmes fournit son contingent de vérités. Nous faisons profession d'éclectisme en médecine, et si, dans le cours de ce travail, nous paraissons nous élever plus particulièrement contre le vitalisme, c'est que les partisans de ce système, trop exclusifs pour poser entre les sciences physiques et les sciences métaphysiques la barrière infranchissable qui les sépare, tendent sans cesse, au contraire, lorsqu'il s'agit de l'étude physiologique de l'homme, à faire intervenir des idées qui ont pour résultat de ramener à des causes occultes tous les phénomènes de la vie. Ils cherchent ainsi à diviniser la matière, selon l'expression de Fourcault, et ils matérialisent la Divinité. Dieu et l'âme ne peuvent être conçus par l'esprit humain; ils sont au delà de la sphère de notre intelligence.

Depuis la matière verte jusqu'à la sensitive, depuis la structure rudimentaire de la monade jusqu'à l'organisation si complexe de l'homme, est-ce que tous les êtres organisés ne sont pas également placés sous cette puissance mystérieuse que l'on nomme le principe vital? Mais le principe vital n'exige-t-il pas aussi certaines conditions, en dehors desquelles il ne peut manifester son influence? Sans parler de l'état morbide et de toutes les causes qui déterminent des troubles si profonds dans l'organisme, le monstre omphalosite qui, dans le sein de sa mère, est doué de vie, cesse d'exister aussitôt qu'il en est expulsé. Certains rotifères ne présentent aucun signe de vie, lorsqu'ils sont desséchés, et peuvent même rester ainsi pendant plusieurs années; mais qu'un peu d'humidité les imprègne, et bientôt ils sortent de cette mort apparente.

Le principe vital, les forces vitales, pour révéler leur présence, doivent donc rencontrer dans les êtres organisés, non-seulement cette harmonie dans leur structure propre, sans laquelle les divers mouvements, les divers phénomènes qui constituent la vie ne peuvent se produire, mais encore certaines circonstances dépendantes de la nature des agents extérieurs.

En résumé, quand toutes les sciences accessoires de la médecine progressent chaque jour; quand la connaissance du corps humain, celle des éléments qui entrent dans sa composition et des usages auxquels ils sont destinés, s'étendent de plus en plus; quand les études microscopiques, par les investigations les plus minutieuses, sont aussi appelées à leur tour à jeter tant de clarté sur l'histologie, pourquoi ne pas s'aider de semblables lumières pour pénétrer quelques-uns des phénomènes de la vie ; pourquoi isoler les actes vitaux, les forces vitales, lorsque, par l'enchaînement des lois qui relient entre eux tous les corps dans la nature, on peut, en suivant pas à pas les affinités ou les incompatibilités de ces corps, presque saisir le moment où la matière commence à s'organiser, où d'inerte qu'elle était, elle passe à la vie végétative, et de la vie végétative à la vie animale ?

A force de répéter que les phénomènes vitaux sont incompréhensibles, que ce sont des mystères impénétrables devant lesquels il faut s'incliner, il est passé en habitude de ne pas faire un effort pour se rendre compte des moindres actes de la vie, de tout considérer comme ne devant jamais être du ressort de l'entendement humain. Ce serait sans doute une présomption insensée de vouloir expliquer ou comprendre les mystérieuses influences du principe vital, ou de tenter d'assimiler l'organisme vivant à la nature inerte ; mais s'efforcer de découvrir, par l'étude et par l'observation des lois de la nature, les diverses actions qui se produisent dans l'économie, les modifications que les agents extérieurs impriment à notre être, les combinaisons qu'ils forment avec nos humeurs, avec nos tissus, cela rentre dans le domaine des facultés de l'homme.

Peut-être pourra-t-on nous accuser de faire une

trop large part à la chimie. Mais, en général, on lui en fait une si restreinte, qu'on ne saurait trop, à notre avis, attirer l'attention sur les services qu'elle est appelée à rendre. C'est qu'en vérité nous ne pouvons nous expliquer l'éloignement que l'on manifeste, avec une si rigoureuse persistance, à l'égard des théories appuyées sur les connaissances chimiques, et surtout pour les inspirations thérapeutiques qu'elles peuvent suggérer, quand on admet avec une si déplorable facilité les interprétations les plus bizarres des phénomènes physiologiques et morbides, les données les plus singulières pour la recherche et l'application des remèdes. Cependant, quand on considère la variété des substances qui constituent le corps humain, n'est-il pas étrange de négliger la recherche de la part qu'elles ont dans les actions organiques, et de s'évertuer, au contraire, à trouver dans d'autres matières des propriétés qu'incontestablement ces substances seules doivent posséder au plus haut point? Et dans ce cas, quelle science mieux que la chimie peut conduire à de féconds enseignements?

Les grandes découvertes thérapeutiques ne sont pas dues à la chimie, dit-on ; les propriétés de l'opium, du quinquina, du mercure, de l'iode, etc., ont été trouvées sans le secours de cette science. En effet, puisque ces découvertes sont le fruit du hasard ! Et d'ailleurs, la chimie organique est née d'hier, et la thérapeutique, telle qu'elle existe encore aujourd'hui, date des premiers âges du monde. Remarquez la lenteur des progrès de la thérapeutique; voyez quelle certitude elle vous donne; comptez avec elle. D'un autre côté, considérez les découvertes que la chimie organique a faites, ou fait faire, en moins d'un quart de siècle, et, dès lors, ne la paralysez pas dans ses premiers efforts, quand déjà ils se révèlent par des traits de lumière. Vous craignez qu'elle ne vous induise en erreur, en cherchant à expliquer ce que vous croyez à jamais inexplicable; mais combien d'erreurs, combien de fautes, le vitalisme exclusif, qui ne voit que causes occultes dans tous les actes de la vie, n'a-t-il pas à se reprocher? Pourquoi donc ne pas montrer cet excès de prudence pour les hasardeuses tentatives qu'il inspire? En résumé, par quel motif la chimie organique n'a-t-elle pas encore apporté le secours puissant que la thérapeutique est en droit d'en attendre? Il faut bien dire la vérité, c'est que de toutes les sciences accessoires de la médecine, la chimie est celle que nous tous praticiens nous négligeons le plus, c'est qu'en un mot nous ne sommes pas chimistes.

L'opposition que l'on fait à la chimie, on l'a faite et

on la fait encore à la physiologie, quoique ce soit un non-sens inqualifiable de vouloir pratiquer l'art de guérir sans connaître le mécanisme ni le but des fonctions organiques, sans chercher à comprendre les divers phénomènes qui se produisent dans l'économie, enfin, sans posséder aucune idée bien arrêtée sur la nature de l'organisation. Et pourtant, parmi les antagonistes de la physiologie, en est-il un qui ne taxerait d'inconséquence l'homme assez téméraire pour tenter de réparer un appareil dont il ignorerait le mécanisme? Que l'on reproche à la physiologie de n'avoir pas donné tout ce qu'elle promettait, nous le comprenons, et cela d'autant mieux que, toujours contenue par les barrières que lui opposait le vitalisme, elle ne pouvait prendre son libre essor. Seule d'ailleurs, elle n'était pas assez forte pour oser lever le plus petit coin du voile qui couvre tous les mystères que ce système se plaît à trouver dans l'organisation de l'homme. Mais la physiologie n'est plus livrée à elle-même; la chimie organique a fait sa place au soleil de la science, et elle se multiplie pour donner à la physiologie des preuves de son utile concours. Aussi, dans les recherches propres à éclairer les actions de l'organisme, la physiologie et la chimie se doivent un mutuel appui, et elles sont même devenues tellement inséparables, que, si elles voulaient marcher isolément, elles s'exposeraient à faire fausse route. Mais c'est précisément à partir de cette union que la physiologie est entrée dans une ère nouvelle, et que, pour la thérapeutique, s'ouvrira une voie plus sûre et se découvrira une mine plus féconde, si l'on arrive enfin à comprendre qu'il n'est plus possible, dans la pratique de la médecine, de se passer des lumières de ces deux sciences.

Mais, nous ne nous faisons pas illusion. Quels que soient les arguments que l'on puisse accumuler dans le but de démontrer l'indispensable nécessité des études physiologiques et chimiques, pour fonder une thérapeutique rationnelle, longtemps encore on confiera au hasard le soin de trouver des remèdes propres à combattre les maladies. Le merveilleux a tant d'attrait pour l'esprit humain, qu'aux yeux du plus grand nombre, un médicament guérit d'autant mieux que l'origine en est plus singulière, et que la cause de ses succès est plus incompréhensible.

Nous avons donné aux considérations qui précèdent un développement trop étendu peut-être; mais nous tenions à justifier l'opportunité de notre travail, et à bien établir les motifs qui nous l'ont fait entreprendre. Nous aurions vivement désiré que l'exécution répondît à l'importance du sujet. Si, malgré tous nos soins, nous n'avons pu réussir à mériter l'approbation du lecteur, nous espérons qu'il nous traitera avec indulgence, surtout s'il considère que les devoirs et les exigences de la profession ont encore ajouté aux difficultés que nous avions à vaincre. Mais ce que nous n'avons pu faire tout d'abord, nous nous efforcerons de l'exécuter dans un ouvrage plus complet, dont nous avons préparé de longue main tous les matériaux.

Quant aux deux premières parties du travail que nous livrons aujourd'hui à la publicité, il nous importe de déclarer que nous n'avons pas eu la prétention d'en faire un traité de physiologie, mais bien de rassembler dans un certain ordre des faits, des idées, à l'appui de nos vues et de nos opinions sur les questions de pathologie et de thérapeutique que nous aurons à exposer ultérieurement. En les présentant sous la forme élémentaire, nous avons eu surtout pour but d'arriver progressivement à étudier avec plus d'aisance, de méthode et de clarté, certaines opinions, certains faits physiologiques qui, bien qu'ayant grand crédit dans la science, ne sont pas encore assez vulgarisés toutefois, pour qu'on puisse saisir toute la portée de leur utilité pratique. Aussi, notre travail est-il, à vrai dire, plutôt un programme détaillé qu'une étude approfondie des sujets que nous avons rassemblés. Néanmoins, cette esquisse, quoique très-rapidement tracée, constituera un aperçu général, dans lequel, nous en avons l'espoir, les diverses questions dont nous nous occuperons, groupées méthodiquement et présentées sous un aspect nouveau, amèneront le lecteur qui voudra bien nous suivre à partager nos convictions.

Nous avons encore eu une autre intention, en agissant ainsi. C'est la forme élémentaire qui permet de traiter de la manière la plus intelligible les questions scientifiques souvent les plus ardues, et, dans un siècle où la diffusion des lumières s'étend de plus en plus, tous les hommes d'étude, par conséquent, peuvent aborder la lecture de cet ouvrage. Or, il nous a semblé qu'il n'était pas sans intérêt pour l'humanité, et même pour notre profession, de nous attirer un aussi utile concours. On ne saurait trop s'efforcer, en effet, de répandre cette vérité que la médecine ne consiste pas dans des recettes ou dans des spécifiques, comme en paraissent persuadés tant de gens assez téméraires pour ne pas craindre de s'immiscer dans l'art qui, à juste titre, doit être considéré comme le plus difficile de tous.

Quand on se livre à l'étude de questions relatives à un

art ou à une science, il est bien rare qu'on reconstruise de fond en comble cet art ou cette science. Le plus souvent, on se borne à grouper, dans un ordre particulier, les connaissances acquises, et à y ajouter quelques aperçus, quelques faits nouveaux qui perdraient de leur valeur ou de leur utilité, s'ils étaient présentés isolément. On a donc dû profiter des travaux de ses prédécesseurs, mais il est de toute justice qu'on fasse connaître la source à laquelle, souvent, on a puisé ses meilleures inspirations. C'est dans ce but qu'à la fin de ce volume, nous donnons la liste des auteurs que nous avons consultés, et, parmi eux, nous nous empressons de le reconnaître, il en est auxquels nous avons fait de nombreux emprunts. Nous agirons ainsi pour les autres parties de notre travail. Nous devons ajouter que, lorsque nous avons emprunté une idée, un fait, nous nous sommes bien gardé de chercher à nous l'approprier en en déguisant l'origine par un artifice de rédaction toujours facile et si communément employé. Nous avons aussi mieux aimé faire de longues citations que de tronquer, par l'analyse, la pensée des auteurs, et de diminuer ainsi le mérite ou la portée de leur travail.

Notre but nous paraît assez explicitement indiqué pour qu'il soit superflu de nous étendre davantage.

Aussi, comme à la suite de cette préface, nous donnons un aperçu général des questions que nous traiterons successivement nous n'ajouterons plus que quelques mots.

La présence du sucre dans l'organisme, la source et les usages de cette substance, grâce aux beaux travaux de M. Cl. Bernard, à ceux de MM. Lehmann, L. Figuier, Colin, Chauveau, etc., sont autant de questions à l'ordre du jour, et dont quelques-unes peuvent être considérées comme résolues. Nous croyons en avoir compris toute l'importance au point de vue pratique. Nous nous sommes efforcé de la faire ressortir et même d'y ajouter encore davantage. Si nous n'avons pu, par des recherches expérimentales, corroborer les idées nouvelles que nous émettons à cet égard, nous les avons puissamment étayées des belles expériences que l'on doit aux savants que nous venons de citer. Il en est ainsi d'autres idées relatives au rôle de la fibrine, des corps gras et de quelques-unes des matières inorganiques qui entrent dans la composition de nos tissus. Nous espérons en avoir effacé le caractère hypothétique en les appuyant de tous les faits et de tous les arguments que nous avons pu recueillir dans les œuvres des hommes que leurs travaux placent à la tête du mouvement scientifique, et parmi lesquels nous devons citer en première ligne : MM. Dumas, Liebig,

Tiedemann, L. Gmelin, J. Muller, sur la trace desquels marchent si glorieusement MM. Cl. Bernard, Lehmann, A. Becquerel, Rodier, C. Robin, Mialhe, etc.

En résumé, si nous avons commis des erreurs dans les détails, si nous avons avancé des faits que l'expérience n'a pas encore confirmés, l'idée première de notre œuvre ne saurait en souffrir, puisque l'étude de la nutrition n'en restera pas moins incontestablement le point de départ des connaissances qui seules peuvent faire reposer un jour l'art de guérir sur des bases inébranlables. Aussi, est-ce avec une conviction intime, une foi profonde que nous avons entrepris ce travail, et que nous nous efforcerons, par tous les moyens possibles, d'en propager les vues. La tâche que nous nous sommes imposée sera peut-être au-dessus de nos forces, mais elle ne lassera pas notre persévérance. Quoi qu'il en soit, si nous avons pu attirer dans cette voie un seul de ces hommes qui font jaillir la lumière de tout ce qu'ils touchent, nous nous estimerons assez récompensé de nos efforts; car c'est surtout alors que nous croirons avoir bien servi la cause de l'humanité.

APERÇU GÉNÉRAL DU PLAN DE CET OUVRAGE

ET DES PRINCIPALES QUESTIONS QUI Y SONT TRAITÉES.

PREMIÈRE SECTION *.

ÉTUDES PHYSIOLOGIQUES GÉNÉRALES SUR LA NUTRITION.

PREMIÈRE PARTIE.

NOTIONS D'ANATOMIE ET DE PHYSIOLOGIE.

Chapitre premier.

Considérations préliminaires.

Chapitre deuxième.

Agents sous l'influence desquels s'opère la nutrition. Agents gazeux et agents impondérables. Agents nutritifs.

Chapitre troisième.

Appareils organiques de la nutrition.

---

* La première section constitue le volume que nous publions aujourd'hui. Voir les sommaires de cette première section, page LV.

Appareil respiratoire. — Tube digestif. — Organes de nutrition annexés au tube digestif. — Membranes muqueuses. — Peau. — Appareil urinaire.

Chapitre quatrième.

Sang. — Lymphe.

Chapitre cinquième.

Circulation. — Organes de la circulation.

Chapitre sixième.

Système nerveux. — Fluide nerveux. — Innervation.

Chapitre septième.

Voies par lesquelles pénètrent les agents extérieurs dans l'organisme. — Action de ces agents. — Appareil respiratoire. — Respiration. — Calorification animale. — Tube digestif. — Digestion. — Peau.

Chapitre huitième.

Absorption.

Absorption pulmonaire. — Absorption intestinale. — Absorption cutanée. — Absorption interne.

Chapitre neuvième.

Sécrétions.

Des sécrétions en général.

Sécrétions dans les membranes séreuses et dans les articulations. — Sécrétions dans les voies pulmonaires,

intestinales. — Glycogénie du foie. — Sécrétion cutanée. — Sécrétion urinaire.

SECONDE PARTIE.

DE LA NUTRITION.

Chapitre premier.

Considérations préliminaires.

Chapitre deuxième.

Aliments albuminoïdes. — Aliments respiratoires.

Chapitre troisième.

De la fibrine.

Chapitre quatrième.

Aliments provenant des tissus gélatineux.

Chapitre cinquième.

Aliments dits respiratoires. — Sucre. — Corps gras.

Chapitre sixième.

Produits ultimes des métamorphoses des principes
alimentaires.

Chapitre septième.

Matières incombustibles du sang.

DEUXIÈME SECTION.

ÉTUDES PHYSIOLOGIQUES SPÉCIALES SUR LA NUTRITION.

PREMIÈRE PARTIE.

INFLUENCE DE L'INNERVATION SUR LA NUTRITION.

---

bons ou mauvais conducteurs, ou accumulateurs du fluide nerveux. — Étude des tissus sous ces rapports.

Chapitre deuxième.

Influence de l'innervation sur l'assimilation et la dés-assimilation. — Influence des nerfs sur l'absorption. — Influence des nerfs sur les sécrétions.

Chapitre troisième.

De l'intermittence. — Des sympathies. — Du sommeil. — Des rêves.

Chapitre quatrième.

Influences morales sur la nutrition.
Sensations. — Imagination. — Passions gaies. — Passions tristes.

DEUXIÈME PARTIE.

DE LA NUTRITION CONSIDÉRÉE DANS LES TISSUS ET DANS LES ORGANES ISOLÉMENT.

Chapitre premier.

Des affinités et des incompatibilités des matières organiques et des matières inorganiques de l'économie animale, entre elles.

Chapitre deuxième.

De la nutrition dans les tissus.

1.

Tissus fibrineux — gélatineux — mixtes — graisseux.

2.

Substance nerveuse. — Tissu cellulaire — muqueux — séreux — musculeux — osseux — adipeux.

3.

Rapports et antagonisme de nutrition des tissus entre eux.

Chapitre troisième.

De la nutrition dans les organes.

1.

De la nutrition dans le cerveau — les muscles — les poumons — le tube digestif — le foie — la rate — le pancréas — la peau — les reins — le système glandulaire lymphatique — les organes de la génération chez l'homme et chez la femme, etc.

2.

Rapports et antagonisme de nutrition des organes entre eux.

TROISIÈME PARTIE.

DES PRINCIPALES CONDITIONS HYGIÉNIQUES RELATIVE-
MENT A LEUR INFLUENCE SUR LA NUTRITION.

Chapitre premier.

Température. — Vents. — Climats. — Saisons.

Chapitre deuxième.

De l'air dans les montagnes — sur les plateaux —
dans les forêts — aux bords de la mer — dans les
vallées — dans les villes. — Miasmes. — Changement
d'air. — Voyages.

Constitutions médicales. — Épidémies.

Chapitre troisième.

Alimentation.

Régimes exclusifs.

Régime animal. — Viandes rouges — blanches —
noires. — Poissons.

Régime végétal. — Légumes verts. — Farineux. —
Aromatiques. — Racines. — Fruits.

Régime mixte.

Pain. — Bouillons. — Lait. — Beurre. — Fromage.
— Œufs. — Café. — Thé. — Condiments.

Chapitre quatrième.

Boissons.

Eau de-pluie — de rivière — de source — des lacs
— des marais — de neige. — Eau distillée.

Boissons fermentées. — Boissons acidules.

Chapitre cinquième.

Des habitations.
Des vêtements.

Chapitre sixième.

Des exercices en général.
De la marche. — De la course. — De la danse. — De la gestation, — navigation, — équitation, — voiture. — De la natation. — De la gymnastique.
Du repos.
Professions — manuelles — sédentaires — insalubres.
Bains.
Bains chauds. — Bains froids. — Bains de mer.
Des habitudes.

Chapitre septième.

Des forces qui concourent à maintenir l'équilibre dans les actes nutritifs.

QUATRIÈME PARTIE.

DE LA NUTRITION RELATIVEMENT AUX INDIVIDUS ET AUX PRINCIPALES PHASES PHYSIOLOGIQUES DE LA VIE.

Chapitre premier.

Des tempéraments.

TROISIÈME SECTION.

DE LA NUTRITION DANS L'ÉTAT MORBIDE.

PREMIÈRE PARTIE.

DES MODIFICATIONS DE NUTRITION DÉTERMINÉES PAR L'ÉTAT DES PRINCIPES DE L'ORGANISME.

Chapitre premier.

Généralités.

De l'influence de l'oxygène, de l'hydrogène, du carbone, de l'azote et de leurs composés dans les désordres de nutrition.

Chapitre deuxième.

De l'albumine, de la fibrine, du sucre, de la graisse, suivant leur augmentation, leur diminution ou leur altération, dans les désordres de nutrition.

Chapitre troisième.

Du fer, du soufre et du phosphore dans les désordres de nutrition.

Chapitre quatrième.

Des sels alcalins, chlorure de sodium, carbonates de soude, de potasse, phosphates de soude, etc. dans les désordres de nutrition.

Chapitre cinquième.

Des sels terreux, phosphates de chaux, de magnésie, carbonates de chaux, de magnésie, etc., dans les désordres de nutrition.

Chapitre sixième.

De l'eau dans les désordres de nutrition.

DEUXIÈME PARTIE.

DES DÉSORDRES NUTRITIFS QUE PEUT DÉTERMINER LA PRÉSENCE, DANS L'ORGANISME, DES PRINCIPES QUI DOIVENT EN ÊTRE ÉLIMINÉS.

Chapitre premier.

Études préliminaires.

1.

Aperçu physiologique sur la circulation du sang artériel, du sang veineux et de la lymphe dans les diverses parties de l'organisme.

2.

Aperçu physiologique sur le tronc cœliaque et les artères qui en naissent.

3.

Aperçu physiologique sur le système de la veine-porte.

Chapitre deuxième.

De la fermentation.

1.

Généralités.

De la fermentation dans le sang artériel, dans le sang veineux de la circulation générale, dans le sang de la veine-porte, dans la lymphe.

Chapitre troisième.

De l'accumulation de l'acide carbonique dans les vaisseaux de la circulation générale et dans le système de la veine-porte.

Chapitre quatrième.

1.

De l'accumulation de l'urée dans les vaisseaux de la circulation générale et dans le système de la veine-porte.

2.

De l'accumulation de l'acide urique dans les vaisseaux de la circulation générale, dans le système de la veine-porte et dans les diverses parties de l'organisme.

Chapitre cinquième.

De l'accumulation, de l'altération et des déviations des principes phosphorés et des principes sulfurés dans les divers vaisseaux et dans les diverses parties de l'organisme.

Chapitre sixième.

1.

De l'accumulation du fer, des matières alcalines et des matières terreuses dans les diverses parties de l'organisme.

2.

De l'augmentation de l'eau, etc.

3.

De la présence, dans le sang, de la bile, de l'urine, des sécrétions morbides, etc.

De la présence, dans le sang, de matières étrangères à l'organisme.

TROISIÈME PARTIE.

ÉTUDES DE PATHOLOGIE ET DE PATHOGÉNIE GÉNÉRALES.

Chapitre premier.

Des altérations du sang.

De l'action du sang à l'état morbide sur l'innervation et sur la nutrition en général.

Chapitre deuxième.

De l'innervation dans les désordres nutritifs. Des modifications dans les propriétés vitales des vaisseaux et des tissus.

De l'irritation. — De la douleur. — Du frisson.

Chapitre troisième.

De l'absorption et des sécrétions dans les désordres nutritifs. — Hypercrinies. — Hétérocrinies. — Pneumatoses. — Répercussion. — Métastases.

Chapitre quatrième.

Des déviations de nutrition.

1.

De l'exercice excessif des organes. — Des écarts de régime. — De l'alcoolisme. — Des excès en général.

2.

Des déviations dans l'emploi normal de l'albumine, de la fibrine, du sucre, des matières grasses, du fer, des sels alcalins et des sels terreux dans l'organisme.

3.

Des déviations de nutrition sous l'influence desquelles se produisent les dispositions morbides, les diathèses. — Diathèse albuminique, glycosique, urique, phosphatique, adipique, etc.

Chapitre cinquième.

Des vices de nutrition qui se rattachent à des causes mécaniques.

———

QUATRIÈME PARTIE.

ÉTUDES PATHOGÉNIQUES ET HISTOLOGIQUES DES PRINCIPAUX TYPES MORBIDES.

Chapitre premier.

Des modifications de nutrition qui constituent la pléthore.

De la pléthore artérielle. — De la pléthore veineuse. — De la pléthore lymphatique. — De la pléthore dans le système de la veine-porte. — Hémorrhoïdes.

Chapitre deuxième.

1.

Des modifications de nutrition qui constituent la fièvre. — Théorie de la fièvre.

2.

Des modifications de nutrition qui constituent l'inflammation.

De l'inflammation. — Ses caractères. — Ses terminaisons. — Théorie.

De l'inflammation dans le système artériel — dans le système veineux — dans le système lymphatique — dans les divers tissus. — Hypérémie. — Induration. — Hypertrophie. — Atrophie.

Chapitre troisième.

1.

Des désordres de nutrition dans le système nerveux. Altérations de la substance cérébrale et de la substance des nerfs.

2.

De l'ossification à l'état morbide.

3.

De la nécrose. — De la tuberculisation. — De la scrofule.

2.

Symptomatologie.

Des prodromes. — De l'incubation dans les maladies. — Des lassitudes spontanées. — Du frisson. — De la céphalalgie. — De l'hyperesthésie. — De l'anesthésie. — Du trouble de la calorification. — De l'algidité. — De la périodicité. — De l'intermittence. — Influence du cathétérisme et des maladies des voies urinaires sur l'intermittence. — De la marche des maladies.

Chapitre deuxième.

Maladies du système nerveux.

Des névroses en général.

Névroses du centre de la vie de relation et des centres de la vie organique.

Maladies mentales.

Délire. — Coma. — Névroses de la moëlle épinière. Paralysie.

Névroses des voies respiratoires. — Asthme. — Coqueluche, etc.

Névroses des voies digestives. — Dyspepsie. — Gastralgie, etc.

Névroses de la peau.

Maladies convulsives.

Hystéricisme.

Névralgies.

Chapitre troisième.

Des maladies inflammatoires.

Maladies inflammatoires de l'encéphale et de la moëlle épinière.

Ramollissement cérébral.

Ramollissement de la moëlle épinière.

Maladies inflammatoires des voies respiratoires — des voies intestinales — de la peau.

Chapitre quatrième.

Des maladies constitutionnelles.

1.

Chlorose. — Anémie.

2.

Scrofule. — Rachitisme. — Ostéomalacie. — Affections tuberculeuses — rhumatismales — goutteuses — cancéreuses. — Diabètes. — Albuminurie. — Scorbut.

3.

Maladies de la peau.

Exanthèmes. — Bulles. — Vésicules. — Pustules. — Papules. — Squammes. — Tubercules, etc.

Chapitre cinquième.

Des maladies organiques et des modifications qu'elles déterminent dans les actes nutritifs.

DEUXIÈME PARTIE.

APPLICATION DES ÉTUDES SUR LA NUTRITION A LA THÉ-
RAPEUTIQUE. — ÉTUDES SUR LES PRINCIPALES MÉDI-
CATIONS ET SUR L'ACTION PHYSIOLOGIQUE ET THÉ-
RAPEUTIQUE DES AGENTS MÉDICAMENTEUX LES PLUS
USITÉS.

———————

Chapitre premier.

Médication expectante — anti-phlogistique — contre-
stimulante — évacuante — altérante — substitutive —
tonique — reconstituante.

Chapitre deuxième.

Du régime alimentaire comme moyen thérapeutique.

1.

Généralités. — Du régime diététique.

2.

Régime animal. — Viandes rouges. — Viandes blanches. — Gibier. — Porc. — Poissons.

3.

Régime végétal. — Légumes verts. — Légumes secs.
— Farineux. — Racines. — Fruits.

4.

Régime mixte.

5.

Matières grasses. — Bouillons. — Lait. — Salines. — Aromatiques. — Condiments.

6.

Boissons.

Chapitre troisième.

Des médicaments en général.

Des voies d'introduction des médicaments.

Des médicaments susceptibles ou non susceptibles d'être absorbés.

Des modifications que les médicaments subissent dans l'économie.

Des médicaments assimilables et non assimilables.

Du mode d'administration des médicaments. — Du moment opportun pour l'emploi des médicaments. — Des doses. — De la température des médicaments.

Chapitre quatrième.

Des émissions sanguines. — Saignée. — Sangsues. — Ventouses.

Chapitre cinquième.

Des vomitifs et des purgatifs.

1.

Des vomitifs. — Leur mode d'action. — Leur utilité. — Leur but.

2.

Des purgatifs. — Leur utilité. — Leur but. — Distinction des purgatifs. — De la nécessité du choix des purgatifs. — De l'abus des purgatifs.

Chapitre sixième.

De l'application des principes de l'organisme animal à la thérapeutique.

1.

Albumine. — Sucres. — Gélatine. — Corps gras.

2.

Fer. — Manganèse. — Soufre. — Phosphore.

3.

Sels alcalins. — Leurs dérivés et leurs composés. — Chlorures. — Chlorates. — Carbonates. — Lactates. — Acétates. — Phosphates. — Sulfates. — Azotates, etc.

4.

Sels terreux. — Leurs dérivés et leurs composés. — Phosphates. — Carbonates. — Lactates. — Sulfates, etc.

Chapitre septième.

Eaux minérales et thermales.

Eaux ferrugineuses.

— sulfurées.

— sulfurées sodiques.

— sulfurées calciques.

— chlorurées sodiques.

— bi-carbonatées.

— bi-carbonatées calcaires.

— Pommades. — Onguents. — Maniluves. — Pédiluves.
— Lavements. — Injections.

2.

Bains. — Bains chauds — médicamenteux. — Bains froids. — Bains de mer. — Hydrothérapie.

3.

Frictions. — Massage. — Gymnastique. — Électricité.

TROISIÈME PARTIE.

APPLICATION DES ÉTUDES SUR LA NUTRITION AU TRAITEMENT DES MALADIES EN PARTICULIER.

Chapitre premier.

Des bases sur lesquelles doit être établi le traitement des maladies.

Indications.

Chapitre deuxième.

Études de thérapeutique spéciale.

Généralités. — Traitement des maladies du système artériel — veineux — lymphatique.

Chapitre troisième.

1.

Traitement des maladies inflammatoires.

2.

Traitement de l'hypertrophie — de l'anévrisme — de l'asthme — de l'angine de poitrine, etc.

Chapitre quatrième.

1.

Traitement de la grossesse et de l'état puerpéral en général.

2.

Traitement des maladies de l'enfance. — Croissance. — Dentition, etc.

Chapitre cinquième.

Traitement des maladies du système nerveux.

Maladies du cerveau — de la moëlle épinière. — Maladies convulsives. — Hystérie. — Névralgies.

Chapitre sixième.

Traitement de la scrofule, des tubercules.

Chapitre septième.

1.

Traitement du rhumatisme — de la goutte — de la gravelle — du diabète — de l'albuminurie, etc.

2.

Traitement des affections cancéreuses.

Chapitre huitième.

Traitement de la fièvre intermittente — de la fièvre

intermittente pernicieuse — de la fièvre typhoïde — du choléra — de la résorption purulente, etc.

Chapitre neuvième.

Traitement des maladies virulentes. — Syphilis. — Pustule maligne, etc.

Chapitre dixième.

Traitement des maladies de la peau.

Chapitre onzième.

Des moyens prophylactiques.

Soins hygiéniques.—Gymnastique.—Hydrothérapie. — Vaccine, etc.

APPENDICE.

Application des études sur la nutrition à la recherche des conditions topographiques et des coutumes locales sous l'influence desquelles se produisent les maladies inhérentes à certaines contrées de la France.

PREMIÈRE SECTION.

ÉTUDES PHYSIOLOGIQUES GÉNÉRALES SUR LA NUTRITION.

TABLE DES CHAPITRES ET DES SOMMAIRES.

CHAPITRE SIXIÈME.

SYSTÈME NERVEUX. — FLUIDE NERVEUX. — INNERVATION.

1. — *Sensibilité et contractilité. — Appareils organiques*
nerveux.

2. — *Fluide nerveux. — Innervation.*

CHAPITRE SEPTIÈME.

VOIES PAR LESQUELLES PÉNÈTRENT LES AGENTS EXTÉRIEURS DANS L'ORGA-
NISME. — ACTION DE CES AGENTS. — APPAREIL RESPIRATOIRE. —
RESPIRATION. — CALORIFICATION ANIMALE. — TUBE DIGESTIF. —
DIGESTION. — PEAU.

1. — *Appareil respiratoire. — Respiration.*

Influence de l'air atmosphérique comme agent de nutrition.
— Des trois gaz que contient l'air atmosphérique, l'oxygène seul est propre à la respiration. — Mode par lequel
l'oxygène pénètre dans le sang. — Dans l'acte respiratoire,

2. — *Chaleur animale.*

3. — *Appareil digestif. — Digestion.*

CHAPITRE HUITIÈME.

ABSORPTION.

CHAPITRE NEUVIÈME.

Sécrétions.

DES SÉCRÉTIONS EN GÉNÉRAL. — SÉCRÉTIONS DANS LES MEMBRANES
SÉREUSES ET DANS LES ARTICULATIONS. — SÉCRÉTIONS DANS LES
VOIES PULMONAIRES, INTESTINALES. — GLYCOGÉNIE DU FOIE. —
SÉCRÉTION CUTANÉE. — SÉCRÉTION URINAIRE.

1. — *Des sécrétions en général.*

d

DEUXIÈME PARTIE.

NUTRITION.

CHAPITRE PREMIER.

CONSIDÉRATIONS PRÉLIMINAIRES.

CHAPITRE DEUXIÈME.

ALIMENTS ALBUMINOÏDES. — ALIMENTS RESPIRATOIRES.

CHAPITRE TROISIÈME.

DE LA FIBRINE.

Distinction de la fibrine du sang et de la fibrine musculaire.

CHAPITRE QUATRIÈME.

ALIMENTS PROVENANT DES TISSUS GÉLATINEUX.

CHAPITRE CINQUIÈME.

ALIMENTS DITS RESPIRATOIRES. — SUCRE. — CORPS GRAS.

1. — *Sucre.*

2. — *Corps gras.*

CHAPITRE SIXIÈME.

PRODUITS ULTIMES DES MÉTAMORPHOSES DES PRINCIPES ALIMENTAIRES.

Les substances albuminoïdes proprement dites ont pour dernier terme de leurs métamorphoses l'urée, et de plus, selon
les théories actuelles, l'acide urique. — Discussion à cet

CHAPITRE SEPTIÈME.

MATIÈRES INCOMBUSTIBLES DU SANG. — ACIDE PHOSPHORIQUE. — ACIDE CARBONIQUE.

1. — *Acide phosphorique.*

2. — *Acide carbonique.*

CHAPITRE HUITIÈME.

SELS TERREUX ET SELS ALCALINS.

1. — *Sels terreux.*

CHAPITRE NEUVIÈME.

FER. — SOUFRE. — PHOSPHORE.

CHAPITRE DIXIÈME.

EAU.

CHAPITRE ONZIÈME.

CONCLUSION.

PREMIÈRE PARTIE.

NOTIONS

D'ANATOMIE ET DE PHYSIOLOGIE.

CHAPITRE PREMIER.

CONSIDÉRATIONS PRÉLIMINAIRES.

Mode de nutrition dans les corps organisés. — Différences qui caractérisent la nutrition chez les végétaux et les animaux. — Éléments qui constituent le corps de l'homme. — Fluide nerveux. — Fonctions de nutrition et fonctions de relation. — Aperçu succinct de l'importance de la nutrition. — Définition de la nutrition. — Mouvement de composition et mouvement de décomposition.

Mode de nutrition dans les corps organisés. — Différences qui caractérisent la nutrition chez les végétaux et les animaux.

1. — Les phénomènes physiques de la vie, chez l'homme, comme dans tous les corps organisés, se confondent dans deux actes généraux : la *nutrition* et la *reproduction*. Vivre et se reproduire est donc la loi commune à laquelle sont soumis tous les corps organisés; cependant sous le rapport de leur conservation *individuelle*, la nutrition est l'acte fondamental de leur être.

2. — Tous les corps vivants, quoiqu'à différents degrés, selon l'état plus ou moins composé de leur organisation,

possèdent la faculté de nutrition. Le végétal, par exemple, puise sans cesse dans le sol et dans l'air, par ses racines et par ses feuilles, des matériaux divers avec lesquels il fabrique la sève qu'il incorpore à ses organes; et, tandis qu'il approprie ce fluide à leurs tissus, il rejette, sous forme d'excrétions, une proportion égale de la matière qui les formait. De même, l'animal prend, au dehors de lui, des aliments et de l'air, dont il compose le sang qui sert à le nourrir; et, tandis qu'il s'assimile ce fluide, il se débarrasse, par ses excrétions, d'une portion de matière égale à celle qu'il s'est appropriée. C'est ainsi que les proportions de son individu ne peuvent s'accroître indéfiniment, et qu'il y a équilibre entre ses acquisitions et ses pertes.

3. — Cependant, quoiqu'il y ait entre le mode de nutrition des végétaux et celui des animaux une analogie fort remarquable, toutefois ils diffèrent en ce que les premiers se nourrissent et s'accroissent par une absorption *toute extérieure ou de périphérie*, tandis que, suivant l'expression de Boërhaave, c'est par des *racines intérieures* que les animaux vont puiser sur leur *cavité alimentaire*, ou *tube digestif*, les éléments principaux de leur réparation. Une différence non moins notable sépare les végétaux des animaux, quant à l'appropriation à leur nature des principes de l'air atmosphérique. Pendant le jour, particulièrement, les végétaux décomposent par leurs feuilles, l'*acide carbonique* contenu

dans l'air, s'emparent du *carbone*, et rejettent à l'extérieur la plus grande partie de l'*oxygène* qui retenait ce carbone à l'état d'acide carbonique. Les animaux, au contraire, absorbent, par leurs poumons, l'oxygène de l'air et exhalent l'*acide carbonique*. C'est ainsi que les végétaux et les animaux, par un antagonisme merveilleux, établissent à cet égard, l'équilibre qui règne dans les parties constituantes de l'air atmosphérique.

4. — Mais il est une différence non moins remarquable entre les végétaux et les animaux ; c'est irrésistiblement et sans qu'ils en aient conscience que les végétaux puisent dans le sol et dans l'air, les matériaux dont ils se nourrissent ; et c'est au contraire, par une volonté spéciale et sciemment que les animaux prennent les aliments destinés à les soutenir. C'est de même irrésistiblement et sans qu'ils en aient perception, que les végétaux accomplissent leurs diverses excrétions, quand, au contraire, les animaux perçoivent entièrement leurs excrétions, qui de plus sont laissées, sinon complétement, au moins en partie à leur volonté.

5. — Il ressort de ces considérations que les animaux en général et l'homme, dont il est surtout question ici, sont doués de deux facultés dont ne jouissent pas les végétaux, savoir : la *sensibilité*, par laquelle ils *perçoivent* les corps extérieurs et préjugent les services qu'ils peuvent en obtenir, et la *locomotivité*, faculté par laquelle ils exécutent *volontairement* les diffé-

rents mouvements nécessaires à leur conservation.

Éléments qui constituent le corps de l'homme.

6. — Il ne peut entrer dans le plan de ce travail d'é-
tudier le mode d'organisation des êtres les plus simples
comparativement à l'organisation si complexe que présente le corps humain; il nous suffira de faire remarquer ici, que : tandis que dans les derniers degrés de
l'échelle animale, un seul élément organique paraît
quelquefois constituer l'individu, et une ou deux fonctions subvenir à l'entretien de la vie, chez l'homme, au
contraire, c'est par des principes élémentaires variés,
par une multitude d'organes dont le travail réciproque
est tellement enchaîné, que la cessation ou même le
simple ralentissement de ce travail apporte souvent des
modifications nuisibles à l'accomplissement régulier des
actes de la vie.

En nous renfermant donc dans les bornes que nous
nous sommes fixées, nous jetterons un coup d'œil rapide sur les bases qui constituent l'organisation de
l'homme.

7. — *Le corps de l'homme est composé d'éléments so-*
lides, liquides, gazeux et *impondérables,* savoir :

Les éléments solides : phosphore, soufre, carbone,
fer, potassium, calcium, sodium, magnésium, silicium,
aluminium.

Les éléments liquides : acide chlorhydrique, et l'eau

qui, d'après Berzélius, entre pour les quatre cinquièmes dans l'organisation.

Les éléments gazeux : oxygène, hydrogène et azote. De plus, le fluor.

Enfin, les éléments impondérables : calorique, électricité.

Quelques-uns de ces éléments existent à l'état libre dans l'organisation de l'homme, mais le plus grand nombre se présentent sous forme de combinaisons, comme : acide carbonique ; phosphates sodique, calcique, magnésique ; carbonates sodique, calcique ; chlorures potassique, sodique ; lactates potassique, sodique ; oxyde ferrique, etc., etc.

En résumé, il n'y a guère que 16 corps qui entrent en jeu dans l'organisation humaine : parmi les métalloïdes, l'oxygène, l'hydrogène, l'azote, le soufre, le chlore, le phosphore, le carbone, le silicium, le fluor, et parmi les métaux, le potassium, le sodium, le calcium, le magnésium, le fer. A ces corps, on pourrait ajouter, mais non sans restriction : le cuivre, l'arsenic et le manganèse.

8. — Mais sous un point de vue plus général, le corps de l'homme ne présente que des parties solides et liquides.

Tous les tissus appartiennent aux parties solides : le *tissu cellulaire* en est la base ; il sert de moyen d'union entre toutes les parties du corps, et en détermine la forme. C'est dans sa trâme que se produisent les dépôts qui constituent la matière des os, la substance des muscles, des membranes, etc.

Parmi les parties liquides, se trouve placé, en première ligne, le *sang* qui renferme dans ses éléments les principes de *toutes les matières* de l'organisation humaine; viennent ensuite la lymphe, la salive, les sucs gastrique, pancréatique et intestinaux ; la bile, la synovie, le suc médullaire ou moëlle, la graisse, etc., enfin les sécrétions en général.

Fluide nerveux.

9. — Il est en outre, dans l'organisme, un fluide qui plane sur tous les phénomènes de la vie, et en est, jusqu'à un certain point, le premier incitateur, le *fluide nerveux*. C'est en lui, en effet, que résident deux propriétés essentielles : la *sensibilité* qui donne aux tissus l'aptitude à recevoir une impression, et la *contractilité* qui les rend propres à manifester l'impression reçue par des mouvements caractérisés par la contraction et le raccourcissement.

Fonctions de nutrition et fonctions de relation.

10. — Les actes de la vie sont accomplis par des appareils particuliers qu'on appelle *organes*. On donne le nom de *fonction* à l'action des organes, ou d'un système

qui réunit un plus ou moins grand nombre d'organes pour le même but.

Quoique les actes de la vie forment un cercle dont on ne peut indiquer ni le commencement ni la fin, néanmoins, pour en comprendre mieux l'enchaînement et pour en étudier plus facilement l'admirable mécanisme, il est nécessaire de les envisager sous deux aspects principaux : d'une part, les actes par lesquels l'homme *individuel* se conserve en assimilant à sa propre substance les corps extérieurs à l'aide desquels sont réparées les pertes qu'il fait incessamment ; d'autre part, les actes par l'intermédiaire desquels il établit, avec les corps environnants, des rapports qui ont pour but de pourvoir aux moyens préparatoires que nécessitent les premiers.

Ce sont ces actes qui constituent les *fonctions vitales* que Richerand a si heureusement définies, des moyens d'existence.

11. — Les fonctions vitales sont divisées en deux classes ; Bichat les a caractérisées ainsi :

Les fonctions *nutritives* ou fonctions *de la vie organique* ;

Les fonctions de *relation* ou *de la vie animale*.

A la première classe appartiennent :

1° La *respiration* qui accomplit un des actes les plus importants de la vie : la transformation du sang veineux en sang artériel ;

2° La *digestion* qui fait subir aux aliments une élaboration préparatoire essentielle, d'où résultent deux produits principaux : le *chyme* et le *chyle;*

3° L'*absorption,* fonction complexe, mais qui a sur-. tout pour but de transporter dans le torrent de la circu- lation les produits dissous de la digestion;

4° La *circulation,* qui charrie le sang dans toutes les parties de l'organisme;

5° Les *sécrétions,* fonctions ou actes par lesquels cer- tains organes forment, avec le sang, des humeurs spé- ciales, et rejettent au dehors, par différentes voies, les matériaux usés de l'organisation;

6° La *nutrition* proprement dite, qui incorpore dans tous les tissus les éléments nécessaires à leur entretien ou à la réparation de leurs pertes.

A la seconde classe se rapportent les *fonctions de rela- tion :*

1° Les *sensations* qui avertissent l'homme de ses rap- ports avec les corps environnants;

2° Les *mouvements* qui l'en approchent ou l'en éloi- gnent;

3° La *voix* et la *parole,* au moyen desquelles il peut communiquer avec ses semblables, sans qu'il lui soit nécessaire de se déplacer.

12. — Tel est l'ensemble des fonctions par lesquelles l'homme se *conserve.*

Il se reproduit et par conséquent, perpétue son espèce:

1° Par la *génération* qui exige le concours des deux sexes;

2° Par la *gestation*, l'*accouchement* et la *lactation*, fonctions exclusivement dévolues à la femme.

13. — En groupant ainsi les fonctions vitales, on voit d'un seul coup-d'œil qu'elles se confondent dans les deux actes principaux que nous avons signalés : la *nutrition* et la *reproduction*. Cependant si l'on considère la nutrition au point de vue général de son influence sur tous les phénomènes de la vie, on arrive à reconnaître qu'elle seule est l'acte essentiel, l'acte fondamental sans le concours duquel nul autre ne peut se manifester dans l'économie.

Vivre, pour une infinité de créatures, est-ce rien autre chose que se nourrir ? De là vient, comme le disait Virey, qu'en désignant la nourriture par le mot *vivres,* on s'exprime avec plus de vérité qu'on ne pense. C'est qu'en effet l'alimentation est un des premiers, des plus impérieux besoins de l'organisation. Chez les êtres les plus simples, les polypes par exemple, qui ne sont qu'un estomac vivant, toute la vie est dans l'appareil nutritif. Chez l'enfant, dont la vie de relation est presque nulle, tout ne semble concourir qu'à un seul acte, la nutrition. L'alimentation est très-fréquente et le sommeil qui facilite l'élaboration et l'assimilation des principes nutritifs suit immédiatement. L'alimentation et le sommeil sont les besoins essentiels de l'enfant, aussi

1.

tous les actes, toutes les fonctions, à cette époque de la vie, se confondent dans la nutrition. Dans un âge plus avancé même, si les nouvelles propriétés des organes, si les nouveaux besoins de l'économie semblent diminuer l'importance de cette fonction et empiéter sur ses droits, c'est plutôt en apparence qu'en réalité, car la nutrition ne cesse de régner en souveraine et de présider à tous les mouvements de l'organisme, à tous les phénomènes de la vie.

Cet ouvrage ayant pour but de démontrer qu'à la nutrition se rattachent non-seulement tous les phénomènes de la vie physiologique, mais encore tous ceux de l'état morbide, il serait superflu d'entrer ici dans des développements plus étendus, puisque les arguments à l'appui de notre proposition s'accumuleront à mesure que nous avancerons dans notre étude. Aussi il nous suffira d'énumérer les organes les plus essentiels qui concourent à l'accomplissement de cet acte fondamental pour en faire comprendre déjà la haute importance. En effet, les principaux organes sous l'influence desquels la nutrition est immédiatement placée sont : les poumons, l'estomac, les intestins, le pancréas, le foie, la rate, le cœur, tout l'appareil vasculaire, le système nerveux viscéral, le système glandulaire lymphatique, les reins, la peau. Mais si nous poursuivions cette énumération dans ses points les plus extrêmes, nous arriverions à établir d'une manière péremptoire, qu'il n'est pas un organe dans l'économie qui, soit par son concours direct ou indirect, soit par son influence, n'apporte son tribut à cette fonction et n'en soit, en même temps, dépendant. En effet, non-seulement tous les organes reçoivent et s'approprient isolément le fruit du travail commun, mais encore, enchaînés l'un à l'autre, ils se prêtent un mutuel appui et concourent, chacun dans la mesure de ses attributions, à l'accomplissement du travail général de la nutrition.

Définition de la nutrition.

14. — Le mot *nutrition*, dans une acception très-générale, exprime l'ensemble des actions par lesquelles les animaux assimilent à leur substance les matériaux nutritifs propres à leur conservation et à la réparation de leurs pertes, et rejettent au dehors les matériaux usés. Dans cette acception, le mot nutrition embrasse non-seulement le travail particulier par lequel le sang arrivé dans les tissus les nourrit, mais encore les diverses fonctions qui ont composé le sang, comme la *respiration*, la *digestion, l'absorption ;* la fonction qui le conduit à tous les organes, *la circulation ;* et enfin celles par lesquelles le corps se débarrasse d'autant de matériaux qu'il en a acquis, les *sécrétions.*

Dans une acception plus restreinte, le mot nutrition exprime l'action occulte et profonde par laquelle les di-

vers tissus de l'organisme saisissent, dans le sang artériel, les éléments propres à leur substance et rejettent
les matériaux usés qui ne peuvent plus en faire partie ;
ce qui constitue deux phénomènes essentiels, l'assimilation et la désassimilation. De l'accomplissement parfait
de ces deux actes, résulte l'équilibre dans le travail organique général, c'est-à-dire la *santé;* de son imper-
fection, l'état contraire, en d'autres termes, la *maladie.*

Mouvement de composition et mouvement de décomposition.

15. — La nutrition, selon l'expression de Harvey, est
une génération continue. La vie, en effet, se conserve et
se prolonge en raison du renouvellement incessant de
la substance des tissus. Ce renouvellement consiste dans
un échange continuel entre la substance des tissus et la
matière nutritive ; il s'effectue par deux actions, l'une
par laquelle les tissus acquièrent les éléments propres à
les reproduire, l'autre par laquelle ils subissent l'altération nécessaire pour opérer cette mutation. C'est à ces
deux actions que l'on a donné le nom de *mouvement de
composition et de mouvement de décomposition.*

Le corps de l'homme, dans toutes les parties qui le
constituent, offre ce double mouvement, depuis l'époque
de sa formation jusqu'au moment de la mort. Ce mou-

vement est tel qu'il arrive une époque où le renouvellement matériel de notre corps est complet, c'est-à-dire, où nous ne conservons plus rien de la matière qui, à une époque antérieure, formait nos organes. C'est ce qui a suggéré à Richerand cette comparaison ingénieuse, que notre corps ressemble au vaisseau des Argonautes, qui, radoubé mille fois dans sa traversée, n'avait plus, au terme de sa course, aucune des pièces de sa construction première.

La découverte de ces deux actions constantes de l'économie animale est due, comme tant d'autres, au hasard. Un chirurgien anglais nommé Belchier ayant observé que les os d'un porc dont il mangeait, étaient fortement colorés en rouge, apprit que cet animal qui appartenait à un teinturier avait pris de la garance dans sa nourriture. Il soupçonna dès lors que cette couleur rouge des os pouvait dépendre de cette racine ; divers essais qu'il fit dans ce but confirmèrent entièrement cette conjecture qui, plus tard, fut mise hors de doute par des expériences nombreuses faites par Duhamel en France, Buzoni en Italie, Boëhmer, Ludwig, Délius en Allemagne. Ces expériences étaient d'autant plus concluantes qu'elles étaient dirigées sur des os, organes les plus durs de l'économie. Combien, à plus forte raison, les conséquences qui en découlaient, devaient-elles être vraies, relativement aux autres parties du corps dont les molécules sont beaucoup moins rapprochées et n'offrent pas, par conséquent, la force de cohésion qui caractérise celles du tissu osseux.

On a certes exagéré les résultats de cette découverte, en voulant arriver à limiter le temps nécessaire pour le renouvellement entier du corps ; car la nutrition n'est pas plus que toute autre fonction de l'économie, identique et constante ; mille fois, au contraire, elle varie selon les conditions individuelles, selon les différences de structure des organes, sous l'influence de la gestation, de l'état morbide, etc. Il est acquis seulement, et c'est un point déjà très-important, que le mouvement de composition est très-rapide dans le premier âge et qu'il se ralentit à mesure que l'homme avance dans la vie. Il est en outre fort probable qu'aux époques principales de la vie, à la puberté, à la période de développement complet de l'individu comme à la période de décroissance, le mouvement de composition et celui de décomposition subissent des modifications soit simultanément, quant à leur activité ou à leur ralentissement, soit isolément, quant à leur prédominance l'un sur l'autre.

Ces deux mouvements s'opèrent non-seulement dans l'économie en général, mais encore dans les tissus en particulier. Cependant ils sont plus ou moins actifs selon la nature des tissus, et selon les influences qui peuvent en modifier l'aptitude de nutrition.

En résumé, si le mouvement de composition est d'une haute importance pour la conservation du corps humain, le mouvement de décomposition a des relations non moins essentielles. C'est dans ce dernier, en effet, que résident les actions par lesquelles la substance des tissus subit l'altération qui l'amène à faire place aux éléments nutritifs apportés par le mouvement de composition.

Le mouvement de composition et celui de décomposition contribuent donc également au renouvellement de l'organisme ; aussi l'un et l'autre sont-ils le point de départ de la régularisation de tous les phénomènes nutritifs ou des déviations qui peuvent survenir dans leur accomplissement.

CHAPITRE DEUXIÈME.

AGENTS SOUS L'INFLUENCE DESQUELS S'OPÈRE LA NUTRITION. — AGENTS GAZEUX ET IMPONDÉRABLES. — AGENTS NUTRITIFS.

I.

AGENTS GAZEUX ET AGENTS IMPONDÉRABLES.

Oxygène. — Calorique. — Lumière. — Électricité. — Influence de ces agents sur la nature inerte et sur la nature vivante. — Distinction à établir à cet égard. — Oxygène. — Source du calorique et de l'électricité. — L'action de l'oxygène est incessante, et elle tend à réduire l'agrégat organique à des combinaisons plus simples. — Sa haute influence dans l'organisme.

Oxygène. — Calorique. — Lumière. — Électricité.

16. — Quoiqu'il n'entre pas dans le plan de ce travail d'approfondir toutes les questions qui se rattachent à l'objet de nos études, néanmoins nous nous efforcerons constamment de n'en rien distraire d'essentiel. Dans ce but, nous devons, dès à présent, appeler l'attention sur des agents dont l'influence paraît planer sur tous les phénomènes de la vie.

Tous les corps naturels sont incessamment soumis à

l'influence de l'*oxygène*, du *calorique*, de la *lumière* et de l'*électricité*. Aussi, de même qu'il est impossible d'étudier l'action des corps inertes les uns sur les autres, sans y comprendre l'intervention de ces agents, de même faut-il, dans l'étude de la nature vivante, tenir largement compte de leur influence.

Mais ici, comme en d'autres points que nous avons déjà fait connaître, les corps organisés se distinguent des corps inorganiques ; ces derniers subissent l'action destructive des agents précités et ne peuvent s'y soustraire, tandis que les corps organisés non-seulement luttent contre cette action, mais encore s'efforcent constamment, pour ainsi dire, de l'utiliser à leur profit ; en d'autres termes, « les corps organiques cherchent continuellement à faire équilibre aux influences chimiques. » (M. J. Muller.) C'est ainsi que chez les animaux, l'oxygène en se combinant avec le sang dans l'acte respiratoire, va porter dans les profondeurs de l'organisme un principe inflammable qui en consumerait la substance, s'il n'y rencontrait les matériaux nouveaux apportés par le travail digestif qui le forcent à s'unir à eux et à donner naissance à des combinaisons d'où résulte, au contraire, l'entretien de la vie. C'est donc avec juste raison que l'oxygène, malgré son action destructive, a toujours été considéré comme l'air vital par excellence ; en effet, s'il détermine dans l'organisme sain, la combustion des matières avec lesquelles il se trouve en contact, de cette combustion résultent les produits divers et les épurations qui constituent les phénomènes les plus essentiels de la nutrition.

17. — L'action de l'oxygène est incessante dans l'organisme ; aussi son influence est immense ; non-seulement l'oxygène joue un rôle des plus importants dans l'accomplissement de l'acte respiratoire, mais encore par les actions et les réactions auxquelles il donne lieu, il est la source première, dans l'intimité organique, du *calorique* et probablement de l'*électricité*, car ces deux fluides, s'ils ne sont pas identiques, sont au moins inséparables. Mais comme tout se lie et s'enchaîne dans l'ensemble des phénomènes naturels, le calorique et l'électricité n'en ont pas moins des propriétés essentielles dont la puissante intervention seconde l'action de l'oxygène, c'est-à-dire l'oxydation des corps avec lesquels ce gaz est en contact. En outre, quelque puissante que soit l'action de l'oxygène, cette action est toutefois subordonnée à des conditions diverses qui peuvent l'activer ou la modérer, l'entraver ou même l'anéantir. Nées de l'extérieur ou au sein de l'organisme, ces conditions ressortent, comme nous le verrons plus tard, soit de l'état propre de l'oxygène, soit de l'élévation ou de l'abaissement de la température, de la sécheresse ou de l'humidité de l'air atmosphérique, ou bien encore de la présence de gaz anormaux en mélange avec ce fluide, etc. Des modifications analogues peu-

vent encore être dues à la nature des corps extérieurs admis dans le canal alimentaire, à celle des produits fournis par l'acte digestif, au jeu plus ou moins régulier du travail général ou particulier des organes, etc.

18. — En résumé, introduit dans les corps vivants par les voies respiratoires, l'oxygène tend sans cesse à réduire l'agrégat organique à des combinaisons plus simples, et par suite des actions qu'il détermine, il est en même temps la cause première de la calorification dans l'intimité de l'économie ; mais à l'extérieur comme à l'intérieur, l'influence plus ou moins vive des autres agents, fluides impondérables, gazeux, liquides ou solides, l'activité plus ou moins grande du travail organique, favorisent ou combattent l'action de l'oxygène, d'où résultent l'accumulation, la diminution ou la dispersion du calorique. A la présence de l'oxygène se rattachent donc les phénomènes les plus essentiels de la nutrition. Aussi est-ce avec bien juste raison que M. Mialhe dit que toute substance qui entrave l'oxygénation dans l'économie est toxique, que toute substance qui l'anéantit est mortelle.

Nous bornerons ici ces considérations, car nous aurons souvent occasion dans le cours de ce travail de nous occuper de nouveau de l'action de l'oxygène, et d'étudier l'influence particulière du calorique, de la lumière et de l'électricité.

II.

AGENTS NUTRITIFS.

Forme et propriétés des agents nutritifs. — *Forme gazeuse.* — Air atmosphérique. — Pression atmosphérique. —Influence du calorique sur l'air atmosphérique. — Corps étrangers dans l'air. — — Ozône. — Propriétés de l'air atmosphérique dans l'organisme. — *Forme liquide.* — Boissons. — Eau. — Classification des eaux. — Eau potable. — Caractères des meilleures eaux potables. — Propriétés de l'eau dans l'organisme. — *Forme solide.* — Aliments. — Principes élémentaires des végétaux et des animaux. —Plus les substances alimentaires se rapprochent de la composition de l'homme, et plus elles sont propres à le nourrir. — Division des principes nutritifs en principes immédiats azotés et non azotés.

AGENTS NUTRITIFS.

Forme et propriétés des agents nutritifs.

19. —Les corps extérieurs au milieu desquels les êtres organisés puisent les éléments nutritifs nécessaires à leur conservation et à la réparation de leurs pertes, se présentent sous trois formes :

La première, *gazeuse*, appartient à l'air atmosphérique ;

La seconde, *liquide*, se rapporte à l'eau, tenant en dissolution des sels minéraux ou des substances organiques ;

La troisième, *solide,* comprend les *tissus végétaux* et *animaux.*

L'air atmosphérique ou l'eau contenant en dissolution quelques éléments nutritifs suffit aux besoins de l'organisation des êtres les plus simples ; tandis que pour les êtres supérieurs, pour l'homme en particulier, l'air atmosphérique, des corps liquides et des corps solides organiques sont absolument indispensables. Nous allons succinctement retracer, à cet égard, les propriétés de ces corps.

AGENTS NUTRITIFS.

Forme gazeuse. — Air atmosphérique.

20.— L'air atmosphérique consiste dans une couche de corps gazeux qui entoure la surface du globe, et dont l'épaisseur est d'environ 80 kilomètres. C'est un fluide pesant, transparent, insipide, inodore, compressible et extrêmement élastique. Il est composé principalement de deux gaz permanents, l'*oxygène* et l'*azote* ou *nitrogène*, dans la proportion de 20,81 d'oxygène et de 79,19 d'azote ; il contient en outre du gaz acide carbonique en très-faible quantité, de la vapeur d'eau, de l'électricité, du calorique et de la lumière.

Pression atmosphérique.

21. —La pression que l'air atmosphérique exerce sur

le corps de l'homme est d'environ 12,000 kilogrammes ; mais cette pression varie selon la quantité des couches qui constituent ce fluide, selon leur élévation, la vapeur d'eau qu'il renferme, suivant l'état de la température, etc., d'où résulte sa *condensation* ou sa *raréfaction*.

Influence du calorique.

22. — Le calorique possède une influence manifeste sur l'air atmosphérique ; aussi l'air atmosphérique est-il *chaud* ou *froid* selon la quantité de calorique qu'il absorbe ; sous la même influence, il est *sec* ou *humide*, relativement à la vapeur d'eau qu'il contient.

Corps étrangers dans l'air.

23. — Des causes diverses peuvent modifier ou même altérer les propriétés de l'air ; car, outre les gaz qui le composent, il peut aussi contenir des quantités variables de gaz permanents et des matières étrangères susceptibles de volatilisation.

Ozône.

24. — Dans ces derniers temps, l'attention a été appelée sur un corps qui paraît entrer aussi dans la composition de l'air atmosphérique et y jouer un rôle im-

portant; nous voulons dire l'*ozône*. Ce corps n'est rien autre chose que l'oxygène lui-même, mais dans un état particulier d'activité chimique qui lui est imprimé par l'électricité; aussi le considère-t-on généralement comme de l'oxygène électrisé. Selon un certain nombre d'observateurs, entre autres MM. Schœnbein, Bockel, Simonin père, Wolf, Billiard, Schapter, Besluberg, Gaillard, Bérigny, Scoutetten, la présence ou l'absence de l'ozône ne serait pas sans influence sur le développement des épidémies, notamment du choléra, des fièvres intermittentes, de la grippe, de la malaria, etc. Au reste, quoique rien de positif ne soit encore acquis à la science à cet égard, néanmoins l'importance de l'ozône prend chaque jour des proportions nouvelles, et il semble que, désormais, l'étude de ses variations dans l'atmosphère doive entrer dans les observations quotidiennes au même titre que celles de la température, de l'humidité, des vents, etc.

Propriétés de l'air.

25. — Dans les phénomènes vitaux, l'air atmosphérique a pour propriétés de transformer, par l'oxygène qu'il contient, le sang veineux en sang artériel; et par l'acide carbonique qu'il abandonne, de servir à la nutrition des végétaux.

AGENTS NUTRITIFS.

Forme liquide. — Boissons.

26. — De même qu'il y a des aliments liquides, de même aussi il y a des boissons nourrissantes ; il est donc assez difficile de distinguer les boissons des aliments ; néanmoins les corps liquides qui concourent à la nutrition de l'homme sont nommés boissons : l'eau en est la base.

Eau.

L'*eau* ou *protoxyde d'hydrogène* est un liquide transparent, inodore, incolore, dont l'action dissolvante est des plus étendues. L'eau est composée d'une partie d'oxygène et de deux parties d'hydrogène ; mais elle contient en outre de l'air et presque toujours des matières salines. L'eau entre dans la composition de tous les corps organisés ; elle est même généralement une des conditions essentielles de leur aptitude à vivre. Elle entre à peu près pour 77 parties dans le poids général du corps humain ; un très-grand nombre d'animaux n'en contiennent pas moins de 80 à 90 pour 100 de leur poids total ; dans les végétaux, la proportion d'eau varie depuis 50 jusqu'à 95 parties. L'eau existe encore dans une foule de corps inorganiques. Aussi, après l'air atmosphérique, l'eau est un des fluides les plus répandus dans la nature.

Boissons fermentées.

27. — L'eau est de toutes les boissons dont l'homme fait usage, le seul liquide véritablement indispensable aux besoins de son organisation ; mais l'état social, en modifiant les conditions de la vie naturelle, altère l'organisme, allanguit les forces digestives et rend nécessaires des boissons qui, par leurs propriétés excitantes, viennent suppléer à l'inertie des organes de la digestion ; telles sont les boissons fermentées, dont le principe actif est l'alcool.

Classification des eaux.

28. — Dans l'état physiologique, l'homme ne fait usage que d'eau douce. Les eaux douces naturelles ont été classées, selon leur degré de pureté, en quatre groupes : l'*eau pluviale*, l'*eau de rivière*, l'*eau de source*, l'*eau de puits*. Cette classification, quoique paraissant répondre au degré de pureté dont ces eaux sont pourvues, ne saurait être rigoureusement admise, car elle n'est basée que sur leur provenance, et l'on sait que l'eau de pluie même, qui est sans contredit la plus pure, offre néanmoins des degrés différents de pureté, selon les circon-

stances dans lesquelles elle est recueillie. A plus forte raison, les eaux de rivière qui, dans leur trajet sur des terrains divers, peuvent dissoudre plus ou moins des matières avec lesquelles elles se trouvent en contact, doivent-elles offrir plus de variation encore. La même observation peut être faite à l'égard des eaux de source et de puits. Au reste, la pureté des eaux naturelles, sous le rapport de leur concours dans les phénomènes nutritifs, est fort relative, car les eaux qui se rapprochent le plus de l'eau distillée par leur pureté, sont loin de pouvoir remplir les divers usages auxquels l'eau est destinée dans l'économie. L'eau distillée, en effet, qui au point de vue chimique est de la plus grande pureté, n'est pas potable, non-seulement à cause de son goût fade et douceâtre, mais encore parce qu'elle manque des principes excitants propres à favoriser les fonctions digestives et à satisfaire aux autres besoins de l'organisme. Il en est ainsi de l'eau de pluie, qui est la plus pure des eaux naturelles et qui, néanmoins, doit être rejetée comme ne présentant pas les qualités que l'on recherche dans une eau potable.

Eau potable.

29. — L'eau, pour être potable, doit contenir de l'air atmosphérique et, en proportions convenables, certains sels, tels que les chlorures de potassium, de sodium et particu-

lièrement du carbonate de chaux. On rencontre presque constamment, dans les eaux potables, du carbonate de magnésie, de la silice, du sulfate de chaux et d'autres substances ; mais ces matières y existent en trop faible quantité pour altérer leur salubrité. Les eaux potables doivent dissoudre facilement le savon et cuire les légumes secs (haricots, pois, lentilles, etc.). Dans le cas contraire, les eaux sont dites crues, séléniteuses, parce qu'elles contiennent en quantités exagérées les sels que nous venons de signaler comme utiles dans les eaux potables, ou bien encore des proportions considérables des autres sels qui ne se trouvent dans ces eaux qu'en très-minime quantité, tels que le sulfate de chaux, de magnésie, ou les chlorures de ces métaux. Aussi les eaux crues ne sont pas potables et leur usage détermine souvent des désordres graves dans la santé.

Caractères des meilleures eaux potables.

En résumé, voici les caractères que doivent présenter les meilleures eaux potables :

« Une eau potable de bonne qualité doit être limpide, fraîche, sans odeur, incolore, exempte de saveur fade, salée ou styptique ; elle est aérée, dissout le savon sans former de précipité opaque, et cuit bien les légumes secs. (M. Payen.)

Propriétés de l'eau dans l'organisme.

30. — Les boissons ont pour principale propriété de réparer les pertes de liquides que fait incessamment le corps humain, et par conséquent d'étancher la soif. Elles ont aussi pour but de faciliter la dissolution des matières nutritives ingérées dans le canal digestif et de concourir à la formation du tissu osseux, et, en résumé, à toutes les actions physiques et chimiques de l'économie.

AGENTS NUTRITIFS.

Forme solide. — Aliments.

31. — Les *corps solides* essentiels à la nutrition de l'homme sont tirés du règne *végétal* et du règne *animal :* ils constituent les *aliments.* Certains minéraux qui entrent dans la composition des végétaux et des animaux sont aussi incorporés, quoique en faible quantité, aux organes de l'homme ; isolément, les *minéraux* sont utilisés comme *assaisonnements.*

Par cette seule raison que les corps, pour nous nourrir, doivent être assimilés à nos organes, il résulte que plus ces corps ont d'analogie avec la nature de nos tissus, plus ils sont aptes à en faire partie, et moins, par conséquent, ils offrent de résistance au travail de la digestion. Ce raisonnement, conforme d'ailleurs à l'expérience, donne lieu d'établir, dans les propriétés plus ou moins nutritives des tissus végétaux et animaux, une division toute naturelle résultant de leur composition élémentaire.

Principes élémentaires des végétaux et des animaux.

32. — Les principes élémentaires des végétaux sont : l'*oxygène*, l'*hydrogène*, le *carbone* et souvent l'*azote;* le *carbone* cependant en est la base.

Dans les principes constituants des végétaux, on rencontre en plus ou moins grande abondance du phosphore, du soufre, du potassium, du sodium, du calcium, et plus rarement de l'aluminium ; du silicium et du magnésium ; très-communément du fer, du manganèse ; enfin du chlore, de l'iode et du brôme.

33. — Les principes élémentaires des animaux sont : l'*oxygène*, l'*hydrogène*, le *carbone* et l'*azote*. Chez ces derniers, c'est l'azote qui prédomine.

En outre, dans les principes immédiats du règne animal se rencontrent les diverses substances que nous venons de signaler dans ceux des végétaux.

34. — L'organisation de l'homme présente la même composition élémentaire. L'azote en est donc le principe prédominant. Or, plus les substances organiques dont il se nourrit contiennent d'azote, plus elles se rap-

2.

prochent de la nature de ses tissus, et plus, par conséquent, elles lui offrent de matériaux essentiellement nutritifs. Tandis qu'au contraire, si ces substances ne contiennent que peu ou point d'azote, elles ne le nourrissent qu'avec difficulté ou imparfaitement, et encore sous un volume d'autant plus considérable que la proportion de l'azote est diminuée. Cependant il serait trop absolu de prétendre que la nutrition dans nos tissus ne peut s'effectuer que sous l'influence des principes nutritifs azotés, les aliments non azotés étant aussi indispensables, car c'est particulièrement dans la composition variée des matériaux nutritifs que résident les conditions propres à favoriser le travail de la nutrition.

DIVISION DES PRINCIPES NUTRITIFS.

35. — Les tissus végétaux et les tissus animaux qui servent à l'alimentation de l'homme sont divisés en substances azotées et en substances non azotées, division basée sur la composition de leurs principes immédiats.

36. — *Principes immédiats* AZOTÉS *des végétaux.*

1º L'*albumine végétale*, qui se trouve dans le suc des végétaux et dans les graines émulsives : elle est soluble dans l'eau.

2º La *fibre végétale* ou *gluten*, que contiennent particulièrement les céréales et, en certaines proportions, les légumineuses ainsi que les parties tendres des plantes ; elle est insoluble dans l'eau et analogue à la fibrine animale.

3° La *caséine végétale*, qu'on rencontre dans les fruits des légumineuses ; de l'albumine l'accompagne dans les haricots, les lentilles, les pois et les graines oléagineuses ; l'eau la dissout.

37. — *Principes immédiats non* AZOTÉS *des végétaux.*

1° L'*amidon* ou *fécule*, que fournissent abondamment un grand nombre de plantes, telles que la pomme de terre, les céréales, les légumineuses ; elle est insoluble dans l'eau.

2° La *dextrine*, qui se trouve dans toutes les parties des végétaux contenant de la fécule, et qui résulte de la transformation de cette substance par un principe particulier, la *diastase*.

3° Le *sucre*, que renferment la canne, la betterave, etc., etc., et le raisin sous un autre état.

4° La *gomme*, qui découle de certains arbres ; l'eau la dissout.

5° La *pectine*, principe gélatineux des fruits, groseilles, cerises, etc.

6° L'*huile*, que produisent un grand nombre de graines, etc.

38. — *Principes immédiats* AZOTÉS *des animaux.*

1° L'*albumine*, que le blanc de l'œuf présente presque à l'état pur, qui fait partie du sérum du sang et que l'on trouve en grande quantité dans la substance du cerveau et des nerfs.

2o La *fibrine*, qui se trouve abondamment dans le sang, les muscles, etc.

3o La *caséine*, que le lait et le fromage contiennent en grande quantité.

4o La *gélatine*, que l'on extrait, par l'ébullition dans l'eau, des tendons, des ligaments, des membranes fibreuses, des os, etc.

5o La *chondrine*, qui résulte de l'ébullition prolongée des cartilages.

6o L'*osmazôme* ou *osmozôme*, produit de l'ébullition de la viande dans l'eau, matière extractive complexe, formée de substances azotées, de lactate de soude, d'acide lactique, et particulièrement de créatine, de créatinine, et qui constitue, pour une partie, le liquide alimentaire connu sous le nom de bouillon, et lui donne son parfum.

39. — *Principes immédiats* NON AZOTÉS *des animaux*.

1o La *graisse*, que l'on trouve abondamment répandue sous la peau, dans les tissus nerveux et cellulaires, dans presque toutes les parties de l'organisme.

2o Le *beurre*, qui fait partie du lait de la femme et de celui des animaux.

3o Le *sucre animal* ou *sucre de lait*, que produisent le lait, le foie, etc.

4º Le *miel*, substance mucoso-sucrée résultant du travail et des sécrétions des abeilles.

40. — Telles sont les sources auxquelles l'homme puise les éléments nécessaires à la conservation de son être. C'est donc déjà suffisamment élaborées et appropriées à la nature de ses tissus que l'homme rencontre les substances qui lui servent d'aliments ; car, ainsi que le fait observer M. J. Muller, les plantes sont nécessaires aux animaux, parce que seules elles ont le pouvoir de produire des combinaisons *organiques* avec les composés *inorganiques;* qu'en conséquence ce sont elles qui introduisent, dans la grande économie de la nature , ces nouveaux matériaux, qui passent ensuite d'elles aux animaux herbivores et de ceux-ci aux carnivores.

C'est ainsi que l'homme peut à son gré, en quelque sorte, par la variété des substances alimentaires qui lui sont offertes, par les propriétés plus ou moins nutritives qui les distinguent, baser non-seulement son alimentation sur les besoins de son organisation et sur les forces de ses organes digestifs, mais encore régler jusqu'à un certain point les résultats ultimes de l'assimilation des éléments nutritifs dans ses tissus.

CHAPITRE TROISIÈME.

APPAREILS ORGANIQUES DE LA NUTRITION. — AP-
PAREIL RESPIRATOIRE. — TUBE DIGESTIF. —
ORGANES DE NUTRITION ANNEXÉS AU TUBE DI-
GESTIF. — MEMBRANES MUQUEUSES. — PEAU.
— APPAREIL URINAIRE.

I.

APPAREIL RESPIRATOIRE.

Poumons. — Plèvres. — Trachée artère. — Larynx. — Bronches. —
Artère pulmonaire. — Veines pulmonaires. — Glandes bronchiques. — Fonctions des poumons. — Hématose.

41. — Dans l'organisation de l'homme, trois appareils
principaux donnent accès aux corps extérieurs pour
l'accomplissement de l'acte général de la nutrition : les
poumons, le *tube digestif* et la *peau*.

Sans entrer dans des détails minutieux d'anatomie et
de physiologie, nous allons nous efforcer de donner une
idée générale de ces divers appareils et des fonctions
auxquelles ils sont destinés.

POUMONS.

42. — Les *poumons* sont deux organes mous, spon-

gieux, cellulaires, compressibles et expansifs, renfermés dans la cavité nommée *thorax* ou *poitrine;* ils sont séparés l'un de l'autre : 1° par le *médiastin,* cloison membraneuse formée par l'adossement des plèvres ; 2° par les *plèvres* elles-mêmes, membranes qui tapissent la surface des poumons ainsi que les parois de la poitrine ; 3° par le *cœur.*

Les poumons reçoivent l'air atmosphérique par un conduit commun, la *trachée artère,* qui communique à l'extérieur par le *larynx,* organe de la voix, par le *pharynx,* par la bouche ou par le nez ; ce conduit est divisé, à son entrée dans la poitrine, en deux gros canaux qui constituent les *bronches* dont les ramifications divisées à l'infini vont se terminer en culs-de-sacs arrondis ou ovoïdes dans la substance propre des poumons, sous le nom de *cellules pulmonaires* ou mieux *cellules bronchiques.*

Les poumons donnent accès à des vaisseaux contenant le *sang noir* ou *veineux,* dont le tronc principal vient du cœur et s'appelle *artère pulmonaire;* ils envoient au cœur d'autres vaisseaux chargés de *sang rouge* ou *artériel,* qui se réunissent en quatre troncs, auxquels on a donné le nom de *veines pulmonaires.*

Les poumons ainsi que les bronches sont accompagnés de glandes (*glandes bronchiques*) et pourvus de vaisseaux lymphatiques nombreux, et de nerfs qui proviennent du pneumo-gastrique et du grand sympathique.

Fonction des poumons.

43. — Ces organes ont pour fonction l'accomplissement de l'acte par lequel le *sang veineux* est transformé en *sang artériel* par l'intermédiaire de l'air atmosphérique. Cette fonction qui constitue la *respiration* se manifeste par deux mouvements : l'*inspiration*, dont l'action a pour but l'entrée de l'air dans l'intérieur des poumons et l'absorption d'un des gaz qu'il contient, l'*oxygène;* l'*expiration*, qui fait rejeter au dehors les fluides impropres à l'entretien de la vie, particulièrement le gaz acide carbonique. C'est à l'ensemble de ces phénomènes que l'on donne le nom d'*hématose*.

II.

TUBE DIGESTIF.

Bouche. — Mastication. — Pharynx. — Œsophage. — Estomac. — Duodénum. — Intestins grêles. — Chylifères. — Veines mésentériques. — Gros intestin. — Leurs usages.

44. — Le *tube digestif* ou *canal alimentaire* est destiné à accomplir une des fonctions les plus importantes de la vie matérielle, la *digestion;* il est situé dans cette partie du corps que l'on appelle *cavité abdominale*, laquelle est séparée de la poitrine par une cloison musculo-membraneuse, le *diaphragme*.

Le tube digestif s'étend depuis les lèvres jusqu'à l'anus ; il comprend successivement ;

1° La *bouche*, cavité composée des lèvres, des dents, des joues, de la voûte palatine, du voile du palais et de la langue, parties auxquelles il faut ajouter les glandes parotides et salivaires, les cryptes folliculaires des parois de la bouche et de la surface de la langue.

La bouche a pour office la *préhension*, la *mastication* et l'*insalivation* des aliments, actions par lesquelles la portion d'aliments contenue dans la cavité buccale, est transformée en une pâte agglomérée que l'on désigne sous le nom de *bol alimentaire*.

2° Le *pharynx*, sorte d'entonnoir mobile qui reçoit le bol alimentaire dans l'acte de la *déglutition* et le transmet à l'œsophage.

3° L'*œsophage*, canal contractile contigu au pharynx, qui conduit et accumule les aliments dans l'estomac.

4° L'*estomac*, organe principal de la digestion, réservoir musculo-membraneux, dilatable, présentant assez bien la forme d'une cornemuse. Il a deux orifices ; l'un orifice *supérieur* appelé *cardia*, communique avec l'œsophage, l'autre inférieur nommé *pylore*, fait communiquer l'estomac avec le duodénum. L'estomac est pourvu de glandes nombreuses et d'une grande quantité d'artères qui lui viennent de la coronaire stomachique, des deux gastro-épiploïques, de la pylorique et de la splénique, de veines qui se terminent à la veine-

3

porte, de vaisseaux lymphatiques qui vont aux ganglions placés le long de ses courbures, et enfin de nerfs de deux ordres, cérébraux et ganglionnaires, qui lui viennent des pneumo-gastriques et du plexus cœliaque. C'est dans l'estomac que les aliments subissent, à l'aide du *suc gastrique*, une élaboration particulière par laquelle ils sont transformés en une sorte de pulpe grisâtre et homogène, que l'on désignait sous le nom de *chyme*, mais dont la composition mieux connue actuellement a fait distinguer, comme nous le verrons plus tard, les divers produits qu'elle renferme.

5° Le *duodénum*, première portion de l'intestin grêle, organe parsemé d'une grande quantité de *follicules muqueux*, d'artères qui lui viennent de la mésentérique supérieure, de la pylorique et des gastro-épiploïques, de veines qui vont à la veine-porte, de vaisseaux lymphatiques ou chylifères, qui, comme pour tout le reste de l'intestin grêle, se rendent dans le canal thoracique, et de nerfs qui naissent du plexus solaire. Le duodénum reçoit d'une part, par un orifice isolé, le *suc pancréatique*, produit d'une glande voisine appelée *pancréas*, de l'autre, par un orifice commun, du suc pancréatique et la *bile*, liquide sécrété par le *foie*. Le duodénum, sous l'influence du suc pancréatique, de la bile et des fluides que fournissent ces follicules, fait subir aux aliments convertis en chyme une élaboration nouvelle, à laquelle nous conserverons, quant à présent, le nom de *chyle*.

6° Les *intestins grêles*, jéjunum et iléon, parties du canal alimentaire qui, avec le duodénum, forment à peu près les quatre cinquièmes de la longueur de ce canal, et qui présentent de nombreuses courbures. Leurs artères viennent de la mésentérique supérieure, leurs nerfs (ganglionnaires) naissent du plexus mésentérique supérieur. Les intestins grêles sont attachés à une sorte d'éventail appelé *mésentère*, dans lequel sont logées des artères et des veines nombreuses que l'on nomme *artères* et *veines mésentériques*, et les conduits du chyle, désignés sous le nom de *chylifères*.

C'est dans cette partie du tube digestif que les radicules des veines mésentériques viennent pomper *une certaine partie du chyle*, qu'elles versent dans un tronc commun, la *veine-porte*, laquelle le charrie dans le foie; c'est encore dans les intestins grêles que les vaisseaux chylifères, espèce de suçoirs très-multipliés, soutirent *une autre partie du chyle*, qu'ils transportent dans un canal particulier appelé *canal thoracique*.

7° Le *gros intestin*, composé du *cœcum*, du *colon* et du *rectum*, fait suite aux intestins grêles ; il est pourvu d'artères qui lui viennent des mésentériques ; ses veines s'ouvrent dans la veine-porte; ses nerfs sont fournis par les plexus mésentériques. Le gros intestin est destiné à contenir, pendant un certain temps, les matières excrémentitielles du chyle, à en extraire les derniers vestiges nutritifs qu'elles peuvent encore contenir ; enfin, à repousser au dehors ces matières dépouillées de tout ce qu'elles renfermaient d'alibile. C'est ce dernier acte de la digestion que l'on désigne par le mot *défécation.*

III.

ORGANES DE NUTRITION ANNEXÉS AU TUBE DIGESTIF.

Foie. — Vésicule biliaire. — Fonctions du foie. — Rate. — Ses usages. — Veine-porte.

45. — Il est encore un ordre d'organes dépendant de l'appareil digestif et dont les fonctions, quoique paraissant avoir une grande importance dans les actes nutritifs, ne sont pas bien déterminées; nous voulons dire le foie, la rate et le système de la veine -porte. Nous devons cependant excepter le foie, auquel les beaux travaux de M. Cl. Bernard ont donné le rang élevé qu'il paraissait devoir occuper parmi les organes de la nutrition.

46. — Le FOIE, organe le plus volumineux de l'économie, est situé dans l'hypochondre droit, qu'il occupe en entier, au-dessous du diaphragme, à droite, et au-dessus de l'estomac. Cet organe est d'une forme irrégulière, d'une couleur brune-rougeâtre, et composé d'un tissu parenchymateux. La substance du foie est formée d'une immense quantité de granulations. Dans ces granulations naît, par un grand nombre de radicules qui se

réunissent en branches successivement plus volumineuses, le *conduit* ou *canal hépathique,* qui s'unit au *canal cystique,* lequel s'ouvre dans la *vésicule biliaire,* réservoir membraneux où la bile s'accumule. La vésicule biliaire est pourvue aussi d'un conduit, *canal cholédoque,* qui s'abouche, comme nous l'avons vu, avec le *canal pancréatique.*

Les vaisseaux sanguins du foie sont l'artère hépatique, qui naît du tronc cœliaque, les veines hépatiques ou sus-hépatiques, qui s'ouvrent dans la veine-cave inférieure, et enfin la veine-porte. Ses vaisseaux lymphatiques sont très-nombreux, ses nerfs viennent du pneumo-gastrique, du diaphragmatique et du plexus hépatique.

Fonctions du foie.

47. — Jusqu'à ces derniers temps, on avait généralement cru que les fonctions du foie se bornaient à la sécrétion de la bile; mais M. Cl. Bernard, par de nombreuses expériences, a démontré d'une manière irrécusable que le foie est surtout l'organe générateur du sucre dans l'économie, et en outre qu'il y a lieu de penser que cet organe n'est pas étranger à l'accomplissement d'autres phénomènes physiologiques non moins importants, la formation des globules et celle de la graisse. Mais la fonction glycogénique du foie est déjà un fait immense,

et cette découverte est une des plus remarquables et, sans aucun doute, une des plus fécondes qui aient été faites en physiologie depuis longtemps.

48. — La RATE est située dans l'hypochondre gauche; elle est d'un volume variable, d'une forme allongée, aplatie, et d'une couleur rouge-violette plus ou moins foncée. Sa texture est molle, spongieuse, granulée, parenchymateuse, parsemée de vaisseaux sanguins, qui sont : l'artère et la veine spléniques, et de vaisseaux lymphatiques nombreux qui rampent à sa surface. Ses nerfs viennent du plexus solaire et forment le plexus splénique.

Usages de la rate.

49. — Les usages de la rate sont encore fort obscurs, toutefois on croit assez généralement que cet organe sert de *diverticulum* au sang de la veine-porte dans certaines conditions physiologiques; selon M. Beau, il contribuerait aussi au mouvement du sang dans ce système vasculaire. Des expériences dues à M. J. Béclard tendraient à éclairer les usages de la rate; ce physiologiste distingué a constaté en effet que le sang veineux qui revient de la rate contient toujours moins de globules que le sang veineux général et que, par conséquent, les globules du sang se détruisent en traversant cet organe; en outre, que le sang veineux qui revient

de la rate renferme plus d'albumine et surtout plus de
fibrine, que le sang veineux général.

Veine-porte.

50. — On appelle *système de la veine-porte* l'ensemble
de deux ordres de vaisseaux réunis par un tronc commun,
la *veine-porte*, et qui ont leur origine dans tous les organes renfermés dans la cavité abdominale, les reins, la
vessie et l'utérus exceptés. L'un est constitué par la
veine mésentérique supérieure, et l'autre, qui prend
naissance dans la rate, est formé par la veine splénique,
qui reçoit les veines gastro-épiploïques droite et gauche, duodénale, pancréatique, coronaire stomachique,
et mésentérique inférieure.

Les usages de la veine-porte et de ses annexes se rattachent sans aucun doute à ceux des organes avec lesquels elle est en rapport; mais il est fort probable
qu'elle joue un rôle spécial dans les phénomènes nutritifs. Nous aurons occasion dans le cours de cet ouvrage
de nous occuper de cette question, et alors nous verrons s'il ne serait pas possible d'y jeter quelque lumière.

IV.

MEMBRANES MUQUEUSES.

Distinction des membranes muqueuses. — Leur composition anatomique. — Leurs propriétés. — Leurs usages.

51. — Toutes les parties des organes pulmonaires et digestifs qui donnent accès aux agents extérieurs sont re-
vêtues d'une membrane tégumentaire que les anato-
mistes, à cause du fluide visqueux qui en lubréfie constamment la surface libre, ont désignée sous le nom de
membrane muqueuse.

La membrane muqueuse, ou plutôt, les membranes
muqueuses, car cette membrane prend le nom de l'organe qu'elle tapisse, *muqueuse pulmonaire, muqueuse
gastrique, muqueuse intestinale,* etc., les membranes
muqueuses, disons-nous, tapissent toutes les parties des
organes soumises soit au contact de l'air, soit au contact des autres corps extérieurs avec lesquels elles peuvent être mises en rapport. Elles revêtent toutes les
ramifications des voies aériennes, la longueur entière
du canal digestif et toutes les cavités dont les orifices
viennent aboutir soit à la peau, soit à leur propre surface.
Ces membranes forment une sorte de peau interne qui
offre avec la peau proprement dite, une analogie frappante d'organisation, de fonctions et de propriétés vi-

tales. Pourtant cette analogie ne permet pas de confondre ces deux membranes ; en effet, aux ouvertures naturelles où elles se réunissent et se continuent réciproquement, une ligne de démarcation bien apparente les distingue. Cette ligne est surtout très-remarquable aux lèvres où la couleur d'un rouge vif de la membrane muqueuse tranche avec la couleur pâle de la peau. Au reste, « toute membrane muqueuse est essentiellement composée d'un chorion ou trame tapissée d'un épithélium ; c'est là tout ce que les muqueuses ont de commun avec la peau. » M. Robin. *(Dict. de Nysten.)*

Les membranes muqueuses sont pourvues d'une très-grande quantité de nerfs, de vaisseaux artériels, veineux et lymphatiques, de follicules très-nombreux qui sécrètent sans cesse une humeur particulière appelée *mucus*. Ce fluide a pour but d'entretenir la souplesse de ces membranes, de faciliter le passage des corps étrangers mis en contact avec leur surface et de les garantir de leur atteinte.

52. — Les membranes muqueuses sont douées d'une très-grande activité d'absorption ; c'est par leur intermédiaire que, dans les voies pulmonaires, l'oxygène de l'air atmosphérique se combine avec le sang, et que, dans les organes digestifs, les éléments nutritifs pénètrent dans les veines mésentériques et dans les chylifères. On sait avec quelle rapidité sont absorbés les virus mis en contact avec ces membranes, combien

sont fréquentes les maladies déterminées par les principes délétères qui pénètrent dans l'organisation par cette
voie.

V.

PEAU.

Composition anatomique de la peau. — Épiderme. — Derme. —
Papilles. — Glandes sébacées. — Fonctions de la peau.

53. — La peau est une membrane dense, serrée, épaisse,
flexible et très-extensible qui revêt toute la surface extérieure du corps et se moule sur toutes ses formes.
Elle se continue avec les membranes muqueuses au niveau des yeux, des narines, de la bouche, enfin de toutes les ouvertures naturelles. La peau a deux surfaces,
l'une, *externe*, est immédiatement exposée au contact
de l'air ; l'autre, *interne*, est unie aux endroits qu'elle
recouvre au moyen d'un tissu cellulaire, variable dans
sa nature et dans sa disposition, selon les parties du
corps.

Deux couches distinctes composent la peau ; 1° la
couche superficielle, l'*épiderme*, est une membrane
mince, dense, semi-transparente et grisâtre. Sa surface
externe en contact avec l'air, est sèche, parfois légèrement rugueuse et sa surface interne, villeuse et humide,
constitue le *corps* ou *réseau muqueux* de Malpighi, où

aboutissent les extrémités des vaisseaux et des fibrilles
nerveuses qui parcourent la peau. L'épaisseur de l'épiderme varie suivant que la partie qu'il recouvre est
plus ou moins exposée à l'air ou au contact des corps
extérieurs. La composition de l'épiderme paraît être le
produit concrété du corps muqueux et a pour base l'albumine. Aussi l'épiderme est dépourvu de sensibilité,
mais il est assez mince pour transmettre l'impression
des agents extérieurs aux parties sous-jacentes qu'il est,
d'ailleurs, destiné à protéger. 2° Le *derme* ou *chorion*,
couche en contact immédiat avec l'épiderme, dans laquelle sont situées de petites éminences conoïdes appelées *papilles* qui sont le résultat de la réunion des extrémités des nerfs et des vaisseaux qui, après avoir traversé la peau, viennent aboutir à sa surface. Les papilles
sont surtout apparentes à la face palmaire des mains où
elles sont disposées en lignes courbes formant des séries
concentriques. C'est en elles que réside le sens du toucher. Le derme est parsemé d'une immense quantité de
vaisseaux sanguins et lymphatiques, de nerfs et de petites glandes que l'on nomme *glandes sébacées*, lesquelles sécrètent un fluide oléagineux destiné à assouplir
la peau. Cette couche constitue le corps de la peau et
en forme presque toute l'épaisseur. Cette épaisseur varie
toutefois selon le sexe et selon les parties du corps que
le derme recouvre; elle est plus considérable que partout ailleurs à la plante des pieds et à la paume des

mains, au dos qu'aux parties antérieures de la poitrine.

Fonctions de la peau.

54. — La peau remplit des fonctions très-importantes et
très-nombreuses. Non-seulement elle couvre, contient
et protége toutes les parties du corps avec lesquelles
elle est en contact, mais encore elle est l'organe du
toucher, le siége de l'absorption des corps liquides ou
gazeux apposés à sa surface, et d'une exhalation, *perspiration cutanée*, qui consiste dans l'émission d'une vapeur invisible, laquelle constitue la *sueur*, lorsque, par
diverses circonstances, cette perspiration augmente au
point de s'écouler sous la forme liquide; par conséquent,
la peau est une des voies d'élimination les plus essentielles de l'organisme.

La peau a des relations sympathiques avec tous les
organes de l'économie. Toutefois, ses relations sont,
pour ainsi dire, plus naturelles entre les membranes
muqueuses et le système des voies urinaires, les autres
paraissent s'établir selon les habitudes et les dispositions
individuelles.

VI.

APPAREIL URINAIRE.

Reins. — Capsules surrénales. — Uretères. — Vessie.

55. — Nous devons encore signaler l'*appareil uri-*
naire dont le but, conjointement avec la peau, est d'é-
liminer au dehors les matières impropres à l'organisme,
particulièrement les matières salines. Cet appareil est
composé : 1° des *reins,* organes situés dans la partie
profonde des flancs, et dont le tissu parenchymateux
est formé de deux substances, l'une extérieure, appelée *corticale,* et l'autre intérieure, nommée *tubuleuse.*
Les reins sont munis de nombreux vaisseaux sanguins,
de vaisseaux lymphatiques et de nerfs fournis par le
plexus rénal. 2° Des *capsules surrénales,* organes appli-
qués sur l'extrémité supérieure des reins, et dont les
usages sont encore inconnus. 3° Des *uretères,* longs
conduits membraneux qui s'étendent depuis la partie
du rein appelée *bassinet,* jusqu'au bas-fond de la vessie.
4° De la *vessie,* réservoir situé à la partie antérieure de
l'excavation du bassin, dont le tissu membraneux, composé de trois tuniques, est pourvu de vaisseaux sanguins et lymphatiques et de nerfs qui viennent des
plexus sciatique et hypogastrique.

CHAPITRE QUATRIÈME.

SANG. — LYMPHE.

I.

SANG.

Propriétés physiques du sang. — Liqueur du sang, plasma. — Sérum. — Cruor. — Fibrine. — Globules. — Proportions de la fibrine, de l'albumine et de l'eau contenues dans le sang. — Gaz. — Différences entre le sang artériel et le sang veineux. — Circonstances dans lesquelles la composition du sang varie. — Conditions qui déterminent la pureté ou l'altération du sang. — Composition chimique du sang.

56. — Les appareils sur lesquels nous avons appelé l'attention ont principalement pour but, la transformation des corps extérieurs en un fluide dont tous les éléments sont identiques à la variété des substances de nos tissus, en résumé, la fabrication du sang.

Le *sang* est une des causes primitives de la vie. En lui sont contenus tous les éléments propres à la formation non-seulement de tous les fluides de l'organisation, mais encore de tous les tissus quelle qu'en soit la contexture, depuis l'organe le plus diffluent, le cerveau, jusqu'aux organes les plus denses et les plus solides, les os, les dents. C'est donc le fluide le plus essentiel, le plus indispensable de l'économie, aussi peut-on avec vérité, lui appliquer ces paroles de Moïse : *anima omnis carnis in sanguine est.*

Propriétés physiques du sang.

Le sang est un fluide visqueux, d'une odeur particulière, d'une saveur un peu salée, dont la couleur est vermeille, rutilante, lorsqu'il émane des artères et d'un rouge noir, lorsqu'il est tiré des veines. Sa température est celle du corps, de 37° environ ; sa pesanteur spécifique est un peu plus forte que celle de l'eau. Il existe une faible différence entre la densité du sang veineux et celle du sang artériel ; l'un et l'autre sont toujours à l'état liquide dans l'organisme vivant.

Liqueur du sang, plasma.

57. — Dans cette condition, deux parties constituent le sang, l'une est liquide, transparente, on la désigne sous le nom de *plasma* ou *liqueur du sang ;* l'autre, solide, est formée par les *globules ;* le plasma est donc le liquide qui tient en dissolution toutes les matières du sang et dans lequel nagent les globules.

Sérum. — Cruor.

58. — Lorsque le sang est extrait de ses vaisseaux, il

se sépare par le refroidissement en deux parties, l'une liquide, transparente, légèrement citrine, est le *sérum,* l'autre, solide, d'un rouge-brun, est le *caillot* ou *cruor;* ce phénomène constitue la *coagulation* du sang.

Le *sérum* contient en dissolution de l'albumine en assez grande quantité, quelques matières-grasses et extractives et divers sels, tels que des phosphates, hydrochlorates, lactates, carbonates, et surtout du carbonate de soude, sel qui joue un rôle important en donnant au sang la propriété alcaline qui le caractérise, propriété toutefois que lui donne aussi le phosphate de soude, particulièrement chez les animaux soumis au régime exclusivement animal.

Le *caillot* est surtout formé de *fibrine* coagulée qui emprisonne une multitude de petits corpuscules appelés *globules.*

Fibrine.

59. — La *fibrine* isolée est une matière d'un blanc grisâtre, composée de filaments feutrés, naturellement liquide, mais pouvant se coaguler spontanément. Il est encore incertain si la fibrine est en dissolution ou en suspension dans le sang à l'état de globules. Cette dernière opinion paraît la plus probable. (MM. Becquerel et Rodier, *Chimie pathologique.*) On a pensé que la fibrine est la matière plastique de l'organisme ; mais il sem-

ble résulter des expériences actuelles que cette substance est destinée à subir dans l'économie certaines
transformations chimiques et à être expulsée ensuite.

Globules.

60. — Les *globules* se distinguent en *globules rouges,*
globules blancs ou *leucocytes* et *globulins.*

Les *globules rouges*, beaucoup plus nombreux que les
blancs, ont la forme de disques aplatis, ils se composent
1º de *globuline*, 2º d'*hématosine* ; la globuline entre
dans leur composition pour 87 pour 100, et l'hématosine pour 12 pour 100 ; c'est à cette matière qu'ils doivent leur couleur. Cette substance contient des matières
salines et 7 pour 100 de fer qui en est un élément,
comme l'oxygène, l'azote, le carbone et l'hydrogène.
(M. Robin.) D'après M. Liebig, nulle autre partie vivante
que les globules ne renferme de fer.

La quantité moyenne des globules contenus dans
1,000 parties de sang peut être évaluée, pour les deux
sexes à 135 ; pour l'homme à 140; pour la femme à 125.
Les limites physiologiques peuvent être fixées à 145 et
à 125, c'est-à-dire qu'au-dessus de 145 on noterait
l'augmentation du chiffre des globules, et au-dessous de
125, sa diminution. (MM. Becquerel et Rodier, *loc. cit.*)

Les *globules blancs* sont peu nombreux et ont la plus
grande analogie avec les globules (globulins) qui se

trouvent dans le chyle et dans la lymphe. Cette analogie
donne lieu de penser, selon M. J. Béclard, que les globules blancs ne sont que les globulins du chyle et de la
lymphe, versés dans le torrent circulatoire par le canal
thoracique et qui n'ont pas encore disparu.

Proportions de l'eau, de la fibrine et de l'albumine conte- nues dans le sang.

61. — La proportion d'eau qui entre dans la composition du sang est considérable ; sur 1,000 grammes de
sang, il y a 790 grammes d'eau.

La *fibrine* qui joue un rôle si important dans la formation du caillot, n'est cependant contenue dans le sang
que pour une faible partie. Desséchée, elle est en
moyenne de 2 à 3 grammes sur 1,000 ; l'*albumine* desséchée s'y présente en plus grande quantité, 70 grammes environ.

Gaz dans le sang.

62. — Trois gaz se trouvent dans le sang, l'oxygène,
l'acide carbonique et l'azote ; on y rencontre quelquefois des traces d'hydrogène. L'oxygène existe en plus
grande partie dans le sang artériel, l'acide carbonique
dans le sang veineux ; la quantité de l'azote semble ne
pas différer dans les deux sangs.

Différences entre le sang artériel et le sang veineux.

63. — Le sang offre certaines différences selon qu'il est artériel ou veineux. Le sang artériel est plus chaud que le sang veineux, de 1° à 1° 1/2 selon J. Davy, Krimer, et Scudamor.

Le sang artériel paraît électrisé *positivement*, et le sang veineux *négativement*.

Le sang artériel est rouge-écarlate ; il doit cette couleur à l'oxygène qu'il contient en excès comparativement à la quantité qui se trouve dans le sang veineux, lequel est noir à cause de l'acide carbonique qui entre en plus grande proportion dans sa composition.

Plusieurs auteurs attestent, Davy entre autres, que le sang artériel se coagule avec plus de promptitude que le sang veineux; selon MM. Mayer, Berthold, Denis et Muller, il contient plus de fibrine.

Le sang artériel renferme généralement, selon certains auteurs, une quantité un peu plus considérable de globules que le sang veineux, tandis que d'autres prétendent qu'il en contient moins, qu'il en est ainsi de l'albumine, de la graisse, des sels, et que les globules renferment moins de matière colorante. Quant aux matières extractives, le sang veineux paraît, d'après MM. Simon et Denis, en être pourvu plus abondamment que le sang artériel. MM. Prevost et Dumas, et M. Lecanu ont obtenu des résultats opposés. La quantité d'eau que contiennent les deux sangs est à peu près la même pour l'un et pour l'autre. D'après M. Lehmann, le sang artériel contient toujours plus de sels minéraux que le sang veineux. Au reste, quoique l'on possède quelques analyses comparatives du sang artériel et du sang veineux, dues à MM. Poggiale et Marchal, Denis, Simon, néanmoins on ne sait encore rien de positif quant aux différences qu'ils présentent dans leur composition.

Circonstances dans lesquelles la composition du sang varie.

64. — On a évalué à environ 15 kilogrammes la quantité de sang en circulation que renferme le corps d'un adulte, mais cette appréciation n'a pas été établie sur des bases assez rigoureuses pour qu'on puisse l'admettre sans réserve.

La composition du sang varie chez les individus, selon le sexe, l'âge, le tempérament et le mode d'alimentation. Jusqu'alors, c'est surtout sur la proportion d'eau et de globules que le sang contient que des différences ont été établies. Ainsi, d'après MM. Denis et Lecanu, la proportion d'eau est plus faible et la proportion de globules, plus forte :

Chez l'homme que chez la femme ;

Chez les adultes que chez les enfants et les vieillards ;

Chez les individus sanguins que chez les individus lymphatiques du même sexe ;

Chez ceux qui ont une bonne alimentation que chez les individus qui sont peu ou mal nourris.

Il en est encore ainsi chez la femme, dans la dernière période de la gestation.

Conditions qui déterminent la pureté ou l'altération du sang.

65. — L'élimination de certains matériaux du sang contribue beaucoup à maintenir intacte la composition de ce liquide. Ici se range l'éjection de celles d'entre les substances introduites dans l'économie qui sont superflues ou incapables de servir, comme l'eau (par l'exhalation pulmonaire, la transpiration cutanée et l'urine) les matières minérales mêlées aux aliments (la plupart du temps par l'urine), et celles qui contiennent un excès de carbone, d'azote, d'oxygène ou d'hydrogène ; ces derniers s'échappent par les poumons (acide carbonique) ou par le foie (combinaisons carbonées et hydrogénées) ou par l'urine (combinaisons azotées). La composition du sang peut aussi être altérée par des produits de décomposition qui, se développant dans l'organisme, passent dans le sang et rendent nécessaire un travail d'élimination, ce qui paraît être le cas de certains principes constituants de l'urine. (M. J. Muller.)

Composition chimique du sang.

66. — Or, le sang subit dans sa composition, selon l'état morbide, des modifications plus ou moins profondes et dont la constatation est de nature à éclairer l'étiologie et le traitement des maladies; aussi, pour être mis à portée d'apprécier ces modifications, est-il de la plus haute importance de connaître la composition normale de ce liquide. Voici quelques-unes des analyses qui peuvent être utilisées dans ce but :

La composition du sang veineux normal a été ainsi établie sur 1,000 parties.

Sérum 869,1547

Eau.	790,3707
Albumine.	67,8040
Matières grasses, extractives et sels.	10,9800

Globules 130,8453.

Fibrine.	2,9480
Hématosine.	2,2700
Albumine.	125,6273

Voici d'après la table de H. Nase, la composition du sang en général :

Eau.	798,402
Globules.	116,529
Albumine.	74,194
Fibrine.	2,233
Graisse,	1,970

Phosphate alcalin.	0,823
Sulfate sodique.	0,200
Carbonate alcalin.	0,956
Chlorure sodique.	4,690
Oxyde de fer.	0,834
Chaux.	0,183
Acide phosphorique.	0,201
Acide sulfurique.	0,052
Magnésie.	0,015
Silice.	0,043

Composition du sang d'après MM. Becquerel et Rodier :

Analyse de 1,000 grammes de sang.

Densité du sang.	1060,00
Eau.	781,60
Globules.	135,00
Albumine.	70,00
Fibrine.	2,50
Matières grasses, matières extractives et sels libres.	10,00
Phosphates.	0,35
Fer.	0,55

Analyse de 1,000 grammes de sérum.

Densité du sérum.	1028,00
Eau.	908,00
Albumine.	80,00
Matières grasses, matières extractives et sels libres.	12,00

Analyse de 10 grammes de matières grasses, matières extractives et sels libres :

Matières grasses.

Séroline.	0,025	
Cholestérine.	0,125	1,550
Savon.	1,400	

Sels libres.

Chlorure de sodium. . . . . 3,5⎱
Sels solubles de soude. . . . . 2,5⎰ 6,00
Matières extractives indéterminées. . . . 2,450

Ajoutons que J. M. Nicklès a dernièrement constaté la présence du fluor dans le sang.

II.

LYMPHE.

Propriétés physiques de la lymphe. — Globulins. — Caillot et sérum de la lymphe. — Rapports de la lymphe avec le sang. — Composition chimique de la lymphe.

67. — Quoique le sang soit le liquide initial de l'économie, néanmoins il est un autre fluide qui, par l'élaboration qu'il subit dans un système spécial d'organes, à cause de sa nature *sui generis,* de ses propriétés générales et de ses usages, mérite de fixer l'attention, nous voulons dire la *lymphe.*

La *lymphe* est le liquide qui circule dans les vaisseaux lymphatiques généraux ; elle existe aussi, isolée, dans les vaisseaux chylifères, mais seulement lorsque l'animal est complétement à jeun, autrement la lymphe est mêlée avec le chyle.

Propriétés physiques de la lymphe.

La lymphe est très-fluide, claire, transparente, d'un

blanc jaunâtre ou rosé, légèrement alcaline et d'une saveur salée. Elle contient des globules, mais en quantité
infiniment moindre que le sang. Ces globules, globules
blancs ou globulins, sont sphériques, lisses ; ils diffèrent
de ceux du sang par cette forme, par leur moindre volume et leur couleur. Bien évidemment les globules de
la lymphe naissent au sein du système lymphatique, car
les vaisseaux lymphatiques n'ont aucune communication
avec les extrémités capillaires des vaisseaux sanguins,
et la lymphe qu'ils contiennent est extraite du sang filtré, pour ainsi dire, dans la trame des tissus. La fibrine
de la lymphe se forme aussi dans le système lymphatique.

Coagulation de la lymphe.

68. —La lymphe, extraite de ses vaisseaux, se coagule
spontanément, et, comme le sang, se sépare en deux
parties : le *caillot* et le *sérum*. Le caillot contient de la
fibrine et des globules que cette matière emprisonne
dans ses mailles. Le caillot rougit au contact de l'air
atmosphérique; l'oxygène le fait passer au rouge-écarlate et l'acide carbonique au rouge-pourpre. Le sérum
de la lymphe a pour base l'eau contenant une faible
quantité d'albumine, de graisse et de sels divers.

Rapports de la lymphe avec le sang.

69. — Comparée au sang, la lymphe contient sensiblement la même proportion de fibrine, mais elle est beaucoup moins riche en globules, et une quantité considérable d'eau entre dans sa composition. Sur 1,000 grammes de liquide, on n'obtient guère par la dessication
qu'un résidu de 1,3 et 4 grammes de parties solides
constituées par la fibrine et les globules.

La lymphe est le produit du travail commun des vaisseaux et des glandes lymphatiques, lesquels forment cette
humeur de toutes pièces des matériaux saisis dans les
profondeurs de l'économie et de la réunion de tous les
sucs nécessités par l'organisation complexe de l'homme.

Composition chimique de la lymphe.

70. — La difficulté de se procurer une quantité assez
notable de lymphe pure n'a pas permis jusqu'à présent de
faire de nombreuses analyses ; voici celles que l'on possède et qui sont dues à Gmelin, Marchand et Colberg et
à M. Lhéritier.

Analyse faite par Gmelin.

Eau.	961,0
Parties solides.	39,0
Fibrine.	2,5
Albumine.	27,5

Chlorure de sodium. . . . . ⎫
Phosphate de potasse et de soude . . . . . ⎬ 2,1
Matière extractive et lactate de soude. . . . 6,9

Analyse de Marchand et Colberg sur de la lymphe extraite d'une plaie faite au cou-de-pied d'un homme :

Eau. 969,26
Parties solides 30,74
Fibrine. 5,20
Albumine. 4,34
Matière extractive 3,12
Graisse fluide transparente. 2,64
Chlorure de sodium et de potassium. . . . . ⎫
Sulfates et carbonates alcalins . . . . . . ⎬ 15,44
Sulfate et phosphate de chaux. . . . . . ⎪
Peroxyde de fer. . . . . ⎭

Analyse faite par M. Lhéritier sur de la lymphe extraite du canal thoracique d'un homme mort d'un ramollissement du cerveau, et qui n'avait pris qu'un peu d'eau trente heures avant de mourir :

Eau. 924,36
Parties solides. 75,64
Fibrine. 3,20
Graisse. 5,10
Albumine. 60,12
Sels. 8,25

Au reste, comme le font observer MM. Becquerel et Rodier (*loc. cit.*), les analyses de la lymphe faites jusqu'alors ne sont que des indications sur la composition probable de ce liquide. Aussi, comme ces auteurs, reconnaîtrons-nous que l'histoire physiologique et pathologique de la lymphe est toute entière à faire.

CHAPITRE CINQUIÈME.

CIRCULATION. — ORGANES DE LA CIRCULATION.

Cœur. — Oreillettes. — Ventricules. — Artères et veines. —
Aorte. — Veine-cave supérieure et veine-cave inférieure. —
Composition anatomique des artères. — Anastomoses. — Composition anatomique des veines. — Propriétés des organes de
la circulation. — Pouls. — Contractilité des artères. — Mécanisme de la circulation. — Vaisseaux capillaires. — Système
capillaire. — Distinction des capillaires. — Propriétés des
capillaires. — Circulation dans les capillaires. — Usages
des capillaires. — Vaisseaux lymphatiques. — Chylifères. —
Glandes. — Canal thoracique. — Circulation dans les vaisseaux
lymphatiques. — Système lymphatique. — Ses usages.

Le sang, pour servir à la nutrition de l'homme,
est charrié dans toutes les parties du corps, au moyen
d'un système d'organes constitué par le *cœur*, les *artères* et les *veines*. La fonction qui résulte de l'action simultanée de ces organes a reçu le nom de *circulation*.

Pour faire comprendre plus facilement le mécanisme
de cette fonction, nous allons étudier, très-succintement
toutefois, les principaux organes qui concourent à son
accomplissement.

Cœur.

71. — Le *cœur*, organe principal de la circulation, est

un *muscle creux*, contenu dans un sac membraneux, nommé *péricarde*. Il est situé dans la poitrine, entre les deux poumons. A l'intérieur, il offre quatre cavités, deux supérieures peu étendues appelées *oreillettes*, deux inférieures plus grandes que l'on nomme *ventricules*. Relativement au côté que ces cavités occupent dans le cœur, on les distingue en oreillette *droite* ou *gauche*, en ventricule *droit* ou *gauche*. L'oreillette et le ventricule du même côté communiquent entre eux, mais il n'y a pas de communication d'une oreillette à l'autre ni d'un ventricule à l'autre, si ce n'est dans la vie fœtale où les oreillettes communiquent entre elles.

L'*oreillette droite* reçoit, outre l'ouverture des deux veines dites cardiaques, l'extrémité de deux grosses veines dont l'une est appelée *veine-cave supérieure* et l'autre *veine-cave inférieure*. Cette oreillette communique avec le ventricule droit au moyen d'une soupape ou valvule désignée sous le nom de *valvule tricuspide*.

L'*oreillette gauche* reçoit l'extrémité des *quatre veines pulmonaires* que nous avons déjà signalées (42), et s'ouvrent dans le ventricule gauche par la valvule nommée *mitrale*.

Le *ventricule droit* donne naissance à l'*artère pulmonaire* (42), le *ventricule gauche* à l'artère *aorte*. Ces deux artères sont munies de valvules dites *valvules sigmoïdes* ou *semi-lunaires*.

L'*artère pulmonaire* se partage en deux branches

dont chacune pénètre dans un poumon, s'y ramifie et s'y divise à l'infini. Des extrémités de ses divisions naissent les radicelles des *veines pulmonaires* qui se rassemblent, se réunissent en augmentant successivement de volume et finissent par former quatre troncs principaux qui vont s'ouvrir dans l'oreillette gauche.

Le cœur reçoit des artères qui lui viennent de l'aorte, ses veines se jettent dans l'oreillette droite, et ses nerfs proviennent du plexus cardiaque.

Artères et veines.

72. — L'artère aorte, comme nous venons de le faire remarquer, naît du ventricule gauche du cœur ; elle orme dès son origine une courbure appelée *crosse de l'aorte* ; de la fin de cette courbure jusqu'à ses deux divisions principales, l'aorte prend le nom d'*aorte descendante*. C'est de la crosse de l'aorte et de l'aorte descendante que naissent les branches, les rameaux, les ramuscules, enfin les dernières divisions artérielles qui, sous le nom de *capillaires,* vont se perdre dans la substance de tous nos tissus ; c'est aussi des extrémités de ces capillaires que naissent les *capillaires veineux* qui se rassemblent d'abord en radicelles très-déliées, puis en racines dont le volume augmente à mesure que ces vaisseaux se rapprochent du cœur et finissent par former deux troncs principaux dont l'un provenant de la

réunion des vaisseaux veineux des parties supérieures de notre corps, est la *veine-cave supérieure*, et l'autre résultant de la réunion des vaisseaux veineux des parties inférieures est la *veine-cave inférieure*. Ces deux veines, comme nous l'avons vu, se terminent dans l'oreillette droite du cœur. .

Artères.

73. — Les artères sont des canaux cylindriques, fermes, élastiques, contractiles, peu dilatables, faciles à déchirer. Elles sont composées de trois membranes ou tuniques surperposées ; 1° la tunique externe, seule vasculaire, fibro-celluleuse, formée de filaments comme feutrés, est dense, très-serrée ; elle est très-extensible et se confond avec le tissu cellulaire voisin ; 2° la tunique moyenne ou tunique propre des artères, est une membrane dont les fibres sont dures, fragiles, élastiques et peu extensibles. C'est dans cette tunique que se forment les dépôts qui constituent l'ossification des artères ; 3° la tunique interne, membrane transparente, lisse, comme séreuse, est, ainsi que la précédente, dépourvue de vaisseaux.

Les artères communiquent souvent entre elles par des branches, des rameaux diversement abouchés et qui les réunissent de telle sorte que le sang peut facilement passer des unes dans les autres. On appelle *anasto-moses* ces moyens de communication.

Les artères sont elles-mêmes parcourues par des vais-seaux qui, ainsi que ceux des veines, portent le nom de *vasa vasorum,* mais seulement dans une de leurs tuni-ques, la tunique externe qui est pourvue de petites ar-térioles, de vénules et de nerfs. Très-probablement, comme le pense M. Cruveilhier, les artères possèdent des vaisseaux lymphatiques.

Veines.

74. — Les veines sont aussi des canaux cylindriques, très-dilatables et élastiques ; elles sont contractiles, mais à un bien moindre degré que les artères. Leurs parois beaucoup moins épaisses que celles des artères offrent généralement deux tuniques, l'une *externe* est semblable à celle des artères, mais plus mince de moi-tié, elle est très-vasculaire ; l'autre, *interne* est lisse, polie, formée de fibres lamineuses, lâchement unies. C'est de cette membrane que proviennent les renfle-ments ou *valvules* intérieures que présentent les veines de distance en distance dans leur parcours. Ces valvu-les sont plus nombreuses dans les veines des membres inférieurs que dans celles de la tête et des membres supérieurs. Certaines veines n'en sont pas pourvues, telles que les veines cérébrales et le système de la veine-

porte. Les valvules ont pour but d'empêcher le sang veineux de refluer dans le système capillaire et de faciliter la circulation.

Les veines sont plus nombreuses que les artères et comme celles-ci, elles communiquent entre elles au moyen d'anastomoses.

Les parois des veines contiennent des artérioles, des vénules et des vaisseaux lymphatiques. Leurs filets nerveux sont moins nombreux que ceux des artères.

L'ensemble des vaisseaux artériels constitue le *système vasculaire à sang rouge,* celui des vaisseaux veineux, le *système vasculaire à sang noir.*

Propriétés des organes de la circulation.

75. — Avant de nous occuper du mécanisme de la circulation, nous devons faire connaître les principales propriétés des organes que nous venons de passer en revue.

Le cœur, par sa contexture particulière, est doué des propriétés affectées aux muscles : il se *contracte* et se *relâche* alternativement ; ces deux mouvements constituent les *battements* du cœur ; le premier a reçu le nom de *systole,* et le second, celui de *diastole.*

Le nombre des battements du cœur varie suivant l'âge ; on en compte 100 par minute chez l'embryon, 140 à 180 après la naissance, 115 à 130 durant la première année, 100 à 115 pendant la deuxième, 90 à 100 durant la troisième, 85 à 90 pendant la septième, 80 à 85 à 14 ans, 70 à 75 chez l'adulte. Des observations faites dans des hospices de vieillards ont montré qu'à cet âge, les battements du cœur, loin de se ralentir, prenaient de la fréquence. Le nombre des battements du cœur est plus grand chez les sujets sanguins que chez les individus phlegmatiques, après les repas et surtout après les exercices corporels, enfin, chez les femmes que chez les hommes; il croît avec l'élévation des lieux : Parrot l'a trouvé de 70 au niveau de la mer, 75 à mille mètres au-dessus, 82 à 1,500, 90 à 2,000, 95 à 2,500, 100 à 3,000, 110 à 4,000. (*Dict. de Nysten.*)

Pouls.

76. — Tout ce qui vient d'être dit à l'égard des battements du cœur se rapporte aussi au mouvement de contraction et de dilatation que manifestent les artères sous l'influence de l'ondée de sang chassée par le cœur ; on désigne ce mouvement sous le nom de *pouls*.

Contractilité des artères.

77. — Les artères sont douées aussi de la propriété de se contracter, mais comme nous l'avons vu, elles sont élastiques et fort peu extensibles, de sorte qu'une diffé-

rence notable distingue la contraction des artères de celle du cœur : la contraction du cœur est musculaire, tandis que celle des artères est élastique. Les artères exercent une *pression contractile constante* sur le liquide qu'elles contiennent, de manière à se trouver toujours pleines alors même qu'une quantité considérable de sang a été perdue. Cette pression s'exerce par un effort contractile continu tant dans le sens longitudinal que dans le sens transversal du vaisseau, effort qui est surmonté par le cœur. Elles contribuent donc, pour leur part, à l'acte de la circulation.

78. — Les veines, dans le mouvement circulatoire, sont presque passives ; aussi de cylindriques et d'assez résistantes qu'elles sont, dans l'état de plénitude, deviennent-elles aplaties et flasques lorsqu'elles contiennent moins de sang.

Mécanisme de la circulation,

79. — Dans l'exposition la plus simple, la *circulation* est cette fonction par laquelle le sang, après avoir subi, dans les poumons, l'influence de l'air atmosphérique, est amené par les *veines pulmonaires,* à l'état de *sang rouge* dans l'*oreillette gauche du cœur,* d'où il passe dans le *ventricule* du même côté ; par les contractions de ce ventricule, il est poussé dans l'*artère aorte* et ses divisions qui le conduisent dans la profondeur de nos

tissus. Le résidu non utilisé dans ces tissus est repris à l'état de *sang noir* par les veines et amené dans les *veines-caves supérieure* et *inférieure* qui le versent dans l'*oreillette droite du cœur;* celle-ci le fait passer dans le *ventricule correspondant,* d'où il est poussé dans l'*artère pulmonaire* et conduit de nouveau dans les poumons pour y être soumis au contact vivifiant de l'air atmosphérique.

Le fluide nutritif décrit donc un véritable cercle dont le point de départ est aux poumons. Cependant, des poumons au cœur, le sang offre aussi un cercle circulatoire, mais beaucoup plus restreint; on a nommé ce parcours du sang *petite circulation,* par opposition au grand circuit que le sang suit dans sa course par tout le corps, auquel on a donné le nom de *grande circulation.* On appelle *circulation capillaire,* le mode de transmission du sang dans nos tissus par les vaisseaux capillaires.

C'est pendant le mouvement circulatoire que s'opèrent les deux phénomènes que nous avons déjà signalés, l'acte de composition et celui de décomposition.

Vaisseaux capillaires.

80. — L'apport et la reprise du sang dans la profondeur de nos tissus ont lieu par des vaisseaux d'une ténuité infinie que l'on nomme *vaisseaux capillaires,* du latin *capillus,* cheveu. Ces vaisseaux ne sont que les derniè-

res extrémités des artères et le commencement des veines, par conséquent, ils participent des propriétés de
ces deux ordres de vaisseaux.

La multiplicité et les entrelacements des vaisseaux
capillaires dans nos tissus sont tels qu'on ne saurait
concevoir, comme le dit Bichat, quelques molécules organiques réunies sans des capillaires. Aussi, à la peau,
la piqûre d'une aiguille la plus déliée même donne-t-
elle lieu à l'écoulement du sang, résultant de l'ouverture d'un ou de plusieurs de ces vaisseaux. Cependant,
certains tissus n'ont point de capillaires ni, en général, de vaisseaux sanguins; mais cette exception se
borne au tissu corné et dentaire et au tissu du cristallin.

Système capillaire.

81. — Les vaisseaux capillaires comme le tissu cellulaire forment un réseau qui s'étend dans tout l'organisme et qui résulte de leurs ramifications entrelacées,
et de leur réunion par des anastomoses très-multipliées.
C'est ce réseau considéré dans son ensemble, qui constitue le *système capillaire*.

Distinction des capillaires.

82. — Les vaisseaux capillaires sont rouges ou blancs
selon qu'ils admettent les *globules rouges du sang*

comme les capillaires des *muscles,* de la *rate,* de certaines parties de la surface muqueuse, telles que la *pituitaire,* ou qu'ils ne se laissent pénétrer que par les *globules blancs* ou par le *sérum du sang,* tels que les capillaires du *tissu cellulaire,* des *membranes séreuses,* des *parois vasculaires,* des *nerfs,* des *cartilages,* des *tendons,* des *ligaments,* des *os.* Le diamètre du calibre des plus petits vaisseaux capillaires est en général équivalent au volume des globules. Cependant, il peut être inférieur à cause de l'élasticité des globules, et lorsque, comme nous venons de le dire, les vaisseaux capillaires ne se laissent pénétrer que par les principes les plus fluides du sang. Il en est ainsi dans plusieurs parties transparentes de l'œil. Après cet organe, les capillaires les plus déliés se trouvent dans le système nerveux, les poumons, la peau et les muscles.

La quantité de capillaires varie suivant la nature des tissus.

83. — La quantité de capillaires qui parcourent nos tissus est variable selon la nature et les fonctions des organes. Ils sont très-nombreux dans les poumons, dans la choroïde, moins déjà dans l'iris et le corps ciliaire, ensuite dans le foie, les reins, les membranes muqueuses et séreuses, et enfin dans le cerveau. Les cartilages, les ligaments, les tendons et les os qui reçoivent

le moins de sang ont aussi moins de capillaires. Certains tissus n'en ont point, comme nous venons de le signaler plus haut. En résumé, les vaisseaux capillaires sont d'autant plus nombreux dans une partie de notre corps qu'il existe plus de fonctions à y entretenir.

Propriétés des capillaires.

84. — Comme les artères, les vaisseaux capillaires sont *élastiques*, ils sont doués aussi de *contractilité*, mais à un degré beaucoup plus élevé. Ces propriétés contribuent au mouvement du sang dans leur intérieur.

Par des expériences faites sur la membrane natatoire des grenouilles, on a pu mettre en évidence la contractilité des vaisseaux capillaires. C'est ainsi qu'au moyen de l'*eau froide*, de la *glace*, on a vu le calibre des vaisseaux capillaires diminuer de moitié ou même des trois quarts ; le *sel marin*, des *irritations mécaniques*, des *solutions acides* et *alcalines* très-étendues ont produit un résultat semblable. La contractilité des vaisseaux capillaires est paralysée au contraire par l'*eau chaude*, l'*alcool*, car se laissant distendre par le sang, leur diamètre augmente peu à peu.

C'est en vertu de la contractilité dans les capillaires que les joues se colorent subitement d'une vive rougeur dans les émotions de la honte ou de la colère, et que la

muqueuse de l'estomac rougit au moment de la sécrétion du suc gastrique. (M. J. Béclard.)

« Le *resserrement contractile des capillaires* peut être
porté au point de déterminer des *arrêts de circulation*,
c'est ce qui arrive dans les parties congestionnées. Dans
l'inflammation, le sang qui n'a plus ses qualités normales accole ses globules les uns contre les autres et
obstrue en outre les capillaires. Le sang arrive toujours,
mais ses voies de retour sont fermées. Au resserrement
contractile des vaisseaux de la partie enflammée succède un *état de dilatation* amené par la poussée de
l'ondée sanguine contre les parois obstruées; surviennent
alors l'*engorgement* et la *tuméfaction* de la partie. Les
grumeaux sanguins qui remplissent les capillaires deviennent plus tard le point de départ d'altérations
diverses auxquelles viennent se joindre les produits
d'exsudation qui s'échappent à travers les parois des
capillaires voisins, restés perméables à la circulation. »
(M. J. Béclard.)

Circulation dans les capillaires.

85. — Le mouvement circulatoire dans les capillaires
est beaucoup plus lent que dans les autres vaisseaux.
En effet, le cours du sang est modifié par les résistances
que lui offrent ces vaisseaux en raison de la ténuité de
leur calibre, de leurs subdivisions infinies, de leurs

courbures et de leurs entrelacements. Aussi, pour obvier
à ces résistances, et suppléer même à la suspension momentanée du cours du sang dans certains capillaires,
les anastomoses sont-elles multipliées.

Les observations microscopiques ont démontré que le
fluide sanguin coule avec plus de vélocité dans le centre
même des vaisseaux capillaires que le long des parois.
C'est pourquoi l'on voit les globules du sang se ralentir
dans leur marche ou s'arrêter même s'ils s'approchent
trop près de ces parois.

Dans les vaisseaux capillaires très-déliés, la circulation
est beaucoup plus lente que dans les autres.

Le cours du sang dans les capillaires est relativement
plus ou moins accéléré, plus ou moins ralenti selon la
nature et les fonctions des organes. On comprend que
ces variations résident dans la différence que présente
le calibre de ces vaisseaux, de même que dans celle qui
résulte de la texture des tissus qu'ils parcourent et de
l'activité des fonctions organiques. Aussi ces variations
se présentent-elles même dans l'état de santé, le repos
ou l'activité d'un organe étant suffisants pour modifier
la circulation capillaire.

De même que la circulation générale artérielle et veineuse ne s'interrompt jamais, de même la circulation
capillaire est continuellement active. Sans entrer dans
aucune discussion à l'égard des opinions émises sur la
circulation capillaire, nous établissons en principe que

le mouvement du sang dans ces vaisseaux est dû à l'action simultanée du cœur et des artères et à une action spéciale des capillaires eux-mêmes résultant de leurs propriétés vitales et des stimulants généraux qui influencent celles-ci, tels que l'oxygénation du sang, le travail intime de la nutrition. Quoi qu'il en soit, de même que la circulation générale active ou ralentit le mouvement circulatoire dans les capillaires, de même celui-ci modifie la circulation générale. C'est ainsi, en effet, que les maladies du cœur, de l'aorte, etc., déterminent des modifications dans la circulation capillaire, et que l'inflammation d'un organe important, en interrompant le cours du sang, dans les capillaires de cet organe, rend parfois si active la circulation générale.

Usages des capillaires.

86. — Les vaisseaux capillaires ont une haute importance dans le mécanisme général de l'organisation. C'est par leur intermédiaire que le sang subit dans les poumons l'action vivifiante de l'air atmosphérique et que les éléments nutritifs qu'il contient sont portés dans la profondeur de nos tissus. En dernière analyse, c'est par eux que s'accomplissent les deux actes fondamentaux de la nutrition, l'assimilation et la désassimilation ; en d'autres termes, le mouvement de composition et

celui de décomposition. Aussi les capillaires sont à la fois les instruments de la nutrition organique et ceux de l'action morbide.

Vaisseaux lymphatiques, chylifères, glandes.

87. — Il est un autre ordre de vaisseaux que les capillaires sanguins, dont la ténuité est extrême aussi, et qui, même, en général, sont plus déliés. Ces vaisseaux dans l'intérieur desquels coule la lymphe (67) ont reçu le nom de *vaisseaux lymphatiques*. Ils sont transparents, cylindriques, et leurs parois comme celles des autres vaisseaux, sont formées de plusieurs membranes. Les vaisseaux lymphatiques présentent de place en place, dans toute leur longueur, des renflements ou valvules, dont ils sont, comme les veines, pourvus dans leur intérieur. Ils sont doués de *contractilité*, mais à un moindre degré que les veines et surtout que les artères. Ces vaisseaux existent dans toutes les parties du corps, cependant l'anatomie n'est pas parvenue à démontrer leur existence dans le cerveau. Ils prennent naissance à la surface et dans la profondeur de tous nos organes, où, en se repliant plusieurs fois sur eux-mêmes, ils forment un réseau à mailles très-serrées.

On nomme *vaisseaux chylifères* ou *veines lactées* les vaisseaux lymphatiques qui naissent dans l'intestin et se terminent dans le canal thoracique.

88. — Les *vaisseaux lymphatiques* offrent des anastomoses multipliées qui se réunissent en branches, lesquelles avant de se rendre dans leurs troncs principaux,
traversent un nombre plus ou moins considérable de
corps particuliers appelés *glandes* ou *ganglions lymphatiques,* dans lesquels elles se divisent et se subdivi-
sent à l'infini. Leurs troncs principaux sont d'une part :
le *canal thoracique* qui reçoit près de l'ouverture aorti-
que du diaphragme, là où ce canal présente une dilatation appelée *réservoir de Pecquet,* les vaisseaux lymphatiques de l'abdomen ; il reçoit, en outre, ceux des
membres inférieurs, du membre supérieur du côté gauche, ceux de la poitrine, de la tête et du cou du côté
correspondant, et va s'ouvrir dans la *veine sous-clavière
gauche ;* d'autre part, le *grand vaisseau lymphatique
droit* ou *grande veine lymphatique droite* qui reçoit les
lymphatiques du bras droit, ceux du côté droit de la tête,
du cou et de la poitrine, et s'ouvre dans la *veine sous-
clavière droite.*

89. — Les *glandes* ou *ganglions lymphatiques* sont des
renflements situés en plus ou moins grand nombre sur
le trajet des vaisseaux lymphatiques et surtout au pli
des grandes articulations, les aisselles, les aînes, dans le
voisinage des organes parenchymateux, les poumons,
les mamelles, dans le mésentère et particulièrement
aussi, au cou. Ce sont des corps ovoïdes, dont le volume varie depuis celui d'un grain de millet jusqu'à ce-

lui d'une amande environ; leur consistance est charnue et friable et leur couleur généralement d'un gris foncé est quelquefois différente selon l'organe qu'elles avoisinent.

Les glandes ou ganglions lymphatiques ont leurs vaisseaux propres, leurs artères et leurs veines; des filets nerveux aussi les traversent.

Ces corps paraissent avoir pour fonction l'élaboration des fluides qui les parcourent, lymphe, chyle, etc., lesquels sont emportés par les vaisseaux lymphatiques et peut-être en partie par les veines qui naissent dans la substance de ces glandes.

Circulation dans les vaisseaux lymphatiques.

90. — Dépourvue d'un organe central d'impulsion, la circulation dans les vaisseaux lymphatiques s'effectue en vertu de la contractilité de ces vaisseaux, de leur capillarité, des divers mouvements du système musculaire de l'appareil respiratoire, et enfin de la cause de mouvement que l'on désigne sous l'expression de *vis à tergo*.

La lenteur, par conséquent, doit être considérée comme le caractère propre du mouvement circulatoire dans les vaisseaux lymphatiques.

91. — L'ensemble des organes que nous venons de décrire et des fonctions qui leur sont dévolues constitue le *système lymphatique*. Ce système est plus développé

dans l'enfance et chez la femme, et lorsque sa prédominance est extrême, chez la femme comme chez
l'homme, il constitue le *tempérament lymphatique*.

Le système lymphatique a, dans l'économie, des relations très-étendues et très-diverses et, par conséquent, son influence sur les phénomènes de la nutrition
est des plus importantes. L'absorption et les sécrétions
sont, en grande partie, placées sous sa dépendance.

CHAPITRE SIXIÈME.

SYSTÈME NERVEUX. — FLUIDE NERVEUX. — INNERVATION.

I.

SENSIBILITÉ ET CONTRACTILITÉ. — APPAREILS ORGANIQUES NERVEUX.

Cerveau. — Cervelet. — Protubérance annulaire. — Moëlle allongée. — Moëlle épinière. — Ganglions. — Nerfs cérébraux. — Nerfs spinaux. — Grand sympathique. — Nerf pneumo-gastrique. — Composition du tissu nerveux.

Sensibilité et contractilité.

92. — Nous savons que les phénomènes de la nutrition ne peuvent s'accomplir sans le concours des agents primordiaux sous l'influence desquels sont placés tous les corps de la nature, l'oxygène, le calorique, la lumière et l'électricité (17). Mais si ces agents sont les moteurs les plus puissants des fonctions nutritives, leur influence, toutefois, est subordonnée à un principe aussi inconnu dans son essence qu'il est impénétrable dans son mode d'action, le *principe vital* ou *la vie*, d'où découle une propriété essentielle de la substance animale, la *sensibilité*.

La *sensibilité* est donc une propriété d'ordre vital et qui donne à la substance animale la faculté de ressentir l'action des agents extérieurs. La substance animale manifeste l'impression qu'elle a reçue par une autre propriété du même ordre, la *contractilité,* qui est caractérisée par deux mouvements, l'un de raccourcissement et l'autre d'extension qui se produisent alternativement et en sens opposé.

Appareils organiques nerveux.

93. — Mais avant de rechercher la part que prennent ces propriétés dans les phénomènes de la nutrition, nous devons appeler l'attention sur l'appareil par l'intermédiaire duquel elles se manifestent dans l'organisme.

L'appareil organique spécial auquel tous les tissus de l'économie doivent les propriétés que nous venons de signaler a reçu le nom de *système nerveux.*

Le système nerveux se compose :

1º D'une masse centrale formée par le *cerveau,* siége des facultés intellectuelles, des sensations et des mouvements volontaires ; par le *cervelet,* organe dont les usages ne sont pas encore bien déterminés, par la *protubérance annulaire* et par la *moëlle allongée ;*

2º De la *moëlle épinière ;*

3º Des *nerfs,* cordons blancs qui se distribuent dans

les diverses parties de l'organisme et servent de conducteurs aux sensations et aux mouvements. Sur le trajet des nerfs se rencontrent souvent des renflements particuliers appelés *ganglions nerveux*. Les nerfs qui naissent de la masse cérébrale ont reçu le nom de nerfs cérébraux et ceux qui naissent de la moëlle épinière, celui de nerfs spinaux.

Il y a trois sortes de nerfs, les nerfs qui servent de conducteurs au sentiment (nerfs de la sensibilité) ceux qui sont affectés aux mouvements (nerfs moteurs), enfin les nerfs qui réunissent les propriétés des précédents (nerfs mixtes).

4° Du *nerf grand sympathique*, appareil nerveux lié aux précédents par un système spécial de ganglions et qui paraît avoir pour point central les ganglions dits *semi-lunaires*. Le nerf grand sympathique préside aux fonctions de la vie organique ou végétative;

5° Du *nerf pneumo gastrique*, appareil nerveux intermédiaire aux précédents et qui, né du cerveau, se distribue dans les organes de la respiration, de la digestion et de la circulation.

Tous ces organes sont parcourus par de nombreux vaisseaux artériels et veineux.

L'action combinée du système nerveux général constitue l'*innervation*, laquelle plane sur tous les phénomènes organiques.

Composition du tissu nerveux.

94. — Le tissu nerveux est formé de deux substances, l'une *blanche* et l'autre *grise*, dont les principaux éléments sont : l'albumine et la graisse.

Le canal dans lequel est située la moëlle épinière est lubréfié par un fluide auquel on a donné le nom de *liquide céphalo-rachidien* ou *cérébro-spinal;* un des principaux éléments de ce liquide, comme l'a constaté M. Cl. Bernard, est la glycose.

Les nerfs sont constitués par des éléments microscopiques auxquels on a donné le nom de *tubes nerveux primitifs;* ces tubes contiennent une substance grasse demi-liquide appelée *moëlle nerveuse*, au centre de laquelle existe un filament solide et grêle que l'on désigne sous le nom d'*axe central* (cylinder axis) des tubes nerveux. La composition de l'axe central réside dans une substance albuminoïde qui offre les réactions de la fibrine. (M. J. Liebig.) La moëlle, par le refroidissement de l'animal, prend, d'après Gurkinje, l'aspect d'un caillot.

Le filament central, par conséquent, et probablement le tube du cylindre nerveux entre lesquels se trouve la moëlle nerveuse ou la graisse, seraient donc formés de substance albuminoïde. La graisse entoure de tous côtés le filament central qui est évidemment la partie la plus importante, et par rapport auquel elle joue le rôle de corps isolant : on sait que les graisses sont au nombre des isolateurs de l'électricité.

II.

FLUIDE NERVEUX. — INNERVATION.

Fluide nerveux. — Agent analogue au fluide électrique. — Inner-
vation. — Action afférente et action efférente. — Action réflexe.
— Sympathies. — Action physiologique des agents extérieurs. —
Excitation ou incitation. — Action et réaction physiologiques. —
Phénomènes que détermine l'excitation sur les capillaires.

Le fluide nerveux offre de l'analogie avec le fluide électrique.

95. — Quoiqu'il n'ait pas encore été possible de démontrer d'une manière péremptoire la présence d'un fluide
dans le système nerveux, tout donne lieu de croire à
son existence. Aussi est-il généralement admis que les
phénomènes qui appartiennent à ce système résultent
de la présence d'un fluide dont le mode de mouvement
est constitué par deux courants, l'un qui se porte de la
périphérie vers le centre, l'autre du centre à la périphérie.

Non-seulement nous admettons l'existence d'un fluide
résidant dans le système nerveux, mais encore d'après
des analogies et des inductions fort probantes, nous en

attribuons l'origine aux influences qu'exercent les corps
extérieurs sur l'organisme, ainsi qu'aux actions intimes
auxquelles la présence de ces corps donne lieu à la surface comme dans la profondeur de nos tissus. Telles
sont, par exemple, les influences déterminées par l'oxygène en contact avec le sang dans les poumons, par les
aliments et leurs métamorphoses dans l'appareil digestif,
par l'air atmosphérique, le calorique et la lumière sur
la peau, et enfin par l'acte général de la nutrition, sources diverses et incessantes, dans l'intimité de l'organisme, d'actions et de réactions physiques et chimiques,
d'où résulte la production de deux fluides essentiels,
indispensables à l'accomplissement des fonctions vitales,
le *calorique* et l'*électricité*. Le premier, selon les lois
qui le régissent, se répartit dans l'économie, le second
est saisi par le système nerveux. Reil, Aldini, Cuvier,
M. de Humbolt ont, depuis longtemps, émis l'opinion
que le système nerveux est l'appareil formateur et conducteur d'un agent impondérable analogue au fluide
électrique ou galvanique.

INNERVATION.

Action afférente. — Action efférente.

96. — Or, le fluide nerveux produit à la périphérie est
amené et accumulé par des conducteurs spéciaux, les
nerfs de la sensibilité, dans des points centraux, les

ganglions, et dans un centre général, le *cerveau,* avec lequel ces derniers sont en communication. De ces appareils centralisateurs, il revient par d'autres conducteurs, les *nerfs du mouvement,* à la périphérie où il se régénère. C'est ainsi que le fluide nerveux constitue deux courants, l'un qui vient des organes, marche vers les centres, l'autre qui revient des centres se dirige vers les organes. Dans ce double mouvement, deux actions se manifestent donc, l'une *afférente,* et l'autre, *efférente.*

Sensibilité et contractilité.

97. — L'apport dans les centres du fluide formé dans les organes et la transmission des impressions que ceux-ci ont reçues constituent l'action afférente, l'expansion et l'emploi dans les organes du fluide accumulé dans les centres, établit l'action efférente. La première, indépendante de la volonté, embrasse les *sensations* en général, c'est-à-dire la propriété essentielle que nous avons signalée, la *sensibilité ;* la seconde, en partie soumise à la volonté, a sous sa dépendance les *mouvements volontaires* et *involontaires,* en un mot, la *contractilité.*

Action réflexe.

Dans l'action afférente, le fluide nerveux est donc

transmis et accumulé, jusqu'à un certain point, dans un centre général, le cerveau, et dans des centres particuliers, la moëlle épinière et les ganglions. Ces derniers cependant, placés soit sur le trajet des cordons conducteurs, les nerfs, ou à leur extrémité originelle, sont, toutefois, interposés de manière à recevoir le fluide de la périphérie avant le cerveau et à les rendre, sous certains rapports, indépendants de celui-ci. Cette disposition anatomique donne lieu à deux ordres de courants du fluide nerveux. Les courants du premier ordre sont généraux et ont leur point central dans le cerveau ; les courants du second ordre sont partiels et ont pour centre la moëlle épinière et les ganglions. Aussi le retour du fluide nerveux à la périphérie est-il soumis à deux modes de mouvement, l'un par lequel la volonté le dirige, l'autre par lequel il est réfléchi sans le concours de la volonté, c'est à ce dernier qu'on a donné le nom d'*action réflexe*.

Sympathies.

98. — A la disposition anatomique que nous venons de signaler, il faut joindre des anostomoses nombreuses qui, en faisant communiquer certains nerfs entre eux, donnent encore lieu à des modifications dans les courants du fluide nerveux dont les principales consistent dans une sphère d'action limitée à un système d'organes

réunis pour une même fonction, tel que l'appareil digestif, par exemple, et, dans l'épanouissement du fluide nerveux hors de cette sphère, ce qui constitue les *sympathies.*

De ces considérations, il résulte que plus une fonction a d'importance dans l'économie et plus l'action nerveuse sous laquelle elle est placée en étend les relations sympathiques. Le système organique qui préside à la génération chez la femme particulièrement peut être offert comme exemple.

99. — Ces divers mouvements du fluide nerveux appartiennent à l'action réflexe, mais cette action peut encore avoir lieu dans une sphère plus restreinte; car, dans les phénomènes du travail intime des organes, il existe une activité nerveuse qui, pour n'être pas non plus entièrement indépendante du mouvement général du fluide nerveux, a néanmoins son mode particulier d'action, ce qui constitue une sorte d'atmosphère nerveuse localisée dans le point où s'exerce le travail organique.

ACTION PHYSIOLOGIQUE DES AGENTS EXTÉRIEURS.

Excitation ou incitation.

100. — Dans nos études précédentes, nous avons constamment envisagé du dehors au dedans, l'action des

corps extérieurs sur l'organisation. Nous trouvons d'autant plus rationnel de procéder ainsi, que la surface des tissus sur laquelle a lieu l'action immédiate des corps extérieurs étant plus accessible à nos sens, nous sommes plus à portée d'étudier, jusqu'à un certain point, le mode par lequel les tissus peuvent être influencés. Et d'ailleurs, ne doit-il pas y avoir quelque analogie au moins, entre le mode d'action des corps extérieurs à la surface des tissus et celui qu'ils exercent dans les profondeurs de l'organisme ?

Quoi qu'il en soit, les agents extérieurs déterminent, sur la surface vivante, des modifications qui doivent se rapporter en partie aux actions physiques et chimiques qu'ils exercent semblablement sur les corps inertes ; mais ils ont en outre, une action essentielle, action *physiologique,* dont les tissus animaux seuls peuvent être affectés en raison des propriétés qui caractérisent la substance vivante. Cette action sur laquelle nous devons insister particulièrement à cause des phénomènes physiologiques dont elle est le premier mobile, consiste dans le *stimulus* particulier qui met en mouvement dans les tissus la sensibilité et la contractilité (92) ; cette action enfin, pour la caractériser en un mot, est l'*excitation.*

Variable dans ses effets, selon le degré d'activité des agents extérieurs ou la susceptibilité des tissus, l'excitation donne lieu à des phénomènes de sensation plus

ou moins intenses et à des manifestations plus ou moins
énergiques de la contractilité. C'est ainsi qu'elle est ou
un stimulant salutaire des facultés sensitive et contractile des tissus, ou bien au contraire une cause de trouble dans l'accomplissement des actes qui les caractérisent. On comprend dès lors combien est importante
l'idée qu'on doit se faire du mode par lequel l'excitation
se produit dans la substance vivante et des effets qu'elle
y détermine, car, de cette idée découle l'interprétation
plus ou moins lucide des phénomènes physiologiques les
plus essentiels.

Action et réaction physiologiques.

101. — Nous savons que la formation de tous les tissus
et de tous les liquides de l'économie a lieu par l'intervention de trois fluides initiaux : le sang, la lymphe et
le fluide nerveux (56, 67, 95), et que les instruments qui
les conduisent dans les parties les plus intimes de l'organisme sont les vaisseaux capillaires artériels et veineux, les vaisseaux lymphatiques et les nerfs (80, 87,
93). Les uns et les autres ont donc une haute importance dans la manifestation des phénomènes vitaux,
comme dans la part qu'ils prennent à l'accomplissement
des actes organiques ; aussi devons-nous apporter une
attention particulière dans l'étude de l'action qu'ils subissent sous l'influence des corps extérieurs.

Remarquons d'abord que si toute action physique ou chimique est suivie d'une action opposée que l'on nomme réaction, toute action physiologique présente le même phénomène, c'est-à-dire que l'action excitante des corps extérieurs se produisant sur un tissu vivant est immédiatement contrebalancée par la résistance que ce tissu oppose en vertu des propriétés vitales dont il est doué.

Or, l'excitation étant le premier phénomène apparent que les corps extérieurs déterminent sur la substance vivante, la *sensibilité* et la *contractilité* étant les propriétés par lesquelles celle-ci perçoit cette impression et en combat l'influence, c'est donc sur les *nerfs,* instruments moteurs de la sensibilité et de la contractilité, que les corps extérieurs exercent primitivement leur action. Et comme toute action excitante met en mouvement les fluides, *ubi stimulus, ibi fluxus,* c'est, en résumé, le fluide nerveux qui est mis en mouvement et accumulé dans les points où cette action se produit. En d'autres termes, l'excitation met en jeu dans la substance vivante les deux propriétés primordiales sans le concours desquelles nulle action physiologique ne peut se manifester, la sensibilité et la contractilité.

Phénomènes que détermine l'excitation sur les capillaires.

102. — Mais aux nerfs et au fluide nerveux ne se borne pas l'action des corps extérieurs, car les vaisseaux ca-

pillaires étant pourvus de nerfs sont, par conséquent, doués de sensibilité et de contractilité ; c'est donc en effet dans leur tissu que ces deux propriétés sont mises en mouvement. Et si nous cherchons à analyser les phénomènes que détermine l'excitation sur les vaisseaux capillaires, nous remarquons que, d'abord passifs, ces vaisseaux deviennent immédiatement actifs, c'est-à-dire que leur tissu, *impressionné* par les corps incitants, *se contracte* et diminue ainsi la capacité de leur calibre ; de là, le refoulement des liquides qu'ils contiennent. Mais à cette contraction succède l'*expansion*, et les liquides affluent dans les vaisseaux capillaires pour être de nouveau refoulés par les mêmes influences et par le même mécanisme. Telle est l'action physiologique des corps extérieurs sur les capillaires dans l'état normal, et tel est en même temps le mode par lequel s'opère la circulation dans ces vaisseaux, mouvement continu de va-et-vient, de reflux et d'afflux analogue aux mouvements du cœur, et dont l'activité dépend du degré d'action des corps incitants, et de l'excitabilité plus ou moins grande dont sont doués ces vaisseaux.

103. — L'organisation active est donc essentiellement constituée par les capillaires, aussi l'importance de ces vaisseaux dans l'accomplissement de tous les actes de l'économie est immense ; car s'ils ne forment pas la substance propre des tissus, leurs relations avec cette substance sont telles, comme nous l'avons déjà fait

observer, qu'à peine peut-on concevoir quelques molécules de matières animales réunies sans capillaires. Comme nous savons d'ailleurs que les capillaires ne sont que des canaux par l'intermédiaire desquels les liquides essentiels, le sang et la lymphe, pénètrent dans la substance des tissus, et que nous venons de reconnaître que c'est sur ces vaisseaux que se manifeste, en dernière analyse, l'excitation, nous devons donc, *dans toute action des corps extérieurs,* avoir constamment présente à la pensée cette considération que : *les modifications exercées sur les tissus, par les agents extérieurs, ne s'effectuent, dans l'intimité organique, que par l'intermédiaire des vaisseaux capillaires et des liquides contenus dans ces vaisseaux.*

CHAPITRE SEPTIÈME.

VOIES PAR LESQUELLES PÉNÈTRENT LES AGENTS EXTÉRIEURS DANS L'ORGANISME. — ACTION DE CES AGENTS. — APPAREIL RESPIRATOIRE. — CALORIFICATION ANIMALE. — TUBE DIGESTIF. — PEAU.

I.

APPAREIL RESPIRATOIRE. — RESPIRATION.

Influence de l'air atmosphérique comme agent de nutrition. — Des trois gaz que contient l'air atmosphérique, l'oxygène seul est propre à la respiration. — Mode par lequel l'oxygène pénètre dans le sang. — Dans l'acte respiratoire, l'air atmosphérique est toujours en contact avec la muqueuse pulmonaire. — Phénomène chimique de la respiration, hématose. — Conditions qui modifient la respiration. — Nécessité de la pureté de l'air atmosphérique. — Air confiné. — Influence de la viciation de l'air. — Influence de l'air suivant son état de sécheresse ou d'humidité, suivant sa température. — Maladies endémiques ou sporadiques. — Constitutions médicales. — Modifications imprimées à l'acte respiratoire sous l'influence du sexe, de l'âge, de l'état de veille ou de sommeil, de l'exercice ou du repos, des impressions morales, etc.

104. — Trois appareils organiques offrent un accès immédiat à l'action des agents extérieurs : les poumons, le tube digestif et la peau. Par l'intermédiaire de ces

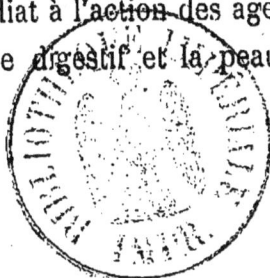

6

appareils, les agents extérieurs pénètrent, plus ou
moins modifiés, dans l'intimité de nos organes où ils
déterminent des incitations et subissent des métamorphoses diverses. Fidèle à l'ordre que nous avons suivi,
nous allons rapidement passer en revue les différents
phénomènes qui résultent de la présence des agents
externes dans ces parties de l'organisme.

RESPIRATION.

Influence de l'air atmosphérique comme agent de nutrition.

105. — La vie et la flamme ont cela de commun, a dit
Cuvier, que ni l'une ni l'autre ne peut subsister sans
air. L'homme, en effet, peut vivre quelques jours, une
semaine et plus même sans aliments, mais privé d'air,
il ne saurait exister quelques minutes. Personne n'i-
gnore cette rigoureuse nécessité, mais chacun ne se
rend pas compte de l'immense influence que l'air atmosphérique, selon les conditions qui peuvent en modifier la nature, exerce sur l'accomplissement régulier des
actes vitaux. Cependant, si l'on considère que dans l'é-
tat de veille comme pendant le sommeil, l'air atmosphérique est mis en contact avec le tissu pulmonaire
par la respiration, environ seize à dix-huit fois par minute, et que chaque mouvement respiratoire fait circu-

ler d'un tiers de litre à un demi-litre d'air dans les poumons, et, par conséquent, 488 à 500 litres par heure ; qu'enfin, le sang subit sous une telle influence, les modifications les plus essentielles, il est impossible de ne pas comprendre combien est importante la part dévolue à l'air atmosphérique dans les phénomènes de la vie.

Des trois gaz que contient l'air, l'oxygène seul est propre à la respiration.

106. — Nous savons que l'air (20) est un mélange gazeux composé de 79 parties d'azote, de 21 d'oxygène, de quelques traces d'acide carbonique, et de plus, de vapeur d'eau, et que souvent, il contient des gaz et des vapeurs de diverse nature. Nous savons aussi que l'acte de la respiration a pour but la transformation du sang veineux en sang artériel ; mais cette transformation ne s'effectue que par un seul des gaz qui entrent dans la composition de l'air (l'acide carbonique étant impropre à la respiration et l'azote ne paraissant y jouer aucun rôle) ; c'est-à-dire par la combinaison de l'oxygène avec le sang veineux et par le dégagement de l'acide carbonique dont le sang s'est chargé dans le travail organique.

Mais si, à l'air libre, l'oxygène peut se combiner par simple contact avec le sang, il n'en est pas complètement ainsi dans les poumons, c'est par l'intermédiaire de la muqueuse pulmonaire et des vaisseaux capillaires dont cette membrane est si abondamment pourvue que cette combinaison a lieu.

Mode par lequel l'oxygène pénètre dans le sang.

107. — On sait que le mécanisme de l'acte respiratoire est constitué par deux mouvements : l'inspiration et l'expiration. Mais on se ferait une bien fausse idée du phénomène chimique de la respiration, comme le fait observer M. J. Muller, si l'on s'imaginait que pendant l'inspiration, l'oxygène de l'air passe à travers la tunique des vaisseaux capillaires dans les cellules pulmonaires pour arriver jusqu'au sang, et que, pendant l'expiration, celui-ci laisse échapper de l'acide carbonique qui, à son tour, traverse les parois des vaisseaux. Les poumons ne sont jamais vides d'air, ils contiennent à la fois de l'air respirable et une certaine quantité de l'air qui doit être expiré. L'inspiration et l'expiration n'ont donc pour but que le renouvellement de l'air atmosphérique dans les poumons. Par conséquent, de même que le sang est sans cesse en mouvement dans l'acte respiratoire, de même l'admission de l'oxygène dans le sang ainsi que l'exhalation de l'acide carbonique, ont lieu continuellement, sans la moindre interruption, tant dans l'inspiration que dans l'expiration. L'air atmo-

sphérique est donc en contact permanent avec la muqueuse pulmonaire.

Phénomène chimique de la respiration.

108. — Or, par la loi de l'endosmose et de l'exosmose sous l'influence de laquelle les gaz, en vertu de leur élasticité, se pénètrent et se déplacent mutuellement, il y a échange de gaz dans le sang veineux parvenu dans les vésicules pulmonaires, l'oxygène de l'air est absorbé et l'acide carbonique se dégage. Mais là, selon les disciples de Lavoisier, ne se bornerait pas le phénomène chimique de la respiration ; l'oxygène, en présence dans le sang veineux, se combinerait en partie avec une certaine portion des principes non azotés qu'il y rencontre, formerait de l'eau avec leur hydrogène, et de l'acide carbonique avec leur carbone. Quoi qu'il en soit, toujours est-il que la plus grande partie de l'oxygène est absorbée par les globules, probablement en raison du fer et du phosphore qu'ils contiennent, et c'est ainsi que ce gaz circule avec le sang jusque dans les vaisseaux capillaires les plus déliés et qu'il parvient dans les profondeurs de l'organisme où il est le mobile des actions chimiques qui s'y produisent. Mais, en même temps que s'accomplissent ces phénomènes, une certaine quantité de la vapeur d'eau contenue dans l'air atmosphérique est introduite dans le sang, et de la vapeur d'eau char-

gée de matières organiques diverses s'exhale de ce liquide.

Conditions qui modifient la respiration.

109.—Tel est bien sommairement le phénomène chimique de la respiration en considérant l'air atmosphérique dans un état de pureté, de température, d'hygro-
métrie et de pression en rapport avec les forces organiques normales. Si succinct que soit l'exposé de ce
phénomène, il suffit cependant pour faire comprendre
la haute importance de l'acte respiratoire, car on voit
que c'est dans cet acte que le sang, vivifié par l'oxygène et purifié par l'expulsion de l'acide carbonique
particulièrement, devient réellement apte à porter la
vie dans nos organes.

Mais le phénomène de l'oxygénation et de la décarbonisation du sang ne se manifeste pas constamment avec
la même régularité ; car diverses conditions peuvent en
modifier l'accomplissement. Telles sont, comme nous
l'avons fait pressentir ci-dessus, d'une part, relativement à l'air atmosphérique, la pureté ou l'impureté de
ce mélange gazeux, la sécheresse ou l'humidité qui l'accompagne, le degré de pression des couches qui le
constituent, l'état de la température ambiante, et peut-
être la présence ou l'absence de l'ozône; d'autre part,
relativement aux individus et à l'organisation : le sexe,

l'âge, les différences individuelles relatives au développement des poumons, les rhythmes variés de la respiration, l'accélération ou le ralentissement du mouvement circulatoire, la nature du sang, l'état de nourriture ou d'abstinence, l'espèce ou la qualité de l'alimentation, le mouvement ou le repos, la veille ou le sommeil, les influences morales, c'est-à-dire l'état du système nerveux, etc.

Nous ne pouvons, en raison des bornes que nous nous sommes imposées, étudier avec détails ces diverses conditions, aussi nous contenterons-nous d'appeler l'attention sur les points principaux qui se rattachent plus particulièrement aux idées que nous nous efforcerons de mettre en lumière.

Nécessité de la pureté de l'air. — Air confiné.

110. — Il est tellement avéré que la pureté de l'air atmosphérique est nécessaire à l'accomplissement régulier des phénomènes de la respiration, qu'il semblerait superflu d'insister de nouveau à cet égard, si chaque jour l'incurie et l'oubli les plus inconcevables ne venaient prouver combien nous sommes encore loin de comprendre qu'en cette condition réside une des sources les plus puissantes de la vie. Pour ne citer que quelques exemples de la nécessité d'un air pur, pour l'entretien de la vie, il nous suffira de rapporter quelques

circonstances où la viciation de l'air, due à l'absence de ventilation, c'est-à-dire l'air confiné, s'est produite de la manière la plus évidente et a été suivie presque immédiatement des effets les plus terribles. N'a-t-on pas vu, en 1750, comme nous le trouvons dans le traité de physiologie de M. J. Béclard, aux assises d'Old-Bailey qui se tenaient dans une pièce de 30 pieds carrés, la plupart des juges et des assistants périr asphyxiés ; ceux qui survécurent étaient près d'une fenêtre ouverte. En 1756, au mois de juin, 145 prisonniers de guerre ayant été enfermés dans une salle de 20 pieds carrés, 23 seulement sortirent vivants au bout de douze heures. A la suite des malheureuses journées de juin 1848, les funestes effets de l'air confiné se firent sentir sur les prisonniers entassés dans les souterrains de la terrasse des Tuileries. Des faits semblables se sont reproduits dans la cale des vaisseaux négriers. Enfin, tout récemment encore, l'influence pernicieuse de l'air confiné s'est manifestée à Manille, le 9 novembre 1855, à bord d'un navire ; sur 450 individus enfermés dans l'entre-pont, 251 furent trouvés morts par suffocation au bout de quelques heures.

Ce sont là des exemples frappants de la terrible influence de l'air atmosphérique arrivé à un état de viciation extrême, plus d'ailleurs, par la quantité d'oxygène dont il est privé, que par les gaz étrangers et les vapeurs impures qu'il a acquis ; mais ce n'est qu'exceptionnellement qu'il en est ainsi, tandis que très-souvent, au contraire, l'air est vicié dans ses éléments de telle sorte que ce n'est que d'une manière latente et graduelle qu'il altère l'organisme avec plus ou moins d'intensité.

Si l'on est bien pénétré de ce fait que l'acte respiratoire a pour but essentiel la transformation du sang veineux en sang artériel, c'est-à-dire l'oxygénation et la décarbonisation du sang par l'intermédiaire de l'air atmosphérique, on doit comprendre combien il est important que ce mélange gazeux soit dans les conditions les plus propres à favoriser ce résultat.

Influence de l'impureté de l'air.

111. — L'oxygène et l'azote sont à l'état de mélange dans l'air atmosphérique, cependant, dans certaines circonstances, les temps d'orage, par exemple, ils se combinent quelquefois ; dans ce cas, les nouveaux gaz formés donnent lieu, par leur contact avec des gaz ou des vapeurs de nature particulière, à des composés divers encore peu connus, mais qui, cependant, doivent jouer un rôle dans certaines épidémies dont l'invasion semble coïncider avec ces commotions atmosphériques. Toutefois, il est bien reconnu que c'est à la présence de corps vaporeux insolites, de miasmes que l'air doit surtout les modifications qui le rendent impropre à l'ac-

complissement parfait de l'acte respiratoire. On conçoit, en effet, que dans une quantité donnée d'air introduite dans les poumons, si une certaine proportion de vapeurs étrangères s'y trouve en mélange, la quantité d'oxygène en contact avec la muqueuse pulmonaire est diminuée et, par conséquent, l'oxygénation du sang s'effectue imparfaitement. C'est dans ces conditions que se trouve constamment l'air dans les grands centres de population quand, en outre, il n'est pas plus vicié encore par la présence d'émanations de matières organiques en décomposition. L'eau croupie des ruisseaux, des interstices des pavés, dont qui que ce soit ne s'aviserait de faire usage comme boisson, n'est-elle pas cependant, à chaque instant, introduite dans l'organisation, par l'acte respiratoire sous forme de vapeurs mélangées avec l'air atmosphérique? Telles sont fréquemment les modifications subies par l'air à l'état libre dans les grandes villes, et particulièrement dans les quartiers anciennement bâtis où les rues et les maisons mal alignées entravent la ventilation et l'accès des rayons solaires. Mais, dans l'intérieur des habitations, où fort souvent le volume de l'air est mesuré par l'espace et les ouvertures, les modifications sont beaucoup plus importantes encore. Non-seulement l'air y perd sans cesse de l'oxygène, se charge d'acide carbonique, de vapeur d'eau et des produits organiques de l'exhalation pulmonaire et cutanée, mais encore par le mode de chauffage souvent vicieux, par l'éclairage, il acquiert les propriétés les plus délétères.

Lorsque l'on songe que l'air qui contient un peu plus de 10 pour 100 d'acide carbonique ne tarde pas à causer la mort et cela, sans provoquer la toux, sans déterminer aucun symptôme de suffocation, on doit comprendre quelles funestes influences de semblables causes doivent avoir sur l'organisme. De là, en effet, de nombreuses et profondes modifications imprimées à la constitution des habitants des villes; de là, une foule de maladies dont la forme est d'autant plus variable et plus complexe que les causes qui les ont fait naître ont elles-mêmes été plus diverses, et ont plus ou moins longtemps agi sur l'organisme; de là, enfin, l'impuissance des médications les plus rationnelles, si, tout d'abord, de semblables causes ne sont éloignées.

Influence de l'air suivant son état hygrométrique et sa température.

112. — La sécheresse ou l'humidité de l'air atmosphérique, quel que soit d'ailleurs l'état de pureté dans lequel il puisse se trouver, peuvent aussi modifier les fonctions respiratoires et le sang, mais leur effet se manifeste surtout lorsque l'élévation ou l'abaissement de la température viennent encore ajouter à leur influence. L'air sec et chaud entrave l'oxygénation du sang, ralentit les

mouvements respiratoires, la circulation ; il accroît la
chaleur générale, augmente l'exhalation des parties
aqueuses du sang et diminue ainsi sa fluidité normale.
Dans les climats dont la température est très-élevée, et
chargée en même temps d'humidité, les maladies revêtent cette forme particulière, caractérisée par la prédominance du système veineux, c'est-à-dire des principes
carbonés dans le sang, telles sont les maladies du foie,
les maladies intestinales spécifiques, etc. Sec et froid,
l'air apporte une quantité plus considérable d'oxygène
dans les poumons, il stimule trop activement la muqueuse pulmonaire, provoque l'afflux du fluide sanguin
dans cette membrane et donne lieu à une oxygénation
qui, excédant les besoins de l'économie, accumule progressivement dans le sang, des éléments inflammatoires. En outre, il diminue jusqu'à un certain point la
somme de calorique de l'économie ; car si par les con-
bustions que détermine l'oxygène absorbé par le sang,
l'organisme peut trouver les moyens de lutter contre la
perte de calorique que l'air froid lui fait subir, cette
lutte ne s'étend pas au point d'annuler l'action réfrigé-
rente de l'air à la périphérie. Aussi, par l'influence de
l'air sec et froid, le sang refoulé de la peau vers les
centres peut-il donner lieu à des désordres d'autant plus
graves que son oxygénation est portée à un degré plus
élevé. Si, à ces différents états de l'air, se joint l'augmentation ou la diminution de la pression atmosphéri-

que, l'acte respiratoire et le sang sont encore diversement affectés.

Dans les régions tempérées, l'air chargé d'humidité relâche les tissus, entrave l'oxygénation et la décarbonisation, et accumule, dans le sang, des principes aqueux. C'est ainsi que les individus qui habitent les vallées, des lieux humides, privés de la lumière, de la chaleur solaire qui raréfie la vapeur d'eau, acquièrent cette constitution particulière, caractérisée par la prédominance de la lymphe et du système glandulaire : la constitution lymphatique, scrofuleuse.

Maladies endémiques ou sporadiques. — Constitutions médicales.

113. — Isolées ou réunies l'une à l'autre, ces diverses conditions de l'air peuvent par leur permanence, non-seulement imprimer à l'organisation entière les modifications les plus essentielles ; mais lors même qu'elles ne se produisent que passagèrement, elles ont encore une influence des plus nuisibles.

C'est sous l'empire des conditions atmosphériques que naissent ces affections inhérentes à une contrée, à une localité, que l'on nomme maladies *endémiques* ou *sporadiques,* et que se développent ces dispositions morbides qui, selon les climats et les saisons, impriment un caractère particulier aux maladies, et que l'on désigne sous le nom de *constitutions médicales.*

7

Modifications imprimées à l'acte respiratoire sous les influences individuelles.

114.—Relativement aux individus, à l'organisation et à certaines circonstances habituelles ou fortuites, les phénomènes respiratoires ne sont pas moins soumis à des influences variées. L'âge et le sexe impriment au mécanisme de la respiration des modifications importantes. Chez l'enfant, par exemple, les mouvements respiratoires sont plus accélérés que chez l'adulte. La femme présente aussi cette différence à l'égard de l'homme, et dans les deux sexes d'ailleurs, les mouvements respiratoires varient selon les époques de la vie.

Ces dispositions individuelles ont une influence manifeste sur l'accomplissement des phénomènes de la respiration, car l'accélération ou le ralentissement des mouvements respiratoires diminue ou augmente les conditions propres à favoriser le renouvellement de l'air atmosphérique dans les poumons, et donne lieu à des différences dans la quantité d'oxygène absorbé et d'acide carbonique exhalé. C'est à ces dispositions que se rapportent en partie les maladies particulières aux différents âges et au sexe, de même que la forme sous laquelle elles se manifestent. Telles sont, pour l'enfance, les maladies éruptives : pour la jeunesse, les affections pulmonaires ; pour l'âge mûr et la vieillesse, les affections organiques du cœur, du foie, etc.

L'état de veille ou de sommeil, l'exercice ou le repos, les impressions morales modifient aussi l'acte chimique de la respiration; leur influence s'étendant non-seulement sur les mouvements respiratoires, mais encore sur la circulation et sur l'innervation.

Enfin, la quantité et l'espèce des aliments, la nature des boissons, en chargeant l'organisme de principes carbonés ou azotés, l'inanition ou l'alimentation insuffisante, en diminuant les matériaux propres à entrer en combinaison avec l'oxygène, l'état de maladie, font aussi subir à l'acte respiratoire, les modifications les plus importantes.

II.

CHALEUR ANIMALE.

L'oxygène est l'agent principal de la chaleur animale. — Tous les animaux ont une température qui leur est propre. — Des combustions dans l'organisme. — Influences sous lesquelles est placée la calorification animale. — Animaux à température constante et animaux à température variable. — Hypothèse de Lavoisier sur le siége de la calorification animale, combattue par M. Cl. Bernard. — Circonstances qui déterminent la répartition inégale du calorique selon les différents points de l'organisme. — Siége de la chaleur animale. — Température du corps de l'homme. — Causes qui déterminent des oscillations dans le développement, la répartition et le maintien de la chaleur animale.

L'oxygène est la source première de la chaleur animale.

115.—Nous avons vu (17) que l'oxygène est la source

première de la chaleur dans l'organisme ; aussi, après avoir étudié la principale fonction par l'intermédiaire de laquelle ce gaz pénètre dans l'économie, devons-nous nous arrêter un instant sur un phénomène qui ne se produit que chez les êtres dont l'existence est liée à l'action de l'oxygène, c'est-à-dire, la chaleur animale.

Tous les animaux ont une température qui leur est propre.

Tous les animaux vivants ont la faculté de se maintenir dans une température qui leur est propre, et, presque constamment supérieure au milieu ambiant. En effet, tandis que tous les corps, dans la nature inorganique tendent sans cesse à se mettre en équilibre avec la température extérieure, les animaux possèdent une source de chaleur indépendante du milieu dans lequel ils vivent. La production et le maintien de la chaleur dans l'économie animale est donc un phénomène attaché à l'existence des animaux, un phénomène essentiellement vital.

Des combustions dans l'organisme.

Nous savons que l'oxygène de l'air introduit dans l'organisme par l'intermédiaire des poumons, et comme nous le verrons plus loin, par la peau, pénètre dans le sang veineux en prenant la place de l'acide carbonique;

c'est ainsi qu'il circule avec le sang artériel et qu'il est conduit dans la profondeur des tissus. Aussi, ne se produit-il de la chaleur que dans les parties de l'animal où peut arriver le *sang artériel*, et par ce liquide l'oxygène absorbé par la respiration ; les poils, la laine, les plumes, n'ont pas de température qui leur soit propre. « Cette chaleur est partout, et dans toutes les circonstances, la conséquence de la combinaison d'un corps combustible avec l'oxygène. » (M. Liebig.)

On se ferait une fausse idée des combustions qui s'opèrent dans l'organisme, si l'on croyait qu'elles s'effectuent comme celles de nos foyers. Les combustions dans l'économie ont pour caractère la lenteur, c'est-à-dire que l'oxygène en contact avec les matières organiques, les atteint progressivement, aussi a-t-on donné le nom de combustions lentes aux combustions de l'économie.

Or, les diverses actions que détermine la présence de l'oxygène dans l'économie ne se manifestent que dans l'intimité organique, là où le sang change de nature et fournit des éléments à l'absorption et aux sécrétions, là où les liquides et les solides se composent et se décomposent, là enfin où s'opèrent tous les phénomènes de la nutrition, c'est-à-dire dans les dernières ramifications du système vasculaire, les capillaires généraux.

Influences sous lesquelles est placée la calorification animale.

116. — Le phénomène de la calorification animale est donc particulièrement dépendant de la quantité d'oxygène admise dans l'intimité organique, de la composition du sang et du mode par lequel ce fluide pénètre dans la substance des tissus. En d'autres termes, la température du corps de l'animal est subordonnée aux fonctions respiratoires, à celles de la peau, à l'aptitude du sang à se charger d'oxygène, à la quantité d'éléments combustibles qu'il renferme, au mouvement et à la répartition de ce liquide dans les diverses parties de l'organisme, en résumé, à toutes les fonctions de nutrition. Aussi, l'activité de la calorification animale est-elle en rapport avec l'accélération des mouvements respiratoires, la quantité de globules et de corps combustibles contenus dans le sang, la richesse du système capillaire sanguin, la rapidité de la circulation. Chez les oiseaux, par exemple, où le plus souvent ces conditions sont réunies, la température s'élève à + 40 ou 41°, tandis que les poissons et les reptiles qui se trouvent dans des conditions opposées, offrent à peine une différence de 1° 1/2 à 2° au-dessus de la température du milieu dans lequel ils vivent.

Animaux à température constante, et animaux à température variable.

117. — Tous les animaux, avons-nous dit, possèdent une source de chaleur indépendante de la chaleur ambiante, mais ils n'en sont pas moins soumis aux lois ordinaires des échanges de calorique entre corps voisins, par contact ou par conductibilité, à distance ou par voie de rayonnement. Cependant, les animaux supérieurs luttent avec succès contre ces influences, car ils jouissent de la faculté de maintenir leur température propre d'une manière invariable, mais les animaux inférieurs, tout en produisant de la chaleur, subissent à un très-haut degré l'action de la température du milieu ambiant. On peut donc avec juste raison diviser les animaux en animaux à *température constante* et en animaux à *température variable,* tout aussi bien qu'on les distingue sous le nom d'*animaux à sang chaud* et d'*animaux à sang froid.* Au reste, la différence que présentent les animaux à température constante et les animaux à température variable, se rapporte particulièrement d'ailleurs à la quantité d'oxygène absorbée et à l'intensité des combustions qui s'effectuent dans l'intimité organique. On peut ajouter que cette différence est en rapport aussi avec le degré de température que nécessitent les actions chimiques propres au mode de

nutrition qui distingue encore ces deux classes d'animaux.

Hypothèse de Lavoisier sur le siége de la calorification animale, combattue par M. Cl. Bernard.

118. —On doit à Lavoisier cette hypothèse que des phénomènes de combustion s'accomplissent dans l'intimité organique sous l'influence de l'oxygène et sont la source de la chaleur animale ; seulement au lieu d'avoir placé le siége de ces phénomènes dans les capillaires généraux, il l'avait mis dans les capillaires des poumons. Aujourd'hui encore ces idées sont admises par le plus grand nombre des chimistes, quant à ce qui a trait au moins au foyer principal de la calorification animale. Mais, contrairement à cette opinion, M. Cl. Bernard, dans un travail récemment présenté à l'Académie des Sciences, vient de démontrer que la température du sang qui traverse les poumons s'abaisse et que, par conséquent, l'appareil respiratoire au lieu de produire de la chaleur est une cause de refroidissement.

Circonstances qui déterminent la répartition inégale dans les différents points de l'organisme.

119. —Dans l'état physiologique, la température est toujours la même au centre, mais elle se répartit inégalement dans les différents points du corps selon leur

position plus ou moins superficielle et leur distance des centres de la vie de nutrition ; par conséquent, la somme de calorique développé n'est pas semblable dans les parties profondes de l'économie. Ainsi, dans les organes où les fonctions nutritives ont des relations très-étendues, où le travail qui s'y opère offre une plus grande activité, la quantité de chaleur développée est plus considérable que dans les autres parties du corps, puisque la température des divers organes est en rapport avec leur importance dans les phénomènes nutritifs, la quantité de vaisseaux sanguins qui les parcourent, l'activité dont ils sont doués, la rapidité de la circulation, leur éloignement du milieu ambiant. C'est ainsi qu'il résulte des belles recherches expérimentales de M. Cl. Bernard, que le sang qui traverse l'appareil digestif et celui qui revient du foie, acquièrent une température plus élevée que dans les autres parties du corps ; tandis que, comme nous venons de le rapporter, la température du sang s'abaisse lorsque ce liquide traverse l'appareil respiratoire. Il en est de même d'ailleurs sous l'influence de l'évaporation cutanée pour le sang qui circule dans la peau et dans les points qu'elle recouvre.

Siége de la calorification animale.

120. — D'après ces considérations, on comprend que le

7.

siége de la chaleur animale ne doit pas être placé dans
un organe plutôt que dans un autre, et que c'est dans le
mouvement incessant du travail nutritif qu'il réside,
mais qu'il peut exister des foyers principaux, soit dans
une série d'organes réunis pour une même fonction,
l'appareil digestif, soit dans un organe isolément, l'estomac, le foie, la rate. D'où il résulte que la température animale est particulièrement subordonnée à la
continuité et à l'activité du mouvement nutritif général,
et qu'elle peut éprouver des oscillations sous l'influence
des actions intermittentes qui se produisent dans l'économie. On sait aussi que la température s'élève dans
les points de l'organisme où l'état morbide détermine
une suractivité anormale, dans l'inflammation, par
exemple.

Température du corps de l'homme.

121.— La température moyenne du corps de l'homme
est de + 36°, 50′ à 37° centigrades. Les observateurs
les plus dignes de foi ont constaté que cette température
reste la même sous toutes les latitudes. Aussi cette faculté que possède l'homme de maintenir sa température
lui permet de supporter un froid fort rigoureux et des
chaleurs très-élevées. Toutefois, quant à sa température
propre, la plus grande déperdition de chaleur que
l'homme puisse subir ne peut excéder 14 à 15°, et la

limite extrême de l'élévation de sa température est de
5 à 6°.

Causes qui déterminent des oscillations dans le développement, la répartition et le maintien de la chaleur animale.

122. — En nous reportant aux points que nous avons
établis sur la production de la chaleur animale et sur
les conditions générales dont ce phénomène est dépendant, on conçoit que la température propre de l'homme,
de même que celle des animaux, doit subir des variations. C'est en effet ce qui ressort des expériences de
tous les chimistes et de tous les physiologistes qui ont
étudié ce phénomène, tels que J. Davy, Wilson Phi-
lipp, Martine, Hausmann, Brodie, MM. Prevost et Dumas, Chossat, Dulong, Becquerel et Breschet, Gavarret, etc.

Ainsi, des modifications dans la température propre
de l'homme se présentent suivant l'âge ; aux deux extrémités de la vie, par exemple, la puissance de calorification est particulièrement amoindrie. Les enfants nou-
veau-nés et les vieillards ne résistent pas au froid
comme les adultes, car ils perdent facilement de leur
calorique.

Quant au sexe, la femme présente peut-être une minime différence en moins sur la température de l'homme.

L'alimentation, suivant la nature et surtout la quantité des aliments, a une influence des plus prononcées sur la température du corps. Il en est ainsi dans l'état physiologique normal de la suppression totale des aliments, qui abaisse la température à un tel point que si cette suppression est prolongée jusqu'à la mort, l'animal, au dire de M. Chossat, meurt de froid. C'est qu'en effet, chez l'animal soumis à une abstinence forcée, les poumons restent intacts, et l'animal, en absorbant continuellement de l'oxygène jusqu'au dernier moment de sa vie, a brûlé sa graisse, son sang, ses tissus, et quand il a perdu un dixième de son poids, selon M. Gavarret, les éléments combustibles faisant défaut, la température s'abaisse et tombe au-dessous du degré nécessaire au jeu des fonctions. Dans les derniers moments de la vie, d'après les expériences de M. Chossat, le refroidissement est si rapide et si considérable, qué la perte de calorique s'élève à 14°, et la mort arrive lorsque la température intérieure est descendue à 24°.

Pendant la veille et pendant le sommeil, la calorification présente une différence qui n'est pas moindre d'un degré. (M. Gavarret.)

Les exercices et le repos sont aussi des modificateurs de la chaleur animale. L'embonpoint, la maigreur, la gestation, l'état morbide, tous les phénomènes physiologiques qui impriment des modifications au jeu des fonctions, et particulièrement à l'acte respiratoire, toutes les influences extérieures, l'état de l'atmosphère, les saisons, les climats, etc., déterminent des oscillations dans le développement et la répartition de la chaleur dans l'organisme.

Telles sont, bien sommairement, les diverses conditions physiques et chimiques sous l'empire desquelles le calorique se développe et se meut dans l'économie ; mais à ces considérations, comme à tous les phénomènes qui se passent dans l'organisme, il faut joindre l'influence du système nerveux, sans le concours duquel nulle action physique ou chimique ne peut se produire chez l'animal vivant.

III.

APPAREIL DIGESTIF. — DIGESTION.

Action des aliments dans les voies digestives, dans la bouche. — Mastication. — Insalivation. — Salive. — Action des aliments dans l'estomac. — Suc gastrique. — Ses propriétés. — Pepsine. — Action du suc gastrique. — Chyme. — Action des aliments dans le duodénum. — Suc pancréatique. — Ses propriétés, ses usages. — Résultat ultime des fonctions digestives. — Chyle. — Composition du chyle. — Produits digestifs dans le gros intestin.

123. — Si l'action de l'air atmosphérique détermine dans l'organisme les plus importantes modifications et étend ses relations sur les phénomènes les plus essentiels de la vie, les corps extérieurs ingérés dans les voies digestives n'ont pas une moindre influence. En effet, l'air atmosphérique peut se trouver dans l'état le plus pur, dans les conditions les plus favorables pour déterminer l'oxygénation parfaite du sang, et cependant cette oxygénation ne s'accomplira que d'une manière incomplète ou aura même une influence nuisible, si les corps extérieurs admis dans les organes digestifs n'ont pas les qualités propres à favoriser l'exercice régulier des fonctions dévolues à ces organes, ou si, sans altérer ces fonctions, leur incorporation avec le sang fait acquérir à ce fluide des propriétés anormales ou non équilibrées avec la quantité d'oxygène fourni par l'acte respiratoire. Il est donc fort important d'étudier non-seulement l'action des corps extérieurs sur les voies digestives, mais encore les modifications que ces corps subissent avant de faire partie du sang.

Action des aliments dans les voies digestives.

À l'état normal, les corps extérieurs qui pénètrent dans les voies digestives (44) sous la forme solide ou sous la forme liquide sont les aliments.

L'action des aliments varie selon leur nature, et souvent selon la quantité introduite dans le canal digestif. Cette action est variable aussi selon les parties de ce canal avec lesquelles les aliments se trouvent en contact.

Action des aliments dans la bouche.

124. — Dans la bouche, les substances alimentaires ont une influence bien moins active que dans les autres portions des voies intestinales. Cependant à cette partie de l'appareil digestif appartient un rôle important, la mastication et l'insalivation, que sollicite plus ou moins activement la présence des aliments. Aussi, dès ce premier point du travail de la digestion, se manifeste l'action des substances alimentaires selon leur degré d'excitabilité.

Mastication. — Insalivation.

125. — La mastication étant un acte mécanique dépendant de la volonté ne semble pas soumise à l'influence des aliments quant à leur excitabilité intrinsèque; néanmoins, l'impression produite par leur contact sur les parois buccales détermine de véritables excitations, auxquelles succède le travail de la mastication. Quoi qu'il en soit, la mastication est un acte préparatoire important auquel tous les aliments solides doivent être soumis avant leur ingestion dans l'estomac, et plus particulièrement les aliments solides de nature végétale. Cet acte a pour but de diviser les aliments et de les imprégner des fluides qui s'écoulent des follicules

muqueux des parois de la bouche et des glandes salivaires, en un mot de la salive.

Salive.

126. — La salive est un fluide un peu visqueux, inodore, insipide, sécrété par les glandes parotides, sous-maxillaires, sublinguales, les glandes des joues, des lèvres, de la face inférieure de la langue, du voile du palais, etc. Quoique la salive résulte du mélange de ces divers fluides, néanmoins chacun d'eux a une action spéciale. C'est ainsi que la sécrétion salivaire fournie par les sous-maxillaires sert à la *gustation ;* celle qui provient de la parotide, à la *mastication ,* et les sécrétions que produisent les glandes buccales et les sublinguales, à la *déglutition.*

Aussi M. Cl. Bernard, auquel on doit ces distinctions, admet-il quatre espèces de salive : 1° la salive mixte ou buccale; 2° la salive parotidienne; 3° la salive sous-maxillaire; 4° la salive sublinguale , à laquelle il faut joindre les produits des glandes bucco-labiales et de la glande zygomatique ou de Nuch. Mais comme la salive mixte concourt seule à l'insalivation des aliments, c'est de ce liquide que nous allons nous occuper ici.

La salive est légèrement alcaline, elle est fréquemment d'une acidité remarquable, surtout le matin, ce qui est dû, suivant M. Cl. Bernard, à une réaction des aliments restés dans les interstices des dents. Elle agit comme dissolvant sur les chlorures, les phosphates et les sulfates alcalins contenus dans les aliments divisés par la mastication; mais son action est surtout importante sur les substances féculentes qu'elle transforme en *dextrine* et en *glycose*, selon Leuchs, par l'intermédiaire d'un ferment particulier, auquel M. le docteur Mialhe, dont les travaux ont jeté une vive lumière sur ce sujet, a donné le nom de *diastase animale*, et que l'on désigne aussi sous celui de *ptyaline*. La salive est sans action sur les corps gras, les huiles, le beurre, les aliments azotés. En résumé, le rôle de la salive se borne à l'humectation du bol alimentaire, à son action dissolvante et à l'influence toute spéciale qu'elle exerce sur les matières amylacées. Selon les expériences de M. Cl. Bernard, la salive n'a plus la propriété de modifier l'amidon, lorsqu'elle est acide.

Action des aliments dans l'estomac.

127. — Ainsi modifiées par l'insalivation, les substances alimentaires parviennent dans l'estomac (44), où elles donnent lieu, par leur contact avec la muqueuse de cet organe, à la présence d'un liquide particulier, que l'on désigne sous le nom de *suc gastrique*; car, pendant l'abstinence, l'estomac ne contient pas de suc gastrique proprement dit, les liquides qui l'humectent n'étant pas acides.

Suc gastrique.

128. — Le suc gastrique est sécrété par une multitude de petites glandes appelées *follicules gastriques;* suivant M. Cl. Bernard, il est le produit de la perspiration des capillaires sanguins à travers les corpuscules de Gruby. Ce liquide est clair, limpide, d'une teinte légèrement ambrée, d'une saveur à la fois un peu salée et acidule; sa densité est un peu plus forte que celle de l'eau. Il contient une substance organique azotée fort analogue aux matières albuminoïdes, la *pepsine,* que l'on désigne aussi sous le nom de *chymosine* et de *gastérase,* un acide libre, l'*acide lactique,* des sels, tels que le chlorure de sodium, de potassium, d'ammonium, et des phosphates de chaux en petite quantité. 100 parties de suc gastrique renferment 1,25 de pepsine et 1,75 de substances salines; le reste se compose d'eau et d'acide lactique. La pepsine, dans le travail digestif, agit à la manière d'un ferment; c'est à l'action simultanée de la pepsine et de l'acide lactique que le suc gastrique doit les propriétés qui lui font jouer un rôle si important dans les phénomènes de la digestion.

Sous l'action de la chaleur, le suc gastrique développe une odeur de bouillon; soumis à une température de $+50°$, il se trouble et perd ses propriétés digestives.

L'alcool en sépare la pepsine, qui se précipite à l'état neutre.

L'acide tannique, la créosote et quelques autres corps précipitent la pepsine et lui font perdre son influence catalytique sur les substances azotées gonflées par les acides. Il n'en est pas ainsi des sels métalliques qui précipitent la pepsine, tels que les sulfates, les nitrates et les chlorures ; car, en la séparant de ces sels, on fait reparaître ses propriétés.

L'acidité du suc gastrique est constante, quels que soient l'âge de l'animal, son espèce et le genre de nourriture dont il fait usage ; mais les proportions d'acide varient suivant la nature de l'alimentation, et elles sont généralement plus considérables quand les aliments sont plus chargés de principes amylacés. Par ses propriétés acides, le suc gastrique réagit sur les carbonates alcalins et sur la limaille de fer.

La pepsine n'a d'action sur les substances alimentaires qu'autant qu'elle est unie à un acide ; le suc gastrique, par son acide, ne fait que ramollir et gonfler ces substances (les substances animales surtout), la pepsine seule en opère la liquéfaction par action catalytique.

L'acide lactique n'est pas le seul acide capable de déterminer la digestion ; car l'action de la pepsine acidulée par les acides chlorhydrique ou acétique peut encore se produire ; mais la digestion n'est jamais aussi complète qu'avec l'acide lactique.

La question de l'acidité ou de la neutralité du suc gastrique, au moment de sa sécrétion, divisait depuis longtemps les physiologistes; M. Boudault, dans un Mémoire lu récemment à la Société de Pharmacie de Paris, paraît avoir résolu ce problème. Il résulterait en effet, des expériences auxquelles M. Boudault s'est livré, que la pepsine est sécrétée à l'état neutre, et que c'est sous l'influence de l'action fermentifère de cette substance que se développe l'acidité du suc gastrique.

La sécrétion du suc gastrique est provoquée par les aliments; elle se produit aussi sous l'influence des substances non alibiles, mais en moindre quantité. Comme la salive, le suc gastrique est un liquide récrémentitiel qui rentre dans le sang par les voies de l'absorption.

La quantité de suc gastrique sécrétée est très-probablement en rapport avec celle des aliments à dissoudre; elle diminue sans doute aussi à mesure que s'opère cette dissolution; elle est considérable d'ailleurs, car MM. Bidder et Schmist l'ont évaluée à plus de 500 grammes dans l'espèce humaine.

D'après les expériences de M. Blondlot, le sucre, le poivre et divers autres condiments augmentent l'afflux du suc gastrique. Il en est ainsi des impressions vives et agréables sur le sens du goût, qui excitent à la fois la sécrétion salivaire et celle du suc gastrique.

La sécrétion du suc gastrique est retardée ou diminuée

par les acides; les alcalis faibles, au contraire, la provoquent et l'avivent.

Suivant M. Cl. Bernard, la chaleur modérée n'a pas d'action bien sensible sur la sécrétion du suc gastrique; mais une forte chaleur produit des effets funestes. Le froid la diminue d'abord, mais lorsque la réaction se produit, elle devient plus abondante ; il en est ainsi de l'eau à 4 ou 5°.

Certains états fébriles, l'anorexie, ou l'embarras gastrique, suspendent plus ou moins cette sécrétion.

Action du suc gastrique.

129. — Le suc gastrique, comme nous venons de le dire, par l'acide lactique qu'il contient, a pour usage de ramollir et de gonfler les substances alimentaires azotées, et sous l'influence de la pepsine, d'en opérer la dissolution par action de contact ou catalytique. Le suc gastrique non-seulement se putréfie très-difficilement, mais encore il suspend la putréfaction des matières animales.

Substances attaquées par le suc gastrique.

130. — Les substances alimentaires que le suc gastrique est susceptible de dissoudre sont : la fibrine, le gluten, l'albumine coagulée, l'albumine liquide, la géla-

tine, la caséine, lesquelles sont métamorphosées en une substance identique, dont la composition chimique est semblable aux matières albuminoïdes d'où elles proviennent. C'est ce produit que M. Lehmann a désigné sous le nom de *peptone*, et auquel M. Mialhe donne celui d'*albuminose*,

Substances inattaquées par le suc gastrique.

131.—Les substances inattaquées par le suc gastrique sont les corps gras, l'huile, l'amidon, la gomme, la pectine et le sucre. Cependant si le suc gastrique n'a pas d'action sur les corps gras, il en prépare la digestion en dissolvant leur enveloppe albuminoïde ; en outre, lorsque le sucre reste longtemps en contact avec le suc gastrique, il se forme de l'acide lactique et de l'acide acétique, ce qui d'ailleurs a lieu aussi avec les matières albuminoïdes.

Les substances inorganiques solubles dans l'eau, telles que les chlorures , phosphates, sulfates alcalins, le sont aussi dans le suc gastrique. Le phosphate de magnésie, les sels de chaux, de fer, etc., peu ou point solubles, le deviennent dans le suc gastrique, grâce à son acidité.

Les phénomènes dus à l'action du suc gastrique ont lieu dans l'estomac ; néanmoins ce fluide, charrié avec les aliments, parcourt tout l'intestin.

Chyme.

132. — Quoique les modifications que subissent les substances alimentaires dans le travail digestif de l'estomac, donnent lieu à des produits bien distincts, nous conservons néanmoins, quant à présent, l'ancienne dénomination de chyme à l'espèce de pulpe ou bouillie en laquelle paraissent transformées ces substances. Cette bouillie, plus ou moins homogène, est visqueuse au toucher, d'une couleur blanche, sale ou grisâtre, variable, d'ailleurs, selon la nature des aliments introduits dans l'estomac, et dont la composition, par conséquent, ne peut être rigoureusement établie. Le chyme a une odeur fade et nauséabonde et une saveur douceâtre et acide qu'il doit aux transformations qu'ont subies les aliments et à la présence des acides développés pendant le travail digestif.

L'élaboration du chyme a une influence des plus manifestes sur les phénomènes ultérieurs de l'acte digestif; aussi est-ce avec juste raison que, dans tous les temps, on a considéré la digestion stomacale comme une des fonctions les plus importantes de l'économie.

Action des aliments dans le duodénum.

133. — La sécrétion que sollicitent les substances

alimentaires dans l'estomac est donc des plus essentielles ; néanmoins, le rôle de ces substances est loin d'être
terminé; car leur présence, à l'état de chyme, dans
l'intestin grêle, donne lieu à des excitations qui déter-
terminent l'écoulement de fluides nouveaux. Et d'ailleurs, comme nous venons de le voir, si la plupart des
matières alimentaires ont subi les modifications les
plus importantes, il en est cependant qui échappent à
l'influence élaboratrice des organes et des liquides que
nous venons d'étudier ; or, c'est sur ces dernières que
les fluides appelés dans l'intestin exercent leur action,
en même temps que sont complétées les transformations
des matières déjà si profondément modifiées par la salive et le suc gastrique.

Le contact des substances alimentaires dans la première partie des intestins grêles, c'est-à-dire dans le
duodénum (44), donne lieu à l'épanchement de deux liquides principaux, le *suc pancréatique,* que sécrète la
glande pancréas, et la *bile,* dont la sécrétion se fait dans
le foie.

Suc pancréatique.

134. — Le suc pancréatique est un liquide incolore,
visqueux, gluant, limpide, d'une saveur un peu salée,
constamment alcalin, et qui se coagule en masse sous
l'influence de la chaleur, des acides énergiques, de l'al-

cool, etc. Il doit la propriété de se coaguler à une substance analogue aux matières albuminoïdes, et que l'on
a nommée *pancréatine*. Cette matière active du suc
pancréatique, lorsqu'elle est coagulée par la chaleur ou
l'alcool, est redissoute par l'eau, ce qui la distingue de
la caséine. Le suc pancréatique s'altère rapidement; il
laisse déposer alors des grains blancs formés de sulfate
de chaux en aiguilles, répand l'odeur hydro-sulfurique
et perd sa viscosité.

Le suc pancréatique s'écoule du pancréas dans le
duodénum par un canal divisé en deux branches; l'une,
petite, a son orifice dans le duodénum, plus près de
l'estomac que l'autre, et fait parvenir dans l'intestin le
suc pancréatique à l'état de pureté; la plus grosse a son
orifice au niveau de celui du canal cholédoque (conduit
biliaire), de sorte que le suc pancréatique et la bile se
mêlent au moment de leur arrivée dans le duodénum.

Action du suc pancréatique.

135. — Le suc pancréatique exerce une action spéciale sur les corps gras. Il agit aussi sur les substances
féculentes et sur les matières albuminoïdes qui ont
échappé à l'action du suc gastrique; mais ce liquide a
pour propriété essentielle d'émulsionner les corps gras,
c'est-à-dire de les diviser en particules d'une ténuité
extrême, ce qui les rend aptes à être absorbés par les

8

chylifères. Cette propriété, suivant M. Cl. Bernard, serait due à la présence d'un ferment spécial, tandis que,
d'après quelques chimistes, et selon M. Mialhe en particulier, ce ne serait pas sous l'influence d'un ferment,
mais bien par une réaction alcaline qu'elle se manifes-
terait. Quoi qu'il en soit, le suc pancréatique a bien évidemment la propriété de dédoubler les graisses neutres,
butyrine, oléine, margarine, stéarine, en glycérine et
en acide libre, acides butyrique, oléique, etc.

Le suc pancréatique exerce sur les substances féculentes une action analogue à celle de la salive, mais
bien plus rapide, c'est-à-dire qu'il transforme en
dextrine et en glycose celles de ces substances qui ont
échappé à l'action de la salive, propriété qui, toutefois,
est contestée, quoique bien à tort, par plusieurs physiologistes.

Au reste, les travaux de M. Cl. Bernard font, à tant
de titres, autorité dans la science, que nous croyons devoir reproduire ici les conclusions des belles expériences de ce savant sur les fonctions du pancréas :

« 1º Le suc pancréatique alcalin agit sur toutes les
matières descendues de l'estomac ;

« 2º Il émulsionne les matières grasses et les rend
aptes à être absorbées ;

« 3º Il transforme la fécule en sucre ;

« 4º Enfin il agit sur les matières azotées, soit sur
celles qui n'avaient pas été dissoutes par le suc gastri-

que, soit sur celles qui, après avoir été dissoutes par ce
fluide, ont été précipitées de nouveau par la bile.

« En outre, le suc pancréatique a la propriété d'aci-
difier la graisse. »

Il résulte de ces expériences, que l'action du pancréas
n'est pas limitée à une seule classe de matières, mais
qu'elle s'étend à toute espèce d'aliments végétaux et
animaux.

Comme on le voit, l'action du suc pancréatique dans
les phénomènes de la digestion est des plus importantes. Les expériences faites sur les animaux dans le
but de suspendre plus ou moins complétement l'écoulement de ce liquide, ont déterminé l'indigestibilité des
corps gras et leur expulsion dans les déjections, sans
qu'ils aient été altérés, et de plus ont amené l'amaigrissement progressif et la mort.

Des expériences toutes récentes faites par M. Colin et
répétées par M. Bérard, tendraient à infirmer les résultats obtenus par M. Cl. Bernard, dans ses recherches
sur les fonctions du pancréas. Nous croyons, néanmoins,
que jusqu'à plus ample informé, on doit conserver à cet
organe les usages si bien déterminés par M. Cl. Bernard;
car si, dans les expériences de M. Colin, le chyle s'est
présenté émulsionné, quoique le suc pancréatique ait
été détourné de l'intestin, n'en peut-on pas conclure
que le pancréas, comme bien d'autres organes, peut
être suppléé dans certaines circonstances ? La sécrétion

biliaire et celle que fournissent les glandes si nombreuses de l'appareil digestif, pourraient offrir des arguments propres à soutenir cette interprétation.

Bile.

136. — La bile exerce aussi une influence manifeste
sur les phénomènes digestifs ; mais son action est complexe, comme nous le verrons plus loin. Ce liquide, sécrété ou excrété par le foie, est accumulé dans la *vésicule biliaire* (44), d'où il s'écoule dans le duodénum par
le *canal cholédoque,* dont l'orifice, comme nous l'avons
dit, se confond avec celui du canal pancréatique le plus
volumineux.

La bile est une matière particulière, liquide, amère,
d'une couleur brune -verdâtre, savonneuse. « Cette humeur est alcaline chez les herbivores et les omnivores
pendant la digestion, et acide lors de la vacuité de l'intestin. Elle est toujours acide chez les animaux carnivores. » (M. Cl. Bernard.) Les éléments qu'elle renferme
sont très-variés. Les principaux sont l'*acide cholique* et
l'*acide choléique,* qui diffère du premier en ce qu'il
contient du *soufre.* Il existe, en outre, dans la bile, des
matières grasses neutres, la *cholestérine,* l'oléine, la
margarine, des *mucus,* des sels minéraux, chlorure de
sodium, phosphates alcalins et terreux, etc.

Action de la bile.

137. — Quoiqu'il nous paraisse très-probable que la bile n'est qu'un produit excrémentitiel éliminé dans le travail si important du foie, néanmoins, comme la nature met tout à profit dans l'organisme, la bile est utilisée, et ainsi que nous l'avons dit, a même des usages complexes. En présence dans le duodénum dès le début de la digestion stomacale, la bile se mêle au chyme et concourt avec le suc pancréatique à émulsionner les corps gras, à transformer les féculents en glycose, et, en même temps que les divers liquides digestifs, à dissoudre les autres matières de l'alimentation ; mais, en outre, cette humeur, par son mélange avec les divers produits de la digestion gastrique et intestinale, opère, selon le docteur Billing, sur la masse qui les constitue, une sorte de clarification, à la manière du blanc d'œuf à l'égard de certains liquides, et en sépare les parties excrémentitielles en se confondant avec elles ; elle stimule la force absorbante des chylifères et des veines mésentériques, active le mouvement péristaltique des intestins et facilite ainsi le parcours des matières excrémentitielles dans les voies intestinales, et par suite, leur expulsion ; de plus, selon certains auteurs, elle serait douée de propriétés antiputrides et s'opposerait à la fermentation, ainsi qu'au trop grand développement des

gaz intestinaux; enfin, quelques-uns de ses éléments sont absorbés et rentrent dans la circulation.

Suc intestinal.

138. — Outre les liquides dont nous venons de nous occuper, il en est d'autres qu'exhale la muqueuse intestinale et dont les usages sont variés. Confondus sous le nom de suc intestinal, ces fluides seraient le résultat de la sécrétion des follicules ou glandes de Lieberkuhn, ou un produit perspiratoire exhalé par les artères des intestins. Le suc intestinal est légèrement alcalin dans tout le parcours de l'intestin grêle, mais la réaction alcaline ou acide des matières alimentaires dans cette portion du tube digestif dépend particulièrement de la nature de ces matières.

Le suc intestinal est sécrété avec plus ou moins d'abondance, selon le degré d'excitabilité propre des matières alimentaires, selon la quantité de bile qu'elles contiennent ou les modifications qu'elles ont subies.

Action du suc intestinal.

139. — Le suc intestinal paraît avoir une influence semblable à celle de la salive et du suc pancréatique sur les substances féculentes; il émulsionne aussi les graisses, mais à un bien moindre degré.

Il s'écoule, en outre, à la surface intestinale un autre fluide, mucus intestinal, qui a surtout pour propriété de protéger la membrane muqueuse contre l'action trop irritante des substances alimentaires.

Résultat ultime des fonctions digestives.

140. — Tels sont, d'après les analyses chimiques, les divers fluides mis en mouvement par la présence des aliments dans les voies digestives. Mais, quoique dans les phénomènes naturels de la digestion, ces fluides n'agissent pas isolément et que très-probablement de leur action simultanée résultent des modifications inconnues, néanmoins, dans le laboratoire du chimiste comme dans l'organisme, les actions et les réactions qui se produisent en ces circonstances se résument particulièrement à ce dernier terme : la dissolution, par les sucs digestifs, des éléments nutritifs contenus dans les substances alimentaires. Les diverses phases de la digestion ont donc pour but la dissolution des aliments, seule forme sous laquelle les fluides digestifs puissent s'emparer des éléments nutritifs, et en leur servant de véhicule, leur donner, pour ainsi dire, droit de domicile dans l'économie. En d'autres termes, l'acte digestif a pour résultat ultime le premier degré de transformation par lequel les principes nutritifs incorporés dans des fluides appartenant déjà à l'économie commencent à

faire partie de l'organisme, c'est-à-dire constituent le liquide nutritif auquel on a donné le nom de chyle.

Chyle.

141. — Des diverses actions que subissent les substances alimentaires, féculents, corps gras, matières albuminoïdes, dans l'estomac et dans la première portion de l'intestin grêle, résultent en réalité trois liquides que l'on peut désigner sous le nom de chyle glycosique, chyle graisseux et chyle albuminosique, et qui, à l'état de mélange dans l'intestin, constituent un liquide homogène en apparence, que l'on désigne sous le nom de chyle. Cependant, quoique les veines se chargent d'une partie du chyle dans le travail de l'absorption digestive, comme il n'est possible d'obtenir ce fluide à l'état à peu près pur que dans un ordre particulier de vaisseaux, le chyle proprement dit est le liquide qui circule lors de l'absorption des produits digestifs dans les vaisseaux dits chylifères. C'est donc ce fluide seul que nous pouvons étudier.

Le chyle est un liquide blanc, opaque, lactescent, d'une saveur salée, alcaline, et d'une odeur particulière. Il est plus clair chez les herbivores que chez les carnivores. La couleur et l'opacité du chyle sont d'autant plus prononcées que ce fluide provient d'aliments plus riches en matières grasses; l'une et l'autre dépendent d'ailleurs des particules de graisse qu'il contient à l'état de division extrême. Cependant il renferme en outre des granulations analogues à celles que l'on trouve dans la lymphe ; ces granulations ou *globulins* sont plus petits et bien moins nombreux que dans le sang ; ils sont en outre incolores. Très-probablement les globules du sang tirent leur origine de ces granulations, ainsi que de celles de la lymphe. Le chyle est peu coagulable, aussi ne contient-il qu'une très-faible quantité de fibrine ; mais selon MM. Tiedemann et Gmelin, il le devient, et cette coagubilité augmente même à mesure qu'il avance dans le système lymphatique. C'est ainsi qu'il est complétement coagulable au-delà des *ganglions mésentériques*, et surtout dans le *canal thoracique,* où il prend une teinte rosée, propriété qu'il doit en grande partie à la lymphe avec laquelle il est alors mélangé, de même que c'est, sans aucun doute, par son mélange avec ce fluide qu'il acquiert la petite quantité de fibrine qui le rend coagulable.

Les diverses analyses sur la composition du chyle laissent à désirer, en ce qu'elles ont eu lieu sur du chyle mélangé de lymphe ; cependant, comme l'état chimique de ce fluide offre un intérêt particulier, nous reproduisons l'analyse du chyle de l'homme, faite par Rees.

142. — Composition du chyle :

Eau	904
Fibrine	traces

Albumine.   70
Matières grasses.   9
Matières extractives et sels.   14

La composition chimique du chyle offre beaucoup
d'analogie avec celle du sang ; toutefois le chyle diffère
du sang par sa couleur, par la forme et le volume de ses
globules, par sa moindre proportion en parties solides ;
enfin en ce qu'il contient des matières grasses à l'état
libre.

Produits digestifs dans le gros intestin.

143. — Les produits digestifs, après avoir terminé leur
trajet dans l'intestin grêle, entrent dans le gros intestin.
Dans le *cœcum*, ces produits reprennent le caractère
acide, que leur communique, suivant M. Cl. Bernard,
l'acide lactique développé sous l'influence des altéra-
rations et des transformations successives qu'ont subies
les matières féculentes. C'est dans le cœcum que les
produits de la digestion arrivent à l'état d'excréments ;
ils acquièrent alors une plus grande consistance et une
coloration plus foncée, par suite de l'activité de l'absorption des liquides et des substances incolores. Dans
le *colon*, les matières excrémentitielles perdent peu à
peu leur acidité et redeviennent alcalines, sous l'influence
de la sécrétion du système glandulaire, qui se rapproche
de celle de l'intestin grêle. Les matières excrémenti-

tielles sont composées des résidus des diverses substances alimentaires, tels que : le ligneux, les parties graisseuses excédantes, les tissus épidermiques, la matière colorante des végétaux, enfin toutes les matières de l'alimentation réfractaires aux actes digestifs; elles contiennent aussi les diverses sécrétions intestinales.

IV.

PEAU. — FONCTIONS DE LA PEAU.

Action des agents extérieurs sur la peau. — Respiration insensible ou perspiration cutanée. — La peau absorbe de l'oxygène et exhale de l'acide carbonique. — La suppression de la perspiration cutanée détermine l'asphyxie. — Transpiration ou sueur.— Conditions qui influencent les fonctions cutanées.

Action des agents extérieurs sur la peau.

144. — La peau, comme nous l'avons vu (53), est une membrane protectrice étendue sur toute la surface du corps. Les influences extérieures qu'elle subit dans l'état normal, se bornent particulièrement à l'action de l'air atmosphérique et de la température. Mais la part qui lui est faite n'en est pas moins fort importante, puisque de la régularité avec laquelle elle accomplit les fonctions qui lui sont dévolues, dépend cet équilibre général qui harmonise les différents actes de la nutrition.

Respiration insensible ou perspiration cutanée.

145. — Pour bien nous rendre compte de l'action de l'air atmosphérique sur l'enveloppe cutanée, nous devons faire observer que cette membrane, dans l'accomplissement de ses fonctions, offre une analogie des plus évidentes avec la muqueuse pulmonaire. Aussi a-t-on désigné les fonctions de la peau sous le nom de *respiration insensible* ou *perspiration cutanée*. En effet, sous le contact de l'air atmosphérique, la peau *absorbe* de l'oxygène et *exhale* de l'acide carbonique, en quantité fort minime, il est vrai, soit pour l'absorption de l'un ou l'exhalation de l'autre; puisque le sang, qui de la peau est reporté vers le cœur, n'en a pas moins les caractères du sang veineux. Toutefois, cette source d'oxygénation et de décarbonisation du sang a une valeur qu'il est nécessaire de constater, car de cette propriété résulte précisément une des conditions qui donnent lieu de comprendre l'importance des fonctions de l'enveloppe cutanée dans les phénomènes de la nutrition.

Par des expériences nombreuses, il a été démontré que la suppression de la perspiration cutanée a déterminé l'asphyxie, dans un espace de temps relativement assez court, autant peut-être en privant le sang de la quantité d'oxygène qu'il reçoit par cette voie, que par la proportion d'acide carbonique dont il n'est pas débarrassé. Au reste, si la peau ne peut suppléer les poumons, elle leur vient en aide dans une des parties de l'organisme, au moins dans sa substance propre, où les capillaires, en raison de leur ténuité extrême, de leur emprisonnement dans des tissus très-denses et soumis à l'action immédiate des corps extérieurs, sont moins aptes à ressentir les influences auxquelles obéissent les capillaires des tissus profonds de l'économie.

L'oxygénation et la décarbonisation du sang par la peau sont soumises aux diverses influences que subit l'acte respiratoire pulmonaire, mais à des degrés bien moindres, en raison de la nature du tissu qui constitue l'appareil cutané et des modifications imprimées à ce tissu par l'âge, par le contact incessant des agents externes, etc.

Transpiration ou sueur.

146. — Mais à cette oxygénation et à cette décarbonisation du sang ne se bornent pas les fonctions de la peau.

La perspiration cutanée est surtout remarquable par une exhalation de vapeur d'eau qui s'effectue incessamment. La quantité d'eau ainsi dégagée du corps est considérable ; elle a été évaluée en moyenne à 1 kilogramme en 24 heures. Aussi la peau, à cet égard, l'emporte sur les poumons, car ces organes ne font perdre à l'économie que 4 ou 500 grammes d'eau pendant la même durée de temps. Lorsque, sous diverses influences, l'exhalation par la peau s'opère sous la forme liquide, elle constitue la transpiration ou sueur; or, sous cette forme, la quantité d'eau que perd l'organisme peut être portée à des proportions très-élevées.

Conditions qui influencent les fonctions cutanées.

La perspiration cutanée est variable suivant la température et l'état hygrométrique de l'air; elle est donc soumise aux influences des saisons et des climats. Elle varie selon la température du corps acquise par l'alimentation, par la quantité et l'espèce de boissons dont l'homme fait usage, et selon qu'il se livre à l'exercice ou au repos. Elle est encore variable relativement à l'âge des individus, car on a observé que dans l'enfance la perspiration cutanée est plus active que dans la vieillesse, où, au contraire, la sécrétion urinaire prédomine.

Nous bornons ici ces considérations sur les fonctions de la peau, l'étude de l'absorption et des sécrétions nous donnant lieu de les rendre plus complètes.

CHAPITRE HUITIÈME.

ABSORPTION.

147. — Jusqu'alors nous n'avons, pour ainsi dire, considéré l'action des corps extérieurs qu'à la surface externe de l'organisme ; maintenant nous allons étudier le mode par lequel ces corps, plus ou moins modifiés par les réactions organiques, pénètrent dans l'intimité de l'économie, c'est-à-dire la fonction vitale, que l'on désigne sous le nom d'*absorption*.

Définition et division de l'absorption.

L'absorption est cette propriété de l'organisme, par laquelle les corps extérieurs pénètrent dans la substance des tissus et sont assimilés à leur nature. L'absorption s'effectue sur les corps gazeux ou liquides placés à la surface comme dans la profondeur de nos organes. Aussi l'absorption est-elle divisée en *absorption externe* ou *de composition* et en *absorption interne* ou *de décomposition.*

L'absorption externe ou de composition, s'opère par les muqueuses respiratoire, intestinale et par la peau; elle a pour but de puiser hors des organes, les matériaux destinés à leur composition; de là la dénomination d'*absorption pulmonaire*, d'*absorption intestinale* et d'*absorption cutanée.*

L'absorption interne ou de décomposition réside dans l'ensemble du travail organique par lequel sont extraits des tissus les matériaux destinés à être excrétés et remplacés. On la dit encore *interstitielle* ou de *nutrition.*

MODE D'ABSORPTION.

Imbibition. — Endosmose.

148. — Deux lois physiques président au mécanisme des absorptions : l'imbibition et l'endosmose, lesquelles sont activées par la pression. C'est sous leur influence que s'opère l'absorption aux membranes muqueuses, pulmonaire et intestinale, à la peau et dans les cavités closes; car les parties animales humides, spécialement les membranes, sont perméables aux substances liquides

et gazeuses. Toutefois il résulte des expériences de
M. Cl. Bernard, que l'absorption est soumise à la couche épithéliale qui tapisse les membranes, en vertu du
phénomène vital par lequel cette couche se détruit et
se renouvelle. Le rôle de cet épithélium consiste, d'une
part, à limiter l'imbibition, et d'une autre part, à s'opposer à la sortie des liquides intérieurs. Il suffit de la
plus légère modification dans la destruction et le renouvellement de la couche épithéliale pour changer complétement les règles normales du travail physiologique
de l'absorption. En effet, si cette couche est détruite,
le phénomène physique d'exosmose aura lieu tel qu'il se
passe au-dehors de l'organisme; si, au contraire, l'é-
pithélium est intact, l'absorption alors s'effectuera sous
l'influence de l'action vitale 'et n'appartiendra plus aux
phénomènes physiques.

Caractère du mouvement d'absorption.

149.— Au reste, quel que soit le mode d'absorption,
les capillaires sanguins et lymphatiques, n'offrant pas
d'ouvertures béantes, les liquides n'y pénètrent que par
une filtration qui exige toujours un temps généralement
assez long pour introduire une certaine quantité de liquide dans le sang. Or, le caractère du mouvement
d'absorption est la lenteur ; mais il faut, en outre, qu'il
s'exécute à l'égard des substances à absorber, d'une ma-

nière successive et dans des proportions qui ne dépassent pas les appels du sang. C'est en raison de cette lenteur, que des substances alimentaires en quantité excédante sont rejetées au-dehors, sans avoir été complétement dépouillées de leurs principes alibiles. Mais c'est précisément aussi à cause de cette lenteur, que l'équilibre s'établit dans l'acte intime de la nutrition, à l'égard de la composition et de la décomposition des tissus.

Causes qui modifient l'absorption.

150. — Diverses causes activent ou diminuent l'absorption. Ainsi, la pression ou compression, par exemple, active l'absorption lorsque les capillaires vasculaires sanguins ou lymphatiques ont perdu leur propriété contractile, et au contraire, elle la diminue, si elle est exercée sur un point du corps de manière à entraver la circulation. La pression diminuée ou supprimée peut encore entraver ou suspendre l'absorption; c'est ainsi qu'agit une ventouse appliquée sur un point de la peau atteinte par un virus.

D'autres circonstances peuvent encore modifier l'absorption; telles sont: les proportions dans lesquelles certaines substances salines sont contenues dans les fluides de l'économie, la quantité d'eau qu'ils renferment, toutes les causes débilitantes, les pertes de sang, l'ali-

mentation insuffisante, l'abstinence, etc., lesquelles excitent les propriétés d'absorption des tissus.

Les diverses absorptions ont aussi réciproquement de
l'influence les unes sur les autres. Ainsi, les modifications survenues dans l'absorption intestinale auront du
retentissement sur les absorptions pulmonaire, cutanée,
et réciproquement.

Comme il est facile de le comprendre, l'absorption
joue un rôle très-important dans les phénomènes de la
nutrition, et l'étendue de ses relations dans l'économie
en rend l'étude indispensable pour éclairer les causes
et la nature des maladies, ainsi que pour rechercher les
moyens propres à les combattre.

Absorption dans les poumons.

151. — L'absorption s'opère dans les poumons par
l'intermédiaire de la membrane muqueuse qui tapisse
la surface externe des bronches (42), et sur cette membrane au moyen des vaisseaux qui la parcourent. Cette
muqueuse est pourvue d'un épithélium à cils vibratiles
doués de mouvements toujours dirigés dans le même
sens, poussant toujours de l'intérieur à l'extérieur; disposition physiologique qui a pour but de modérer l'absorption si active dans les poumons.

Outre l'air atmosphérique, les poumons absorbent
aussi des vapeurs de toute espèce; c'est ainsi que, par

la respiration, sont introduites dans l'économie, les vapeurs d'éther, de chloroforme, d'alcool, des gaz, enfin
une foule de substances volatiles. Les liquides sont
aussi absorbés avec beaucoup d'énergie par les poumons. Chez les animaux, ce genre d'absorption s'effectue encore plus énergiquement ; M. J. Béclard a pu
injecter impunément dans la trachée des chiens et des
lapins 30, 40 et 80 grammes de liquide.

C'est par la voie des poumons que des gaz délétères,
que les miasmes marécageux et autres pénètrent dans
l'organisme.

Absorption dans les intestins.

152. — L'absorption intestinale a pour but l'introduction dans le torrent de la circulation, des produits dissous de la digestion. L'absorption, dans le tube digestif, ne s'effectue pas également dans chacune des parties de ce canal. Dans la bouche et dans l'œsophage,
le bol alimentaire ne perd guère que quelques mini-
mes proportions d'eau et de sels en dissolution. Dans
l'estomac, c'est sur l'eau, sur les sels solubles dans le
suc gastrique, sur l'albumine liquéfiée, sur le sucre
produit par la digestion des matières amylacées que
l'absorption a lieu. Il en est ainsi dans l'intestin grêle,
pour les mêmes matières que l'estomac n'a point absorbées ; mais en outre cet intestin absorbe les matières

grasses et d'autres produits secondaires formés dans le travail digestif de l'estomac et de l'intestin grêle lui-même. L'absorption dans le gros intestin, comme nous l'avons déjà dit (44), ne s'opère que sur le résidu des matières alimentaires qui, suivant les conditions d'absorption des organes précédents, ont conservé plus ou moins d'éléments nutritifs.

Toutefois, quoique l'absorption du produit de la digestion s'effectue dans toutes les parties du canal digestif, depuis le cardia jusqu'à l'anus, c'est particulièrement dans l'intestin grêle que réside sa plus grande activité.

Au reste, la faculté de l'absorption du tube intestinal est limitée, elle est en rapport avec la quantité de substances alimentaires que le travail digestif a mises dans les conditions exigées pour l'absorption, c'est-à-dire dissoutes, aussi lorsque cette quantité est excédante, elle est rejetée par les fèces.

Forme sous laquelle sont absorbées les matières alimentaires.

153. — La forme sous laquelle les matières alimentaires sont absorbées, varie selon leur nature :

Les *aliments féculents* rendus solubles par leur transformation en dextrine et en glycose ou sucre de raisin, sont absorbés sous cette dernière forme.

L'*albumine* liquide est absorbée en nature ;

9.

« Les aliments *albuminoïdes solides,* tels que la fibrine, la caséine, l'albumine coagulée sont absorbés à
l'état de peptone (*albuminose*). Mais en présence du
sang, la peptone, qui ne diffère pas sensiblement de
l'albumine sous le rapport de la composition, se transforme promptement en albumine. » (M. J. Béclard.)

Les *corps gras neutres,* tels que les graisses, l'huile,
le beurre, sont absorbés en nature ; ils sont seulement
émulsionnés par les sucs digestifs et très-particulièrement, comme l'a démontré M. Cl. Bernard, par le suc
pancréatique.

Les substances *inorganiques,* qui sont solubles dans
l'eau, telles que les chlorures, les phosphates et les sulfates alcalins, sont absorbées sous leur forme propre.

Quant aux *sels peu solubles* ou insolubles, les sels de
fer, de chaux, de magnésie, l'absorption s'en effectue
sous l'influence du suc gastrique.

Pour les *boissons,* telles que le vin, la bière, le cidre,
le poiré, dans la composition desquelles il entre de l'alcool, des matières organiques, salines, et de l'eau, elles
sont absorbées en partie en nature par l'intermédiaire
de l'eau, et probablement en partie, sous les métamorphoses que subissent les substances qu'elles contiennent
selon la nature azotée ou non azotée de ces substances.

Toutefois, on ne connaît pas encore d'une manière
positive, les modifications qu'elles peuvent subir, sous
l'influence du suc gastrique.

Vaisseaux par lesquels s'opère l'absorption intestinale.

154. — L'absorption intestinale s'opère par deux ordres de vaisseaux, les *vaisseaux chylifères* et les *radicules des veines mésentériques*. Les vaisseaux chylifères pompent une portion du chyle dans le tube intestinal, verse ce chyle dans le canal thoracique où ce liquide se mêle avec la lymphe et est porté par ce canal à son point de réunion avec la veine sous-clavière gauche dans le sang veineux, d'où il passe dans la veine cave supérieure, pénètre dans le cœur droit et est lancé dans les poumons. Les veines mésentériques absorbent l'autre partie du chyle, charrient ce liquide avec le sang qu'elles contiennent dans la veine-porte, laquelle le verse dans le foie, puis il est saisi par les veines sus-hépatiques et porté dans la veine cave inférieure qui le conduit dans le cœur droit où il se mêle avec le sang apporté par la veine cave supérieure, et de là est poussé dans les poumons.

Différence dans la propriété d'absorption des vaisseaux chylifères et des veines mésentériques.

155. — C'est donc par deux ordres de vaisseaux que s'effectue l'absorption des produits de la digestion, mais non d'une manière identique, quant aux substances qui sont extraites du chyle. Ainsi les chylifères absorbent

particulièrement les matières grasses, tandis que les veines mésentériques les absorbent d'une manière à peine sensible. En outre, il résulterait des expériences de M. Lehmann que, chez les animaux nourris avec des substances végétales, le sucre se trouve en si faible quantité dans la veine-porte, que le dosage en est fort difficile ; ce qui donnerait lieu de conclure que le sucre des féculents est particulièrement puisé par les chylifères dans le tube digestif. Les résultats de cette expérience paraissent complétement opposés à ceux que M. Cl. Bernard a obtenus, car voici ce que dit ce savant *(Leçons de physiologie expérimentale)* sur les voies que suivent les produits digestifs : « Il semblerait qu'il faut d'après leurs organes d'absorption distinguer les produits de la digestion en deux groupes : 1° les matières sucrées et albumineuses absorbées exclusivement par la veine-porte et traversant nécessairement le foie avant de parvenir au poumon ; 2° les substances grasses absorbées par les vaisseaux chylifères et arrivant dans le système veineux général et dans les poumons sans avoir préalablement passé par le foie. »

Cependant, de même que les anciens physiologistes, en attribuant aux chylifères exclusivement l'absorption des produits de la digestion, donnaient à ces vaisseaux un rôle exagéré, de même, aujourd'hui, ce serait aller trop loin que de ne leur accorder que l'absorption des matières grasses. Aussi, il nous paraît fort probable que le

rôle des chylifères se rapporte à celui que jouent les autres vaisseaux lymphatiques, c'est-à-dire qu'ils pompent
dans l'intestin, outre les matières grasses, ceux des
produits de la digestion qui se prêtent le plus à la ténuité de leur calibre, et qui répondent au mode de vitalité ainsi qu'aux usages du système organique auquel
ils appartiennent. Nous croyons donc que, d'après la
composition du chyle des chylifères, il y a lieu d'admettre que ces vaisseaux doivent absorber, outre les matières grasses, de la glycose et en très-faible quantité,
des produits albuminoïdes.

Bien évidemment, la plus grande partie des matières albuminoïdes est absorbée par les veines. Mais
ces vaisseaux, en outre, absorbent bien plus facilement
les substances salines que les chylifères ; il en est encore ainsi des matières colorantes dissoutes, telles que
l'indigo, la cochenille, le tournesol, la gomme-gutte, etc.,
et des matières odorantes, comme le musc, le camphre,
l'alcool etc. ; par conséquent, pour un grand nombre de
substances médicamenteuses, ou pour certains poisons,
les veines paraissent être plus particulièrement la voie
par laquelle ces substances pénètrent dans l'organisme.

156. — Mais, outre ces différences entre le chyle des
chylifères et celui des veines mésentériques, il en est
d'autres qui résultent des usages auxquels est exclusivement destiné le chyle des veines mésentériques.

Nous avons fait remarquer que le chyle intestinal ab-

sorbé par les veines mésentériques est versé dans le
sang de la veine-porte et de là, conduit dans le foie;
aussi, est-ce dans cet organe, dont les admirables travaux de M. Cl. Bernard ont révélé le haut rang dans
l'économie, que le chyle des veines méesntériques ainsi
que le sang de la veine-porte subissent les modifications
les plus remarquables et d'où découle une différence
tranchée entre le chyle qui arrive aux poumons par l'intermédiaire des chylifères et celui qui parvient au foie
par la voie des veines. Il résulte en effet des recherches expérimentales de M. Cl. Bernard, que le sang de
la veine-porte subit dans le foie une élaboration spéciale sous l'influence de laquelle une partie des matières dont ce sang est composé est transformée en sucre
ou glycose, et qu'en même temps que s'est opérée cette
métamorphose, le sang de la veine-porte a perdu toute
la fibrine qu'il contenait et renferme beaucoup moins
d'albumine. Aussi a-t-on tout lieu de croire que c'est
aux dépens des matières albuminoïdes du sang de la veine
porte que le sucre se produit; car on sait que l'alimentation exclusivement animale ne modifie pas la production du sucre dans le foie. Il a d'ailleurs été démontré,
d'une manière péremptoire, par les expériencés de
M. Cl. Bernard, corroborées de tous points par celles de
M. Lehmann que, chez les carnivores, le sang de la
veine-porte ne contient pas de traces de sucre.

Conclusions.

157. — Au reste, en raison de l'admirable mécanisme qui constitue l'organisation de l'homme, ce ne peut être sans un but important que les produits digestifs subissent par les chylifères et par les veines mésentériques, une double répartition. En admettant même contre tous les faits acquis par l'expérimentation que les chylifères et les veines absorbent un chyle identique, il n'en existerait pas moins des différences très-particulières entre les liquides que contiennent ces deux ordres de vaisseaux et des raisons puissantes pour ne pas les confondre, soit dans leur composition, soit dans les usages auxquels ils sont destinés dans l'organisme. En effet, nous ferons remarquer :

1° Que les chylifères renferment un liquide blanc, le chyle, ou tout à la fois, du chyle et de la lymphe (produit élaboré dans le système lymphatique), tandis que le chyle que contiennent les veines est mélangé avec du sang noir (sang altéré ou sinon modifié au moins dans le travail organique), et qu'ainsi sous ce simple rapport ces liquides sont déjà dissemblables ;

2° Que, chez l'animal à jeun, la nature du liquide que contiennent les chylifères et les qualités de celui que renferment les veines, en même temps que les différences relatives à la composition des tissus de ces vaisseaux, doivent avoir, en raison des lois endosmotiques, une influence particulière sur leurs facultés absorbantes et que, par conséquent, il y a déjà lieu d'admettre une absorption élective dans ces deux ordres de vaisseaux ;

3o Que les chylifères conduisent presque immédiatement dans la circulation un chyle élaboré seulement par les ganglions mésentériques, tandis que les veines versent leur chyle dans la veine-porte qui le charrie dans le foie d'où il n'arrive dans la circulation qu'après avoir été profondément modifié ;

4o Que si, par leur mélange dans l'appareil circulatoire, le sang blanc des chylifères et le sang noir des veines finissent par constituer un liquide unique, néanmoins, il n'est pas présumable que les matières dont l'un et l'autre sont composés puissent être amenées à un état identique dans les poumons ou dans les autres parties de l'organisme ;

5o Que d'ailleurs, la prédominance dans l'apport des matières de l'alimentation par les chylifères et celle qui résulte de l'excès des principes nutritifs que fournissent les veines, se révèlent d'une manière évidente par les modifications qui se manifestent dans la nutrition générale ;

6o Qu'ainsi, le sang qui a traversé les poumons participe des propriétés du liquide des chylifères et de celui des veines ;

7° Que, par conséquent, des différences notables doivent distinguer l'absorption des produits digestifs par les chylifères et par les veines mésentériques, non-seulement à cause de la nature des substances nutritives que les chylifères et les veines sont chargés d'amener dans le sang, mais encore par les modifications que ces substances subissent selon qu'elles suivent l'une ou l'autre voie et par les usages auxquels elles paraissent destinées dans l'économie.

Absorption cutanée.

158. — L'épiderme, qui protége la peau (53, 144) contre l'impression des agents extérieurs, semble destiné à modérer en même temps l'évaporation qui se produit sans cesse à la surface du corps, et la faculté d'absorption de l'enveloppe cutanée. Cependant la peau absorbe avec une certaine activité les corps liquides et gazeux. On a constaté que le poids du corps était augmenté après une promenade par un temps humide et que la sécrétion urinaire était accrue. C'est aussi sous la même influence que le corps plongé dans un bain absorbe l'eau en certaine quantité. Les liquides agissent d'abord par imbibition en ramollissant l'épiderme, ils passent ensuite par absorption dans les vaisseaux qui rampent dans les tissus sous-jacents et de là dans le torrent de la circulation. Toutefois, la température du

liquide modifie l'absorption cutanée selon que cette
température est supérieure ou inférieure à celle du
corps.

Non-seulement la peau absorbe les liquides purement
aqueux, mais encore les matières salines ainsi que d'autres substances tenues en dissolution ; elle absorbe aussi
des gaz comme un grand nombre d'expériences l'ont
démontré et comme nous l'avons signalé (145). Aussi
s'opère-t-il par la peau une sorte de respiration rudimentaire.

Influences qui modifient l'absorption cutanée.

159. — La faculté d'absorption de la peau est modifiée par une foule de circonstances ; l'âge, le sexe, la
force ou la faiblesse des individus constituent les principales. Artificiellement, l'absorption cutanée est facilitée
par les frictions et par les corps qui ont une action dissolvante sur l'épiderme. L'absorption s'opère avec beaucoup d'énergie lorsque la peau est dénudée, c'est-à-
dire lorsqu'elle est privée de sa couche épidermique.

Absorption dans les glandes et dans les cavités closes.

160. — L'absorption s'effectue encore dans les glandes, elle s'opère aussi dans les cavités closes, telles que

les membranes séreuses, les capsules synoviales des articulations. C'est ainsi qu'à l'état normal, une exhalation et une résorption de fluides se produisent dans la cavité des plèvres, du péricarde, du péritoine, de la tunique vaginale, de l'arachnoïde, de même que dans les synoviales articulaires, les bourses synoviales des tendons, les bourses sous-cutanées, etc. Des épanchements plus ou moins considérables se manifestent quelquefois dans ces cavités à l'état morbide, ils sont surtout très-fréquents dans les plèvres. Ces épanchements offrent cela de remarquable, que la résorption s'en fait généralement avec beaucoup de lenteur. Nous verrons plus tard quelle en est la cause.

Lorsque l'absorption a lieu sur des liquides ou des gaz accidentellement épanchés ou développés dans les cavités naturelles ou dans la substance des tissus, on la désigne souvent sous le nom de *résorption*.

Absorption interne ou de décomposition.

161. — L'absorption interne ou de décomposition (absorption interstitielle ou de nutrition) s'exerce continuellement. Elle a pour but d'éliminer les matériaux nutritifs usés dans le mouvement de composition des tissus et de saisir pour les utiliser ceux de ces matériaux qui n'ont pas été employés. C'est encore très-probablement par deux ordres de vaisseaux, les *veines* et

les *vaisseaux lymphatiques* que s'opère cette absorption, mais dans un but particulier comme certains phénomènes physiologiques et pathologiques semblent le démontrer.

CHAPITRE NEUVIÈME.

SÉCRÉTIONS.

DES SÉCRÉTIONS EN GÉNÉRAL. — SÉCRÉTIONS DANS LES MEMBRANES SÉREUSES ET DANS LES ARTICULATIONS. — SÉCRÉTIONS DANS LES VOIES PULMONAIRES, INTESTINALES, GLYCOGÉNIE DU FOIE. — SÉCRÉTION CUTANÉE. — SÉCRÉTION URINAIRE.

I.

DES SÉCRÉTIONS EN GÉNÉRAL.

Définition et division des sécrétions. — Appareils organiques des sécrétions. — Différentes dénominations des sécrétions. — Sécrétions alcalines et sécrétions acides. — Corps sur lesquels s'effectuent les sécrétions. — Modifications que subissent les sécrétions. — Antagonisme des sécrétions. — Influence du système nerveux sur les sécrétions.

162. —Dans l'acte de la nutrition, chaque organe a, pour ainsi dire, une mission double, l'une qui lui fait utiliser pour sa propre substance, les matériaux nutritifs qu'il reçoit du travail commun des autres organes, et l'autre par laquelle il concourt à ce travail, dans la mesure de ses attributions. L'estomac, par exemple, reçoit du travail commun, par l'intermédiaire de son appareil vasculaire, les principes nutritifs nécessaires à

ses tissus, et d'un autre côté, il concourt à ce travail
en participant aux fonctions digestives, dont plus tard
lui-même il recevra le fruit. Tous les organes sont donc
dans l'économie, tributaires les uns des autres ; et, de
l'ordre dans lequel s'accomplissent leurs actions réci-
proques, résulte cette harmonie si indispensable entre
les deux mouvements qui constituent l'acte intime de
la nutrition, nous voulons dire le mouvement de composition et celui de décomposition.

Jusqu'alors, nous avons presque exclusivement étudié
les divers actes et les divers phénomènes qui se rapportent à la composition de nos tissus, nous allons maintenant nous occuper de ceux qui ont trait à leur décomposition et rechercher si, avant d'être rejetés au dehors, les
matériaux non employés dans le mouvement de composition ne sont pas encore utilisés. C'est ainsi que nous
sommes amené à étudier les actes organiques auxquels
on a donné le nom de *sécrétions*.

Définition et division des sécrétions.

163. — Par le mot *sécrétions*, on comprend l'acte par
lequel des organes spéciaux fabriquent avec le sang des
liquides particuliers destinés à divers usages, et l'ensemble des actions organiques par lesquelles les matières usées ou inutiles sont rejetées au dehors. Dans
cette définition, deux actes différents sont confondus ;

cette confusion cependant est inévitable, car s'il est
des matériaux nutritifs qui, après avoir été employés
dans les tissus, sont immédiatement rejetés hors de l'organisme, il en est d'autres qui, avant d'être expulsés,
sont encore utilisés; de là, deux principales divisions des
sécrétions en *excrémentitielles* et en *récrémentitielles*.

Appareils organiques des sécrétions.

164. — Les organes chargés d'accomplir les sécrétions sont les glandes, les follicules ou cryptes muqueux,
les membranes séreuses.

Les glandes sont des organes particuliers dans lesquels
le sang subit diverses métamorphoses dont le résultat
constitue la sécrétion, et comme toute sécrétion ne s'accomplit que sur des surfaces, les glandes les plus com-
pliquées ne doivent être considérées en définitive que
comme de larges surfaces ménagées dans le plus petit
espace possible. (M. J. Muller.)

Différentes dénominations des sécrétions.

165. — Le nom des sécrétions varie suivant l'organe qui leur donne naissance; c'est ainsi que l'on
nomme *salive* le fluide fabriqué par les glandes salivaires ; *suc gastrique*, celui que sécrètent les follicules de

la muqueuse stomacale ; *sérosité*, le liquide que laissent transsuder les membranes séreuses, etc.

Sécrétions alcalines et sécrétions acides.

166.—Relativement à leur caractère chimique général, les sécrétions peuvent être distinguées en deux classes, les sécrétions *alcalines* qui sont : les larmes, la salive, le suc pancréatique et la bile, etc., et les sécrétions *acides* que représentent la sueur, le suc gastrique, l'urine, etc. Cependant, sous ce rapport, des modifications ont lieu dans les sécrétions, comme nous l'avons remarqué à l'égard de la salive qui parfois présente des caractères acides. Au reste, c'est surtout dans l'état morbide que les sécrétions sont modifiées à cet égard.

Corps sur lesquels s'effectuent les sécrétions.

167. — Les sécrétions s'effectuent sur les gaz et sur les liquides. C'est ainsi que peuvent être éliminés les matériaux impropres à l'organisme, soit définitivement, comme l'acide carbonique par les poumons, l'urine par les voies urinaires, etc., soit momentanément, et pour être utilisés, comme la salive, le suc gastrique, etc.

Modifications que subissent les sécrétions.

168. — La quantité de liquide sécrété dans un temps donné varie selon le degré de vascularité des glandes ou des membranes, c'est-à-dire, selon la quantité de sang que reçoivent ces organes et, par conséquent, relativement aussi à la vitesse de la circulation.

Les sécrétions sont encore accrues ou diminuées suivant l'état morbide qui, en outre, en modifie également la qualité. C'est ainsi que l'irritation augmente d'abord la sécrétion, comme on le voit si manifestement lorsqu'un corps irritant, venant affecter la conjonctive, les larmes sont sécrétées en abondance. Mais si à l'irritation succède l'inflammation, les vaisseaux se contractent, la sécrétion diminue et est supprimée même jusqu'au moment où le relâchement survient et donne lieu au retour de la sécrétion, mais alors avec des modifications résultant du désordre apporté dans le tissu sécréteur.

La connaissance des modifications que présentent les sécrétions dans l'état morbide est de la plus haute importance ; car non-seulement les sécrétions sont modifiées sous l'influence de l'altération des tissus sécréteurs, mais elles le sont encore par les fluides de l'économie dont ces tissus se laissent pénétrer anormalement, fluides qui récèlent quelquefois soit des produits morbides provenus d'autres parties de l'organisme, soit les ma-

10

tériaux usés que doivent rejeter les émonctoires, com-
plications qui viennent encore ajouter aux désordres
survenus dans la fonction de sécrétion, et qui rendent
si difficile le traitement de certaines affections, telles que
celles de la peau, des voies pulmonaires, gastriques, etc.

Antagonisme des sécrétions.

169. — L'accroissement d'une sécrétion entraîne la
diminution d'une autre sécrétion. Ce phénomène constitue l'*antagonisme des sécrétions*. C'est sur cet antagonisme qu'est fondée la méthode de provoquer artificiellement certaines sécrétions pour en faire cesser
d'autres qui ont un caractère morbide. Cet antagonisme
s'observe surtout entre les sécrétions de la peau et celles
des reins, entre cette enveloppe et les muqueuses pulmonaire et intestinale.

Influence du système nerveux sur les sécrétions.

170. —Les nerfs exercent une influence manifeste sur
les sécrétions, comme l'ont démontré les expériences de
MM. Brodie, Krimer, J. Muller et Peipers, celles de Magendie et de M. Cl. Bernard, etc., etc. La section de la
paire vague, par exemple, fait cesser la sécrétion du suc
gastrique ; après avoir fait la section de la moëlle épi-

nière aux régions lombaire et dorsale, Krimer remarqua que l'urine devint claire et limpide.

On sait d'ailleurs que, dans les affections nerveuses, l'urine est limpide et bien moins chargée de ses principes naturels.

Les passions ont aussi une influence marquée sur les sécrétions comme, par exemple, celles des larmes, de la bile, du lait, etc. Dans les fièvres où l'action nerveuse a perdu de son énergie et pendant la période de froid des fièvres intermittentes, la peau ne sécrète plus, devient sèche. Le trouble apporté dans le mouvement du fluide nerveux à la suite d'une violente émotion, d'une syncope, détermine au contraire un accroissement considérable des sécrétions, comme la sueur froide, la diarrhée, etc. Au reste, l'accomplissement régulier des sécrétions, sous l'influence de l'innervation, dépend du cours normal du fluide nerveux dans les organes sécréteurs, des actions qui attirent ce fluide ou le repoussent, de l'ensemble de ses mouvements généraux dans l'économie; car le tissu des organes sécréteurs, comme tous les tissus mous de l'organisme, est doué des propriétés qui caractérisent la vie animale, la sensibilité et la contractilité.

6

II.

DES SÉCRÉTIONS EN PARTICULIER.

Sécrétions dans les membranes séreuses et dans les articulations.
— Synovie. — Sécrétions dans les voies respiratoires, dans les
voies intestinales. — Gaz intestinaux. — Sécrétions dans le foie,
glycogénie. — Sécrétions excrémentitielles intestinales. — Sécrétion cutanée. — Sueur, composition chimique. — Sympathies
de la peau avec divers organes.

Sécrétions dans les membranes séreuses et dans les articulations. — Synovie.

171. — Les parties de l'organisme où les sécrétions
s'opèrent avec le plus de simplicité sont les membranes
séreuses.

Les membranes séreuses sont constituées par des
fibres lamineuses généralement disposées en faisceaux
et s'entre-croisant sous des angles très-nets. Des fibres
élastiques flexueuses les accompagnent ; ces membranes sont très-vasculaires et ne sont pas pourvues de follicules. Les membranes séreuses qui forment des sacs
sans ouverture, telles que les plèvres, le péritoine, le
péricarde, etc., revêtent non-seulement certains organes, mais encore, en se repliant sur elles-mêmes, les
cavités qui contiennent ceux-ci, d'où il résulte qu'en
certains points, leur surface interne se trouve en
contact avec elle-même. Cette disposition anatomique
nécessite que cette surface soit lubréfiée par un fluide

qui favorise le glissement des parties en contact. De
là, la nécessité de la sécrétion dont les membranes
séreuses sont le siége, sécrétion qui s'opère par la
simple transsudation à travers les parois des capillaires qui les parcourent, de cette partie du sang qui
constitue la sérosité. C'est donc par imbibition que s'effectue la sécrétion dans ces membranes; aussi, dans
l'état morbide, la résorption des liquides épanchés dans
les cavités qu'elles constituent sont-elles fort lentes
à s'opérer et ne s'opèrent même pas quand l'inflammation, après avoir développé leurs vaisseaux, a donné
lieu à l'épanchement de liquides modifiés eux-mêmes
par le travail inflammatoire. En effet, lorsque l'inflammation a cessé, ces vaisseaux reprennent leur capacité
normale et leur état ordinaire et ne peuvent plus s'emparer, à moins toutefois d'une dilution particulière, du
liquide épanché. De là, les maladies connues sous le
nom d'hydropisies, auxquelles succèdent quelquefois,
lorsque la partie la plus fluide de l'épanchement peut
être résorbée, des dépôts albumineux ou plutôt fibrineux qui, en s'agglomérant, constituent les *fausses
membranes*.

On doit aussi ranger dans la même classe de sécrétions celles qui s'effectuent dans l'intérieur des articulations mobiles, sécrétions dont le produit a reçu le nom
de *synovie*. Cette humeur qui, dans sa composition,
diffère surtout de la sérosité par une plus forte propor-

tion d'albumine combinée avec de la matière grasse, est un liquide onctueux, diaphane, incolore, et qui a pour but d'enduire les surfaces articulaires, d'en maintenir le poli et d'en faciliter le glissement.

Sécrétions dans les voies respiratoires.

172. — La sécrétion dans les poumons a reçu le nom de *perspiration pulmonaire*. Cette sécrétion s'effectue sous la forme de gaz et de vapeurs. La membrane muqueuse qui tapisse les ramuscules et les vésicules bronchiques en est le siége. Dans l'acte respiratoire, comme nous l'avons vu (108), s'exhalent de l'acide carbonique et de la vapeur d'eau chargée de diverses matières animales. Il y a donc bien évidemment une sécrétion qui s'effectue dans cet acte; mais cette sécrétion est essentiellement excrémentitielle, car elle a pour but de rejeter au dehors des corps complétement impropres à la nutrition. Pour s'effectuer sous la forme gazeuse, la quantité du produit sécrété n'en est pas moins considérable, et donne lieu de comprendre la viciation de l'air atmosphérique par l'accumulation d'un grand nombre d'individus dans un espace limité (110).

Diverses influences font varier la perspiration pulmonaire, c'est-à-dire la quantité de produits sécrétés par les poumons, telles sont celles qui naissent des conditions atmosphériques, de l'alimentation, des exercices, des émotions,etc.; les unes en s'exerçant sur la muqueuse pulmonaire elle-même, les autres en modifiant le mouvement respiratoire.

Sécrétions dans les voies intestinales.

173. — Les sécrétions dans les voies intestinales sont constituées par le suc intestinal, le mucus intestinal, les déjections ou matières fécales et les gaz intestinaux; mais comme elles ont été étudiées lorsque nous nous sommes occupé des liquides propres à la digestion, nous n'y reviendrons que très-sommairement.

Les fonctions digestives ont pour but non-seulement la dissolution des substances alimentaires et l'absorption des produits nutritifs, mais encore le rejet au dehors des diverses matières impropres à la nutrition, qui ont accès dans les voies intestinales, telles que la bile, les parties non alibiles des substances alimentaires, certains matériaux de l'acte de décomposition, etc. Aussi les parties excrémentitielles que rejette le canal alimentaire varient-elles beaucoup dans leur composition. L'âge, le sexe, la constitution, le tempérament, le genre de nourriture, le climat, leur impriment des modifications particulières. Voici, d'après les recherches analytiques faites en 1804 par Berzélius, les matières qu'on y rencontre.

Eau.	733,0
Parties solides.	267,0
Bile.	9,0
Albumine.	9,0
Matière extractive particulière.	27,0
Sels.	12,0
Résidu d'aliments solubles.	70,0
Matière animale particulière.	140,0

Les sels étaient constitués par :

Carbonate (lactate de soude)	3,5
Chlorure de sodium.	4,0
Sulfate de soude.	2,0
Phosphate de magnésie.	2,0
Phosphate de chaux.	4,0

Gaz intestinaux.

174. — Les intestins fournissent encore des gaz divers. Ces gaz ont seulement pour but de maintenir le tube intestinal dans le développement nécessaire à la circulation des matières alimentaires dans sa capacité. Ils sont le plus souvent formés d'oxygène, de gaz acide carbonique, d'azote, d'hydrogène pur, d'hydrogène proto-carboné et d'acide sulfhydrique.

Sécrétions dans le foie. — Glycogénie.

175. — Nous avons déjà appelé l'attention sur les sécrétions qui s'effectuent dans le foie (47), mais pour

faire ressortir toute l'importance de celle qui a trait à la
formation du sucre dans cet organe, nous allons reproduire ici les principaux faits établis par les recherches expérimentales de M. Cl. Bernard.

D'après cet éminent physiologiste, le foie est le siége
de deux sécrétions, l'une, *externe*, produit la bile, qui
s'écoule au dehors par les conduits biliaires, l'autre, *interne*, forme le sucre, dont les veines sus-hépatiques
s'emparent et qu'elles versent dans la circulation générale.

Voici maintenant les conclusions que M. Cl. Bernard
a déduites de son beau travail :

« *Premier fait*. Il y a du sucre dans le foie de l'homme
et de tous les animaux en état de santé. Ceci n'a jamais
été contesté.

« *Deuxième fait*. Le sucre existe dans le foie des car-
nassiers comme dans celui des herbivores, à jeun ou en
digestion.

« *Corollaire*. La présence du sucre dans le foie est
donc indépendante de la nature de l'alimentation.

« *Troisième fait*. Chez un carnivore, on ne trouve
point de sucre dans le sang de la veine-porte.

« On en trouve toujours, au contraire, des quantités
considérables dans le sang des veines hépatiques.

« *Corollaire*. Le sucre se forme donc dans le foie.

« *Quatrième fait*. Le sucre versé dans le sang se détruit successivement à mesure qu'il s'éloigne du foie,

sans toutefois, chez l'animal sain, apparaître dans les urines.

« *Cinquième fait*. Le sang qui sort du foie, en même temps qu'il contient davantage de sucre, ne renferme plus du tout de fibrine et beaucoup moins d'albumine que le sang qui y entre.

« *Corollaire*. Le sucre semble se produire dans le foie aux dépens des matières albuminoïdes du sang.

« Tous les faits qui précèdent sont établis par des expériences chimiques; elles prouvent déjà qu'il y a formation de sucre dans le foie. Mais comme cette fonction se passe dans l'organisme, il en résulte que cette production glycogénique doit, par conséquent, subir toutes les influences de diverse nature qui agissent sur les fonctions organiques.

« En effet, nous constatons, au point de vue physiologique :

« *Premier fait*. La fonction glycogénique subit des oscillations, comme toutes les sécrétions, et en particulier comme celles qui sont liées à l'appareil digestif.

« Elle est plus active au moment de la digestion.

« Elle diminue dans les intervalles.

« Elle peut finir par disparaître à la suite d'un jeûne prolongé.

« *Deuxième fait*. Les influences extérieures agissent sur la sécrétion du sucre.

« Le froid la fait disparaître, soit complétement, soit en partie, suivant son intensité.

« La chaleur la rétablit.

« *Troisième fait*. Les actions sur le système nerveux retentissent sur cette fonction pour l'exagérer, pour la diminuer, pour la pervertir.

« *Quatrième fait*. La fonction glycogénique est en sympathie d'action avec les autres fonctions de l'économie, et en particulier avec la respiration.

« *Cinquième fait*. A l'état morbide, la fonction glycogénique s'exagère ou s'anéantit.

« Son exagération produit le diabète.

« Son anéantissement a lieu sous l'influence de tout état fébrile.

« Le foie des individus morts de maladies ne contient généralement pas de sucre. » (M. Cl. Bernard, *Leçons de physiologie expérimentale.*)

Sécrétions excrémentitielles intestinales.

176. — Les sécrétions dans le canal intestinal, de même que dans les glandes qui l'avoisinent, et qui concourent pour une si grande part à l'acte digestif et à la formation du sang, ont pour usage, outre les attributions essentielles que nous venons de signaler, d'éliminer les produits inutiles et les matériaux usés de l'organisme ; ces sécrétions sont importantes, non-seulement

au point de vue de la régularisation des phénomènes de
la nutrition dans l'état normal, mais encore de la part
très-grande faite à l'appareil digestif dans l'état morbide
et des ressources offertes à la thérapeutique.

Sécrétion cutanée.

177. — La peau (53, 144) est le siége d'une double sécrétion, l'une, grasse, se produit dans les follicules sébacées et paraît avoir pour but de contribuer à sa souplesse
et à celle des poils; l'autre, aqueuse, a lieu par les
glandes sudorifères, et est constituée par la transpiration qui s'effectue à l'état vaporeux et à l'état liquide.

La quantité de liquide qui s'échappe par la transpiration est soumise aux influences du travail organique interne, de l'alimentation, de l'état hygrométrique de l'air
et de la température. Cette quantité de liquide est très-
considérable ; elle s'élève dans l'état normal à 1 kilogramme environ dans les 24 heures. L'évaporation continuelle qui s'effectue à la surface de la peau, établit
l'équilibre dans la température du corps, soit en le proté-
geant contre l'action du calorique ambiant, soit en s'em-
parant du calorique interne excédant. Aussi, dans l'état
morbide, la chaleur interne est-elle augmentée lorsque
les fonctions de la peau sont suspendues.

La peau, comme nous l'avons dit (145), exhale de
l'acide carbonique et absorbe de l'oxygène, mais en

quantité fort minime pour l'un et l'autre gaz ; aussi l'analogie qu'elle offre sous ce rapport avec les poumons a fait considérer la perspiration cutanée comme une sorte de *respiration supplémentaire*. On a déterminé l'asphyxie chez les animaux en suspendant les fonctions cutanées ; un canard plongé dans l'huile meurt en peu de temps.

Transpiration. — Sueur.

178. — La transpiration ou sueur, la perspiration cutanée sont de véritables excrétions, car elles débarrassent l'économie de toutes les matières susceptibles de volatilisation à la température du corps ; les urines, au contraire, entraînent les substances qui prennent la forme liquide. Au reste, la sécrétion cutanée est liée de la manière la plus intime avec la sécrétion urinaire.

La sueur fraîche est légèrement acide ; elle doit cette propriété à deux acides volatiles, l'acide caprylique et l'acide caproïque, d'après MM. Redtenbacher et Lehmann. Ce sont des acides gras qui se rencontrent d'ailleurs dans le beurre uni à la glycérine. La sueur contient diverses matières salines, des substances animales volatilisables, et, comme dans l'urine, on y trouve de l'urée, mais en bien moindre quantité. Au reste, voici, d'après M. Favre, l'analyse de la sueur faite sur 10 kilogrammes de liquide, ainsi que les conclusions du travail remarquable que cet habile chimiste a publié dans les Archives générales de médecine (juillet 1853).

Eau.	9955,73
Sudorates alcalins	15,62
Chlorure de sodium.	22,30
Lactates alcalins.	3,17
Chlorure de potassium.	2,44
Urée.	0,43
Matières grasses.	0,14
Autres sels divers, sulfates, phosphates alcalins et terreux.	0,17

« 1° Les matériaux de la sueur sont, à l'exception de faibles traces, entièrement solubles dans l'eau pure.

« 2° La matière minérale, de beaucoup prédominante dans la sueur, est le sel marin, ainsi que cela avait été constaté antérieurement.

« 3° La proportion de sulfates alcalins est extrêmement faible ; celle des phosphates alcalins ou alcalinoterreux, presque nulle dans la sueur.

« 4° L'analyse y démontre d'une manière incontestable l'existence de l'acide lactique à l'état de lactates alcalins, ainsi que cela avait été annoncé, mais non complétement démontré, par l'analyse élémentaire.

« 5° Les expériences rapportées dans ce travail signalent la découverte dans la sueur d'un nouvel acide azoté, l'*acide sudorique*, et qui s'y trouve à l'état de sudorates alcalins. La formule de cet acide le rapproche à certains égards, de l'acide urique, acide qu'on ne retrouve pas dans la sueur.

« 6° La découverte de l'urée dans la sueur ressort également de ce travail ; ce principe n'avait pu encore y être reconnu.

« 7° La proportion de matière grasse et de matière albumineuse à l'état d'albuminates alcalins est extrêmement faible dans la sueur.

« 8° La proportion de potasse, par rapport à la soude, est relativement plus élevée dans les sels à acides organiques que dans les sels minéraux contenus dans la sueur.

« 9° La sueur, provenant du même sujet, et recueillie à différentes époques a présenté sensiblement la même composition à la condition de provoquer l'expulsion de volumes de sueur à peu près égaux.

« 10° Lorsqu'on fractionne la sueur d'une transpiration en plusieurs parties, correspondant à deux ou trois périodes égales à partir du commencement de l'expérience, on trouve des différences dans les proportions relatives de sels minéraux et de sels à acides organiques, les premiers étant plus abondants pendant les dernières périodes.

« 11° Le rapport de l'eau à la somme des matériaux solides ne change pas sensiblement aux différents moments où la sueur est recueillie durant la transpiration forcée. »

Sympathies de la peau avec divers organes.

179. — La peau ne vit pas pour elle seule, elle a des rapports très-intimes avec les organes internes, particulièrement avec les poumons, les intestins et les reins; aussi il en résulte que ses impressions ou ses maladies ont du retentissement sur ces organes.

En supprimant la transpiration chez les animaux, dit Fourcault, leur sang s'altère, sa combinaison moléculaire est profondément modifiée, l'urine et les autres fluides sécrétés sont également altérés, des lésions locales se forment, des symptômes graves se développent, et la mort est le résultat de la suppression prolongée de l'exhalation cutanée; les expériences physiologiques comme les recherches statistiques démontrent que la plupart des maladies aiguës et des affections chroniques sont dues à cette suppression et à ces altérations.

III.

SÉCRÉTION URINAIRE.

Urine normale. — Composition de l'urine. — Urée. — Quantité
de l'urée dans l'urine. — Influences qui modifient la proportion
de l'urée dans l'urine. — Formation de l'urée. — Absence ou
diminution de l'urée dans l'urine. — Acide urique. — Formation de l'acide urique. — Influences qui font varier la proportion de l'acide urique dans l'urine. — Acide hippurique. —
Urine des herbivores. — Matières qui se rencontrent normalement ou accidentellement dans l'urine. — Acidité et alcalinité
de l'urine. — Influence de l'alimentation sur l'acidité ou l'alcalinité de l'urine. — Quantité de l'urine émise dans un temps
donné. — Quantité d'eau dans l'urine. — Distinction des urines selon le moment de leur expulsion. — Quantité des principes solides contenus dans l'urine. — Causes d'augmentation
des principes solides. — Diminution des principes solides. —
État dans lequel les substances introduites dans le tube digestif
sont trouvées dans les urines. — Substances dites diurétiques.
— Influence des carbonates alcalins sur l'urine. — Diathèse
urique. — Présence dans l'urine du sucre et de l'albumine. —
Urine chyleuse ou laiteuse. — Calculs. — De la rapidité avec
laquelle les substances passent du tube digestif dans la sécrétion
urinaire. — Rapports de la sécrétion urinaire avec celle de la
peau.

180. — Les reins, comme nous l'avons vu (55), sont
les organes qui sécrètent l'urine. La sécrétion urinaire
a pour usage d'éliminer du corps les matériaux usés ou
formés dans l'acte de décomposition et devenus inutiles, et aussi de rejeter au dehors soit en nature, soit altérées, des substances étrangères admises accidentelle-

ment dans la circulation. La sécrétion urinaire joue donc un rôle très-important dans l'économie à l'état physiologique comme à l'état morbide.

Urine normale.

181. — On doit entendre par urine normale ou dans l'état physiologique, l'urine rendue dans l'espace de vingt-quatre heures, par l'homme en état de santé.

L'*urine*, à l'état normal, est un liquide limpide, d'une couleur jaune variable en intensité, d'une saveur salée particulière, d'une odeur caractéristique. Fraîche, l'urine présente une réaction *acide*, mais abandonnée à elle-même pendant un certain temps, elle devient *alcaline*.

Composition de l'urine.

182. — La composition moyenne de l'urine normale chez l'homme et chez la femme, d'après les analyses de M. A. Becquerel, est représentée dans le tableau suivant :

ÉLÉMENTS CHIMIQUES COTENNUS DANS L'URINE.			HOMMES (moyenne)		FEMMES (moyenne)		MOYENNE GÉNÉR.	
			URINE DES 24 heures.	COMPOSITION SUR 1000.	URINE DES 24 heures.	COMPOSITION SUR 1000.	URINE DES 24 heures.	COMPOSITION SUR 1000.
Quantité d'urine,			1267,3	1000	1371,7	1000	1319,8	1000
Densité,			1018,000		1015,120		1017,010	
Eau,			1237,779	968,815	1337,489	975,052	1282,634	971,935
Matières autres que l'eau et données par l'évaporation directe,			39,521	31,185	34,211	24,948	36,866	28,066
Urée,			17,587	13,838	15,582	10,366	16,555	12,102
Acide urique,			0,495	0,391	0,557	0,406	0,526	0,398
Sels fixes et indécomposables à la température rouge :	Chlorures Phosphates Sulfates	de chaux, de soude, de potasse, de magnésie,	9,751	7,695	8,426	6,143	9,089	6,919
Matières organiques qu'on ne peut isoler et doser séparément :	Acide lactique, Lactate d'ammoniaque, Matières colorantes, Matières extractives, Hydrochlorate d'ammoniaque,		11,738	9,261	9,655	8,033	10,696	8,647

COMPOSITION DES SELS FIXES SUR L'ÉMISSION DES 24 HEURES ET SUR 1000 PARTIES D'URINE.

URINE DES 24 HEURES.

Chlore,	0,659
Acide sulfurique,	1,173
Acide phosphorique,	0,417
Potasse,	1,708
Bases alcalines et terreuses : { Soude, Chaux, Magnésie, }	5,181
Somme................	9,089

COMPOSITION SUR 1000.

Chlore,	0,502
Acide sulfurique,	0,855
Acide phosphorique,	0,317
Potasse,	0,300
Bases alcalines et terreuses : { Soude, Chaux, Magnésie, }	3,944
Somme................	5,919

Comme on le voit par ce tableau, l'urine contient, outre des matières animales et des sels divers, de l'urée particulièrement et une certaine quantité d'acide urique. Ces corps jouant un rôle fort important dans les phénomènes physiologiques et morbides, nous allons succinctement en tracer l'histoire.

Urée.

183. — L'urée est une substance particulière, neutre, très-soluble dans l'eau, moins dans l'alcool, et à peine soluble dans l'éther ; elle se combine avec quelques acides et forme des composés salins cristallisables. L'urée est le corps le plus azoté de tous les produits animaux ; voici sa composition, d'après MM. Woehler et Liebig :

Carbone 20,02
Hydrogène 6,71
Azote. 46,73
Oxygène. 26,54

L'urée a été trouvée dans le sang par MM. Prévost et Dumas, après l'extirpation des deux reins, de sorte que si on ne le rencontre pas à l'état normal, dans ce liquide, c'est parce que, dit M. J. Muller, elle est continuellement éliminée. D'après les travaux de M. Simon et de M. Verdeil qui, il est vrai, ont agi sur une grande quantité de liquide, il est constant que l'urée existe à l'état physiologique dans le sang, mais en proportion très-faible, et fort probablement, par la même raison que donne M. Muller, c'est-à-dire que la circulation étant rapide, le sang se débarrasse de l'urée au fur et à mesure de son passage à travers les reins.

L'urée s'accumule dans le sang sous l'influence de troubles profonds dans la sécrétion urinaire, comme dans le choléra, l'albuminurie, et dans ce cas, l'élimination de l'urée tend à s'effectuer par d'autres voies que celles qui lui sont ordinaires. C'est ainsi qu'on rencontre de l'urée dans les glandes, dans les liquides de l'économie, la salive, le liquide céphalo-rachidien, les épanchements séreux, etc. On a trouvé de l'urée dans les liquides vomis par des chiens auxquels on avait lié les uretères, et chez les animaux qui ont subi cette mutilation. MM. Cl. Bernard et Barreswil ont constaté que l'excrétion de l'urée s'effectue souvent par l'intestin.

Quantité de l'urée dans l'urine.

184. — La quantité moyenne de l'urée contenue dans l'urine de l'homme est, d'après M. A. Becquerel, de 13 gr. 838 pour 1000 gr., et de 10 gr. 366 pour l'urine de femme; en 24 heures elle est de 17 gr. 537 pour l'homme, et de 15 gr. 582 pour la femme. On peut admettre, d'après le même auteur, que la quantité d'urée contenue dans 1000 gr. d'urine peut osciller entre

10 gr. et 14 gr., et la quantité rendue dans l'espace de
24 heures, entre 15 et 16 gr.

Influences qui modifient la proportion de l'urée dans l'urine.

185. — Le genre d'alimentation exerce une influence
manifeste sur la proportion de l'urée contenue dans
l'urine. Le régime animal et les exercices musculaires
en déterminent l'augmentation. Selon M. Liebig, la proportion d'urée est augmentée dans l'abstinence, la
pierre, l'amaigrissement.

Sous l'influence de l'âge, la proportion de l'urée subit
des variations en rapport avec le mouvement de nutrition. Dans la première enfance, où l'accroissement est
très-actif, l'assimilation des principes nutritifs l'emporte
sur la désassimilation; aussi la quantité d'urée contenue
dans l'urine est bien moindre que celle qui se trouve
dans l'urine de l'homme dont le développement est
complet; chez le nouveau-né et chez l'enfant à la ma-
melle, l'urine présente à peine quelques traces d'urée.
Remarquons aussi qu'à cet âge, le lait constitue exclusivement l'alimentation. L'urine, chez l'enfant de quatre
ans, ne donne en 24 heures que 4 gr. d'urée; à huit
ans, 12 ou 13 gr. à peine. Les vieillards, qui consomment une quantité d'aliments bien moindre que les

adultes, n'offrent pas dans leur urine plus de 8 ou
10 gr. d'urée dans l'espace de 24 heures.

Quant au sexe, la proportion de l'urée est relative à
l'activité des phénomènes nutritifs, aussi l'urine de la
femme, comparée à celle de l'homme, renferme, comme
nous venons de le voir, quelques grammes d'urée en
moins dans les 24 heures.

Formation de l'urée.

186. — L'urée que renferme l'urine est l'un des
résidus de la nutrition interstitielle des tissus. D'après
M. Ch. Robin, l'urée, ainsi que nombre d'autres principes de la même classe, naît par catalyse dédoublante
durant la désassimilation, l'un des côtés du double acte
continu de la nutrition. Selon M. J. Béclard, l'urée provient de deux sources. Une certaine partie résulte de la
décomposition des tissus azotés de l'organisme et correspond au renouvellement de ces tissus. C'est cette
partie de l'urée qui persiste à être sécrétée chez l'animal à jeun et chez l'animal qui fait usage d'une alimentation non azotée, c'est cette partie de l'urée que le
mouvement musculaire augmente en accélérant les combustions de nutrition. Une autre partie de l'urée provient de l'oxydation directe des aliments azotés,

Absence ou diminution de l'urée dans l'urine.

187. — L'absence ou la diminution seulement de l'urée constitue très-souvent un phénomène important sous le rapport pathologique. Il est en effet plusieurs maladies dans lesquelles l'urine ne contient pas d'urée. Telles sont les affections nerveuses, pendant le cours desquelles ce liquide devient aqueux : les matières organiques y manquent alors et on n'y trouve que les sels. Cependant, il n'en est pas toujours ainsi, dit M. A. Becquerel, et dans certains cas, la quantité d'eau reste normale, ou bien elle éprouve un effet inverse, elle diminue, et l'urine est plus dense, plus chargée.

Au reste, dans la plupart des maladies capables d'altérer la sécrétion urinaire, la loi générale est la diminution de la quantité physiologique de l'urée sécrétée dans l'espace de 24 heures. Quand l'urée semble augmenter, il paraît que c'est uniquement parce que l'eau ayant proportionnellement beaucoup plus diminué qu'elle, elle se trouve plus concentrée, malgré la diminution réelle qu'elle a éprouvée.

Acide urique.

188. — L'acide urique se présente sous forme d'écailles cristallines, blanches, douces au toucher, sans

saveur et sans odeur. Il existe dans l'urine de l'homme
et des animaux carnivores ; c'est encore cet acide qui
constitue la partie blanche des excréments des oiseaux
et des serpents. L'acide urique est à peine soluble dans
l'eau ; il est insoluble dans l'alcool et dans l'éther ; tous
les urates, les urates alcalins mêmes, sont très-peu solubles ; mais ils le deviennent davantage dans un excès
d'alcali ; il faut excepter l'urate de magnésie qui, dans
certaines limites, est soluble dans l'eau.

La composition de l'acide urique, d'après M. Liebig,
est de :

Carbone. 36,083
Hydrogène. 2,441
Azote. 33,361
Oxygène. 28,126

L'acide urique est contenu dans l'urine sous forme
d'urate de soude. Il est tenu en dissolution dans l'urine
chaude ; il se précipite par le refroidissement. Dans certains cas, l'acide urique se précipite presque pur de l'u-
rine refroidie ; il est d'abord pulvérulent et gris, mais
peu à peu il devient rosé. La teinte rougeâtre ou bri-
quetée qu'il présente dans certaines affections est due,
selon M. J. Muller, à une grande quantité de matière colorante combinée avec lui.

La quantité de l'acide urique contenue dans l'urine
n'est guère que la vingtième partie de celle de l'u-
rée.

Formation de l'acide urique.

189. — La formation de l'urée est, comme nous l'avons vu, le résultat de la combustion des tissus azotés de l'organisme et des matières albuminoïdes de l'alimentation ; l'acide urique résulte aussi de cette combustion, mais portée à un degré bien moins élevé. En effet, si l'oxygène pénètre dans les tissus en quantité suffisante pour opérer la combustion complète des matières qu'il y rencontre, il y a production d'urée ; tandis qu'au contraire, si l'oxygène est en trop faible proportion, la transformation de ces matières n'arrive qu'à l'état d'acide urique, c'est-à-dire à un degré inférieur d'oxydation. La production de ces deux corps est donc en rapport avec la quantité d'oxygène admise dans l'intimité organique et celle des matières des tissus propres à subir ces métamorphoses. Aussi, plus il y a d'urée de formée, et moins il y a d'acide urique et réciproquement. C'est dans ces conditions que ces deux substances se trouvent dans l'urine. Telle est la théorie admise à cet égard ; mais dans la seconde partie de ce travail, nous verrons s'il n'y a pas lieu d'y apporter quelques modifications.

Influences qui font varier la proportion de l'acide urique dans l'urine.

190. — D'après cette théorie, on comprend que la quantité d'urée et d'acide urique doit varier dans l'urine sous certaines influences. C'est ainsi, en effet, que tout ce qui tend à faire admettre plus d'oxygène dans l'organisme, à activer les combustions intimes, en faisant pénétrer ce gaz dans la substance des tissus, détermine la formation d'une plus grande proportion d'urée, tandis que des conditions contraires donnent lieu à la production de l'acide urique en excès. Les exercices, par exemple, qui accélèrent les mouvements respiratoires et les combustions intimes, augmentent la quantité d'urée, pendant que le repos et l'état sédentaire la diminuent et augmentent au contraire celle de l'acide urique.

La nature de l'alimentation qui fait varier la quantité de l'urée rendue par les urines, agit aussi sur celle de l'acide urique; c'est ainsi que le régime animal, longtemps soutenu, en favorise l'augmentation, tandis que le régime végétal la diminue.

Dans l'état morbide, la quantité d'acide urique subit aussi des variations; l'augmentation a été surtout signalée dans la goutte, maladie dans laquelle l'urine est ordinairement très-acide et sédimenteuse, et se fait remarquer par la composition des concrétions formées dans les articulations par de l'urate de soude avec un peu d'urate de chaux. « On a encore observé cette augmentation dans la fièvre typhoïde, la péritonite, dans la forme inflammatoire des maladies, dans les accès de colère, les émotions vives, l'ivresse, etc.; et la diminution dans la chlorose, l'anémie, chez les sujets plongés dans un état adynamique, affaiblis par les évacuations sanguines ou des pertes quelconques. » (M. A. Becquerel.)

Acide hippurique. — Urine des herbivores.

191. — L'urine des mammifères présente, en général, les mêmes éléments que celle de l'homme; cependant l'urine des herbivores en diffère en ce qu'elle contient de l'acide *hippurique*, au lieu d'acide urique. Toutefois l'urine de l'homme et celle des enfants renferment souvent de l'acide hippurique, mais en faible quantité; de même que l'urine des herbivores à jeun offre de l'acide urique.

L'acide hippurique présente une propriété fort remarquable; traité par des acides énergiques, il se dédouble en acide benzoïque et en glycocolle (sucre de gélatine). En outre, sous l'influence des ferments, il subit des transformations dont l'une d'entre elles est encore de l'acide benzoïque. Voilà pourquoi on ne trouve d'acide hippurique que dans l'urine fraîche, les matières animales que renferme ce liquide agissant par la putréfaction comme des ferments, décomposent l'acide hippurique, qui produit alors de l'acide benzoïque.

Matières qui se rencontrent normalement ou accidentellement dans l'urine.

192. — Outre les matières exposées dans les analyses que nous avons reproduites, et celles dont nous venons de nous occuper, l'urine contient d'autres substances, soit normalement, soit accidentellement, telles que de la créatine, de la créatinine, des matières grasses, du mucus, de l'acide butyrique, du chyle, de l'albumine, du sucre, de l'oxalate de chaux, du sous-carbonate de chaux et de magnésie, du phosphate neutre de chaux, des phosphates ammoniaco-magnésiens neutres et bibasiques, des matières colorantes, etc.

Acidité et alcalinité de l'urine.

193. — L'urine est acide ou alcaline selon certaines conditions que nous allons signaler. L'urine de l'homme et des carnivores est *acide* lorsqu'elle est récemment rendue; elle devient *alcaline* quelque temps après son émission. L'acidité est due à la présence des phosphates acides, et l'alcalinité provient de la transformation de l'urée en carbonate d'ammoniaque, sous l'influence de

la fermentation que détermine la présence du mucus contenu dans l'urine. D'après les observations de M. Andral, l'urine est toujours acide dans l'état morbide, mais si elle séjourne dans la vessie ou que cet organe soit malade, par la fermentation qui s'établit, l'urine se décompose et devient ammoniacale. Au reste, toutes les fois que les urines deviennent alcalines, selon M. A. Becquerel, ce changement dans les qualités de ce liquide est le résultat de la décomposition de l'urée.

Influence de l'alimentation sur l'acidité et l'alcalinité de l'urine.

194. — Sous l'influence de la nature de l'alimentation, l'urine peut être tantôt acide et tantôt alcaline. L'homme qui ne se nourrit que de matières animales émet toujours de l'urine acide ; mais si son régime est exclusivement composé de substances végétales, son urine est alcaline ; cette alcalinité est due à la présence des carbonates alcalins. L'urine des herbivores est généralement alcaline. Dans l'état normal, l'urine de l'homme et des mammifères à jeun est toujours acide.

Pendant la digestion, suivant M. Cl. Bernard, la réaction des urines traduit celle de l'intestin ; aussi, chez les herbivores, le contenu de l'intestin est constamment alcalin, comme les urines ; chez les carnivores, il est, au contraire, acide comme les urines. Chez les animaux à jeun, herbivores ou carnivores, les urines sont excessivement acides et contiennent énormément d'urée.

M. Lehmann a fait sur lui-même un grand nombre d'expériences dans le but d'apprécier l'influence de la nature de l'alimentation sur la composition de l'urine, nous allons reproduire ici le tableau dans lequel sont exposés les résultats moyens auxquels cet habile chimiste est arrivé pour l'espace de 24 heures :

	Nourriture mixte.	Œufs.	Nourriture végétale.	Nourriture non azotée.
	gr.	gr.	gr.	gr.
Quantité,	989,95	1202,5	990,0	977,1113
Pesanteur spécifique,	1,0220	1,0270	1,0275	» »
Parties solides,	67,82	87,44	59,24	41,68
Urée,	32,198	58,198	22,481	15,408
Acide urique,	1,183	1,478	1,021	0,735
Acide lactique et lactates,	2,725	2,167	2,669	5,276
Matière extractive,	10,489	5,196	16,499	11,854
Phosphates terreux,	1,130	3,562		

Quantité de l'urine émise dans un temps donné.

195. — La quantité de l'urine rendue dans un temps donné est subordonnée à la proportion de boissons, à l'action de la température et aux exercices qui influent sur la sécrétion cutanée, ou l'absorption plus ou moins active dans les voies digestives. En moyenne toutefois,

la quantité d'urine sécrétée en 24 heures peut être évaluée à 1250 gr. environ.

Quantité d'eau dans l'urine.

196. — L'urine contient une grande quantité d'eau,
93 à 95 pour 100 environ. Suivant M. A. Becquerel, la
quantité d'eau rendue en 24 heures par les urines est en
moyenne de 1227 gr. 779 chez les hommes, et de
1337 gr. 489 chez les femmes : en moyenne générale
de 1282 gr. 634, chez une personne saine. Les oscillations autour de ces chiffres sont assez considérables
dans l'état de santé parfaite, et pour admettre une altération morbide de la quantité d'eau, il faut que celle-
ci soit au-dessous de 800 ou au-dessus de 1500. La
quantité d'eau peut atteindre et dépasser 1500 par
l'effet :

1º De l'introduction d'une grande quantité de liquide
dans l'économie par les voies digestives, et alors la
quantité d'eau rendue dans l'espace de 24 heures est
généralement en rapport avec la proportion d'eau ava-
lée ;

2º De la polydipsie ; chez une femme de vingt-trois
ans, le terme moyen de la quantité d'eau rendue en
24 heures s'est trouvé être de 2956 gr. 341 ;

3º Du diabète, dans lequel la quantité d'eau va quelquefois à plusieurs litres ;

4º Dans un accès d'hystérie ou d'accidents nerveux quelconques, ce qui n'est pas constant.

La quantité d'eau diminue plus souvent qu'elle n'augmente, comme on a lieu de l'observer :

Dans la fièvre et dans toutes les circonstances capables de déterminer un mouvement fébrile, spécialement les phlegmasies aiguës et chroniques ;

Dans les maladies du cœur et du foie, surtout si elles sont capables de produire une perturbation générale dans l'organisme ;

Dans les maladies, de quelque nature qu'elles soient, qui déterminent un trouble fonctionnel général ;

Dans le cas de sueurs abondantes ;

Enfin aux approches de la mort.

Le plus souvent les urines qui contiennent beaucoup d'eau sont pâles, peu denses, peu acides et assez abondantes, tandis que celles qui en contiennent peu sont foncées en couleur, très-denses, très-acides, souvent spontanément sédimenteuses et toujours diminuées de quantité.

Distinction des urines selon le moment de leur expulsion.

197. — L'eau introduite dans les voies digestives passe avec une grande rapidité dans les urines, et dans ce cas, par conséquent, l'urine est moins chargée de

ses principes constituants. De là les distinctions suivantes que les anciens ont établies, et qui sont encore
admises :

1° L'*urine des boissons* est celle que l'on expulse
après avoir bu. Elle est très-aqueuse, ce qui rend sa
pesanteur spécifique moindre ; elle contient les principes constituants des boissons, et parfois les dix onzièmes
de l'eau qui a été bue.

2° L'*urine de la digestion ou du chyle*, qui est expulsée à la fin de la digestion, est saturée de matières
étrangères qui sont entrées dans la composition des ali=
ments;

3° L'*urine du sang* qui est émise le matin, est plus
foncée en couleur, plus dense, plus concentrée et d'un
poids spécifique beaucoup plus considérable que dans
les autres conditions.

Quantité des principes solides contenus dans l'urine.

198. — La quantité de *principes solides* tenus en
dissolution dans l'urine a été trouvée par M. A. Becquerel, dans les 24 heures, de 39 gr. 521 pour les hommes,
34,211 pour les femmes, ce qui donne pour moyenne
générale 36 gr. 866.

Ces moyennes, déjà dissemblables suivant le seve,
ne sont pas non plus constamment identiques chez un
même individu. Les oscillations peuvent être entre 36

et 41 chez l'homme, 32 et 36 chez la femme, ce qui fait pour termes moyens chez les deux sexes les extrêmes de 32 et 41.

La quantité des principes solides imprime à l'urine des qualités variables ; selon qu'ils sont dissous dans plus ou moins d'eau, l'urine est plus ou moins dense et plus ou moins chargée en couleur.

Causes d'augmentation des principes solides.

199. — Les causes qui déterminent l'augmentation des principes solides sont :

1° Une alimentation abondante et azotée ;

2° L'introduction dans l'économie d'une quantité anormale d'eau ; car alors non-seulement les reins se débarrassent de cette quantité insolite de liquide, mais encore le travail inaccoutumé auquel ils se livrent détermine une augmentation dans la somme totale des matières tenues en dissolution. M. A. Becquerel a vu en pareil cas cette somme s'élever à 43 et 45 ;

3° La polydipsie, qui rentre dans le cas précédent : une femme faible et délicate, atteinte de cette maladie, a donné au lieu de 34 gr., chiffre moyen dans le sexe féminin, 43 gr. 659 ;

4° Les flux d'urines, qui ont lieu quelquefois sous l'influence d'affections nerveuses, et spécialement d'accès d'hystérie : chez une chlorotique, la somme des

matériaux solides rendus un jour qu'elle eut plusieurs accès d'hystérie et un flux urinaire, s'éleva
presque au double de la quantité qui existe ordinairement dans la chlorose (43,083); après la guérison, la
moyenne fut de 35,545;

5° Le diabète.

Ces principes solides, ainsi augmentés, impriment à
l'urine des caractères différents, selon la quantité d'eau
dans laquelle ils sont dissous.

Diminution des principes solides.

200. — Les principes solides diminuent beaucoup
plus fréquemment qu'ils n'augmentent dans les maladies. Cette diminution se remarque :

1° Sous l'influence de la fièvre, des phlegmasies aiguës, des désordres fonctionnels peu intenses, des accès de maladies du cœur ou des poumons, des maladies
de foie, etc., etc.; et l'urine offre également alors des
qualités différentes, suivant la proportion variable de
l'eau; le plus ordinairement l'eau diminue en plus forte
proportion que les principes solides, et alors l'urine est
plus dense et plus foncée en couleur; mais il arrive
aussi que l'eau a très-peu diminué ou que même elle
n'a pas été sensiblement influencée;

2° Sous l'influence des causes débilitantes ;

3° Sous celle de l'épuisement déterminé par les maladies chroniques.

Quelquefois la somme des matières dissoutes dans l'eau reste normale dans les maladies.

État dans lequel les substances introduites dans le tube digestif sont trouvées dans les urines.

201. — Des expériences nombreuses ont été faites dans le but de rechercher les modifications que pouvaient subir les substances introduites dans le canal digestif et transmises par ces organes dans les voies urinaires. Le plus grand nombre de ces expériences sont dues à M. Woëlher; en voici les résultats classés par catégories :

1° *Matières qu'on ne peut pas retrouver dans l'urine.* L'alcool, l'éther sulfurique, le camphre, l'huile de Dippel, le musc et les matières colorantes de la cochenille, du tournesol, du vert de vessie et de l'orcanette, auxquelles il faut ajouter la caféïne, l'asparagine, l'amygdaline. M. Woëlher avait signalé le fer et le plomb, mais M. Becquerel a constaté qu'une bonne partie du fer administré aux chlorotiques passe par les urines, et d'après Orfila, le plomb s'y retrouve aussi.

L'acide carbonique, après l'usage des boissons qui en sont chargées ne se rencontre pas plus abondamment non plus dans les urines.

2° *Matières qu'on retrouve dans l'urine, mais alté-*

rées, décomposées. Cyanure ferrico-potassique (converti en cyanure ferroso-potassique), tartrates, citrates, malates et acétates potassiques, convertis en carbonates, sulfhydrate potassique, en grande partie convertie en sulfate. Le soufre passe dans l'urine à l'état d'acide sulfurique et sulfhydrique, l'iode à celui d'iodures, les acides oxalique, gallique, succinique et benzoïque à l'état d'oxalates, gallates, succinates et benzoates.

Les acides acétique, malique, citrique, tartrique sont encore dans ce cas; mais ils sont transformés en partie en acide carbonique et éliminés alors sous la forme de carbonates alcalins; la salicine est convertie en acide oxalique et rejetée sous forme d'oxalate; l'acide tannique est transformé en acide gallique, etc., etc.

3° *Matières qu'on retrouve dans l'urine sans qu'elles aient subi aucun changement*. Carbonate, chlorate, azotate et sulfate potassiques; sulfhydrate potassique, en grande partie décomposé, cyanure ferroso-potassique, borate sodique, chlorure barytique, silicate potassique, tartrate niccolo-potassique; beaucoup de matières colorantes, comme celles du sulfate d'indigo, gomme-gutte, rhubarbe, garance, bois de Campêche, betteraves, baies d'airelle, mûres, merises; beaucoup de matières odorantes, en partie altérées, l'essence de térébenthine (sentant la violette), les principes odorants du genièvre, de la valériane, de l'assa-fœtida, de l'ail, du castoréum, du safran, de l'opium; les principes stupéfiants du bolet du Kamtschadala, et aussi, dans l'état de maladie, l'huile grasse.

D'après les expériences d'Orfila, il faut encore ajouter les préparations d'antimoine, d'arsenic, de zinc, de plomb, de bismuth, d'argent, d'or; le mercure (M. Cantu), le fer (M. Becquerel), le sulfate de quinine et la strychnine (Quévenne), le chlore (M. Chevalier), la silice, l'acide succinique, le sous-carbonate de soude, le chlorate de potasse.

Au reste, il ne passe dans l'urine que des substances dissoutes, et aucune qui soit grenue.

M. Woëlher appelle aussi l'attention sur une circonstance importante, c'est que les sels qui sont éliminés par l'urine activent aussi pour la plupart la sécrétion de ce liquide.

Substances dites diurétiques.

202. — Pour ce qui concerne d'autres substances, qu'on a décorées du nom de diurétiques, il faut remarquer, ce que les médecins prendront sans doute en considération, qu'elles n'y ont aucun droit fondé; la digitale, entre autres, agit en supprimant la cause de l'hydropisie; de sorte qu'ensuite l'eau s'échappe d'elle-même par son émonctoire ordinaire. Le quinquina employé contre les hydropisies qui succèdent à la fièvre intermittente serait dans ce sens un diurétique. (M. J. Muller.)

Lorsque l'élimination de l'eau par les reins est empêchée par l'accumulation de ce liquide sur d'autres points, comme dans l'hydropisie, l'urine prend une teinte plus foncée due à la concentration plus grande de la matière colorante ordinaire, sans qu'on puisse conclure de là autre chose, sinon qu'il se sécrète moins d'eau.

Influence des carbonates alcalins sur l'urine. — Diathèse urique.

203. — L'introduction des carbonates alcalins dans les voies digestives rend l'urine alcaline et donne lieu à la dissolution de l'acide urique. L'administration de ces sels, selon M. J. Muller, serait un moyen assez certain de combattre la diathèse urique. Mais, comme le fait observer Jourdan, cette assertion est peut-être hasardée, car aucun fait positif n'a jusqu'ici établi l'efficacité des boissons alcalines contre la diathèse d'acide urique, et, au contraire, il y en a qui constatent qu'elles peuvent accroître le volume des calculs d'acide urique, sinon même déterminer la formation de calculs d'urates alcalins, ainsi que sembleraient le prouver les observations de M. Civiale.

M. J. Muller fait encore la remarque suivante : « Comme les acides végétaux et leurs sels alcalins se convertissent en carbonates alcalins pendant leur passage des voies digestives dans l'urine, on peut les employer aussi contre la diathèse urique. Cependant ce moyen ne convient guère que dans le cas de gravelle et

de petites pierres, car dans celui des gros calculs vési-
caux, l'alcalescence de l'urine rend les phosphastes
terreux insolubles, de sorte qu'ils peuvent contribuer à
grossir le corps étranger. »

L'acide benzoïque fait repasser l'urine alcaline au caractère acide, suivant le docteur Ure, et empêche le
dépôt des phosphates terreux.

Présence dans les urines, du sucre et de l'albumine. — Urine chyleuse ou laiteuse.

204. — On rencontre quelquefois dans l'urine du sucre ou *glycose,* ce qui constitue un état morbide qui a
reçu le nom de diabète sucré ou glycosurie. Cependant
la glycose peut se rencontrer quelquefois dans l'urine,
mais en proportion très-faible, après une alimentation
riche en sucre et en substances féculentes. En outre, il
résulterait d'un travail récemment présenté à l'Académie des sciences, par M. H. Blot, qu'il existe une glycosurie *normale* chez toutes les femmes en couches, chez
toutes les nourrices, et chez un certain nombre de
femmes enceintes.

La présence du sucre dans l'urine, d'après les expériences de M. Bouchardat, n'a pas d'influence notable
sur les proportions normales de l'urée : car dans le diabète, elle varie beaucoup non-seulement chez les ma-
lades différents, mais encore chez le même malade.

12.

L'albumine se trouve aussi anormalement dans l'urine, comme on a lieu de le remarquer dans quelques affections nerveuses, dans certaines maladies du cœur, dans l'anasarque, dans quelques cas de grossesse, chez les nouvelles accouchées, dans l'hépatite, ainsi que vers la fin de toutes les maladies consomptives ; mais la présence de l'albumine, dans l'urine, est liée le plus souvent à une altération profonde de la substance des reins à laquelle on a donné le nom de maladie de Bright (albuminurie).

L'urine qui, à l'état normal, présente quelques traces de matières grasses, en renferme quelquefois en proportion assez élevée pour que ce liquide présente une apparence émulsive. On donne le nom d'urines laiteuses ou chyleuses aux urines qui offrent ce caractère. Selon M. Cl. Bernard, elles constitueraient une sorte de diabète, dépendant de l'excès de matériaux graisseux sécrétés par le foie.

Calculs.

205. — Des dépôts particuliers se forment dans certaines circonstances, dans l'urine, on les désigne sous le nom de *calculs*. Les corps qui entrent dans leur composition sont le plus ordinairement l'acide urique et les urates alcalins, l'oxalate de chaux, le phosphate ammoniaco-magnésien, etc., etc.

De la rapidité avec laquelle les substances passent du tube digestif dans la sécrétion urinaire.

206. — La rapidité avec laquelle les substances introduites dans les voies digestives passent dans les urines, est dépendante de conditions multiples. La vitesse de la circulation, l'influence des phénomènes digestifs, le travail de l'absorption, la durée de l'élimination, les propriétés des substances, leur affinité pour les tissus du corps, etc., sont autant de conditions qui augmentent ou diminuent la rapidité avec laquelle apparaissent dans les voies urinaires les matières introduites dans le canal alimentaire.

Rapport de la sécrétion urinaire avec celle de la peau.

207. — La sécrétion urinaire comparée à celle de la peau relativement à la quantité de matières organiques rejetée au dehors présente les rapports suivants : selon M. Favre, 14 litres d'urine donnent 140 gr. de matières organiques, la même quantité de sueur n'en produit que 23 grammes.

Sans amoindrir l'importance de la peau dans les phénomènes qui ont pour but l'élimination de l'organisme des matériaux usés ou inutiles, néanmoins faut-il reconnaître que la sécrétion urinaire a, sous ce rapport, des relations beaucoup plus étendues.

Nous terminons ici ces courtes considérations sur la

sécrétion urinaire. Si tronquées qu'elles soient, elles
doivent faire comprendre jusqu'à quel point l'étude approfondie d'une pareille question peut éclairer le diagnostic et le traitement des maladies. En comparant la
composition du sang avec celle de l'urine, il est permis
d'espérer, dit M. Liebig, qu'à l'avenir une simple opé-
ration chimique pourra faire connaître la composition
du sang à l'aide de la composition de l'urine. Quelques
expériences comparatives sur le sang et sur l'urine, dans
différentes maladies, donneront au médecin des moyens
de diagnostic très-précieux pour la détermination des
altérations du sang et pour l'appréciation de l'influence
que ces altérations exercent sur les fonctions vitales
les plus importantes. Aussi renvoyons-nous le lecteur aux
sources auxquelles nous avons puisé en grande partie
ce qui concerne la sécrétion urinaire, c'est-à-dire au
traité remarquable de la séméiotique des urines, de
M. A. Becquerel, ainsi qu'au traité de chimie pathologique que cet auteur a publié en commun avec M. A.
Rodier.

Des sécrétions spéciales ont encore lieu dans diverses
autres glandes, telles que les capsules surrénales, le
thymus, le corps thyroïde, mais leurs usages étant encore fort hypothétiques, nous ne trouvons pas utile de
les signaler ici.

SECONDE PARTIE.

NUTRITION.

CHAPITRE PREMIER.

CONSIDÉRATIONS PRÉLIMINAIRES.

Instruments de la nutrition. — La nutrition est incessante et tous
les organes sont soumis à son influence. — Les tissus sont doués
de propriétés vitales et de propriétés chimiques. — Le sang artériel contient tous les principes nutritifs de l'alimentation. —
Des principes immédiats organiques contenus dans le sang. —
Liquide nourricier. — Globules.

INSTRUMENTS DE LA NUTRITION.

208. — Quel que soit le mode intime par lequel la
nutrition s'effectue dans l'organisme, les instruments
essentiels à l'aide desquels elle s'accomplit sont : les
capillaires artériels et veineux (80), les vaisseaux lymphatiques (87), influencés les uns et les autres par les
fibrilles nerveuses qui les accompagnent. Les capillaires artériels apportent, dans les tissus, les éléments nutritifs, les capillaires veineux réunissent les matériaux
usés et les versent dans les émonctoires, les vaisseaux
lymphatiques intermédiaires aux artères et aux veines,
pompent, dans les tissus, des fluides particuliers (la

lymphe), les transforment en humeurs nouvelles qui,
après avoir servi à divers usages, sont rejetées au dehors; enfin les fibrilles nerveuses donnent aux capillaires artériels, veineux et lymphatiques, la faculté d'accomplir leurs fonctions en les douant de propriétés
spéciales (92). C'est ainsi que le sang charrié jusque
dans les parties les plus ténues de nos organes, fournit à
chacun d'eux, sous la forme moléculaire, les éléments
qui constituent leur substance, aux muscles, de la fibrine, aux membranes, de l'albumine, aux os, des principes
calcaires; tandis que les organes sécréteurs y puisent les
moyens de produire des fluides divers, et qu'enfin, les
matériaux usés ou devenus inutiles sont expulsés de
l'économie. Tels sont, en résumé, les instruments à
l'aide desquels s'effectuent les phénomènes qui constituent le mouvement de composition et celui de décomposition, en un mot, la nutrition proprement dite.

La nutrition est incessante, et tous les organes sont soumis à son influence.

209. — Placée sous l'action continuelle de la circulation et de l'innervation, la nutrition, par conséquent,
est incessante, et il n'est pas un organe, un tissu dans
l'économie où la circulation et l'innervation se manifestent, qui ne soit doué de la propriété de nutrition.
Tous les tissus sont donc soumis, dans la mesure de leur

activité, aux mouvements de composition et de décomposition qui constituent la vie nutritive. Ces deux mouvements s'effectuent non-seulement dans l'organisme en général, mais ils s'opèrent encore dans chaque organe, dans chaque tissu isolément, c'est-à-dire que les organes, que les tissus assimilent à leur nature les corps homogènes et désassimilent ceux qui ne le sont plus ; d'où il résulte qu'à la propriété de nutrition des tissus se rattachent deux autres propriétés, l'absorption et la sécrétion.

Les tissus sont doués de propriétés vitales et de propriétés chimiques.

210. — Mais outre ces propriétés vitales, les tissus ont des propriétés chimiques qui résultent de la nature de leur substance, et d'où dérivent des affinités spéciales à chaque tissu, pour les éléments particuliers apportés du dehors, par le sang, dans l'intimité organique. De ces propriétés découlent aussi des actions et des réactions continuelles, lesquelles, en dernière analyse, donnent lieu, pour leur part, à la combinaison et à la décombinaison qui s'effectuent sans cesse. Il ne serait pas rationnel, en effet, de distraire de la substance vivante, les propriétés chimiques dont sont doués tous les corps dans la nature, par cela seul que la vie en modifie les manifestations et les rend ainsi moins accessibles à nos sens. Or, il est incon-

testable que la substance vivante, outre des propriétés vitales, est pourvue de propriétés chimiques et, par conséquent, soumise aux actions de même nature que les corps extérieurs subissent et peuvent exercer sur elle.

Le sang artériel contient tous les principes nutritifs de l'alimentation.

211. — Nous avons vu (132-141) que les substances alimentaires introduites dans les organes digestifs sont transformées en chyme et en chyle, et que le chyle, avant de faire partie du sang, suit deux voies, l'une, les vaisseaux chylifères et les glandes lymphatiques du mésentère, dans lesquelles il subit une élaboration spéciale, est mêlé avec la lymphe dans le canal thoracique et de là, versé dans le torrent circulatoire veineux ; l'autre, les veines mésentériques et le système de la veine-porte par lesquels il est conduit dans la rate peut-être, mais assurément dans le foie, où il subit avec le sang les modifications les plus importantes, et enfin est charrié comme la première portion dans la circulation veineuse, que c'est ainsi que les deux portions du chyle réunies pénètrent avec le sang veineux dans le cœur et sont chassées dans les poumons où, après avoir subi l'influence de l'air atmosphérique, elles prennent part à la formation du sang artériel. Le sang artériel est

donc chargé de tous les principes nutritifs extraits des corps extérieurs admis dans l'organisme, et c'est ce liquide qui les porte dans nos tissus.

Des principes immédiats organiques contenus dans le sang.

212. — La plupart des principes immédiats des organes, suivant M. J. Muller, existent déjà dans le sang, tels sont : l'*albumine* que l'on rencontre surtout dans le cerveau, dans les glandes, et qui, plus ou moins modifiée, entre dans la composition d'un si grand nombre de tissus ; la *fibrine* qui fait partie des muscles et des organes musculeux et qui, en outre, constitue une certaine partie de la matière coagulable que le sang et la lymphe tiennent en dissolution ; la *graisse non azotée*, qui existe déjà à l'état libre dans le chyle ; la *graisse, azotée et phosphorée* combinée dans le sang avec l'*albumine*, la *fibrine* et l'*hématine*, et que l'on trouve dans le cerveau et les nerfs, le *fer* des poils, du pigment noir et du cristallin existe aussi déjà dans le sang ; il en est ainsi du *manganèse*, et comme M. J. Nicklès l'a récemment démontré, du *fluor*. Mais il est des matières qu'on n'a pu y découvrir, telles que la gélatine des os et des cartilages, la substance de la corne et celle du tissu élastique dont jusqu'alors on ne voit pas d'analogue dans le sang. Toutefois, selon M. Cl.

13

Bernard, la fibrine du sang ne constitue pas toute la matière coagulable que renferme ce liquide, aussi avons-nous lieu de croire que des expériences ultérieures pourront faire découvrir non pas la matière propre de ces tissus, mais celle qui sous l'influence des actions vitales, sert à les constituer. Au reste, les tissus qui donnent de la gélatine ou de la chondrine offrent à quelques égards des relations avec certains produits de sécrétions tels que l'épiderme, la corne, les poils, etc., et dans ce cas, ces tissus constitueraient des principes immédiats dus au travail de l'organisme et dont il serait fort difficile de trouver la source dans le sang. Cependant, nous le répétons, nous croyons que la fibrine du sang ne forme pas toute la matière à laquelle ce fluide doit sa coagulabilité, aussi chercherons-nous plus loin à étayer cette opinion.

Quoi qu'il en soit, si le sang ne contient pas en nature toutes les matières qui entrent dans la composition des tissus, il renferme tous les éléments qui, sous l'influence des actes vitaux, deviennent aptes à leur formation (56). Le sang est donc bien évidemment le liquide nutritif par excellence de tout l'organisme.

Liquide nourricier. — Globules.

213. — On donne le nom de liquide nourricier (suc nourricier, lymphe plastique, lymphe coagulable) à la

partie du sang qui seule peut transsuder à travers les
parois des tuniques vasculaires, en définitive, la partie
dissoute du sang, et qui n'est autre que le plasma (57) ;
car les globules qui nagent dans le plasma ne sortent
pas des vaisseaux avec ce fluide ; ils passent directement des artères dans les veines ; par conséquent ils
ne constituent pas essentiellement les matériaux de la
nutrition. Cependant les globules du sang n'ont pas
moins un rôle fort important dans l'organisme. On sait,
en effet, que la diminution ou l'augmentation de ces
corpuscules est une cause de trouble dans l'accomplissement des phénomènes de l'acte nutritif ; on sait aussi
que le sang veineux en est moins chargé que le sang
artériel (63). Or, il est évident que les globules naissent et se détruisent. Ils naissent, comme nous le verrons plus tard , de certains produits de la digestion , et
ils se détruisent sans cesse dans le sang, en abandon-
nant probablement les matières qui les ont formés.
Ils augmentent sous l'influence d'une alimentation riche
en substances albuminoïdes ; ils diminuent dans des
conditions opposées.

Dans l'acte respiratoire (108), les globules du sang
changent de couleur et passent au rouge vermeil ; ils
conservent cette teinte dans les *gros vaisseaux,* et ce
n'est qu'en traversant les *capillaires* qu'ils la perdent
et deviennent d'un rouge noir. A chaque circuit qui
dure trois minutes , les globules subissent alternative-

ment ces changements dans les capillaires des poumons
et dans les capillaires du corps, c'est-à-dire que, dans
l'espace de 24 heures, ils éprouvent 480 fois environ
ces alternatives de coloration. Et si nous considérons
ces changements au point de vue des actions chimiques
qui se passent dans l'organisme, nous voyons que les
globules dans les poumons absorbent de l'oxygène et
exhalent de l'acide carbonique en quantité égale au
volume de l'oxygène absorbé ; qu'en traversant les capillaires du corps, les globules abandonnent ce gaz, qui
s'unit avec le carbone des combinaisons produites dans
la mutation des tissus, fait de l'acide carbonique, et avec
leur hydrogène, forme de l'eau. Enfin les globules exercent sur les organes, et particulièrement sur les nerfs,
une excitation nécessaire à l'entretien de la vie.

Les globules du sang ont donc un rôle très-important dans l'organisme, et s'ils ne prennent pas une part
directe à la composition des tissus, ces porteurs de
l'oxygène, comme les appelle M. Liebig, sont au moins
les intermédiaires par lesquels s'effectuent les actes
chimiques de leur nutrition intime, et en outre, ils servent à la décomposition, en répartissant dans les points
profonds de la substance des tissus l'élément qui, seul,
par les combustions qu'il opère, peut en éliminer les
matériaux inutiles. Ce n'est en effet que dans leur passage à travers les capillaires, c'est-à-dire dans les profondeurs de l'organisme, que les globules perdent leur

oxygène, et par suite leur teinte vermeille, et qu'ils deviennent noirs en se chargeant d'acide carbonique.

En résumé, le liquide nourricier est particulièrement formé par le plasma, partie dissoute du sang, dans laquelle sont contenues l'albumine et la fibrine, qui, de toute évidence, sont les matériaux les plus importants de la nutrition. Or, le plasma s'échappe sans cesse à travers les parois des capillaires, en raison de l'expansion permanente à laquelle le sang est soumis sous l'influence du calorique répandu dans l'économie ; il humecte ainsi tous les tissus ; d'où les vaisseaux lymphatiques ramènent, dans le torrent circulatoire, la partie du liquide nourricier qui n'a pas été utilisée à leur nutrition.

CHAPITRE DEUXIÈME.

ALIMENTS ALBUMINOÏDES. — ALIMENTS RESPIRATOIRES.

Distinction des aliments en aliments albuminoïdes et en aliments respiratoires. — Cette distinction ne doit pas être considérée d'une manière absolue. — Considérations à l'appui. — Nécessité pour l'accomplissement régulier de la nutrition, de l'emploi simultané des substances albuminoïdes, des matières sucrées et des corps gras. — Principes immédiats albuminoïdes. — Protéine. — Principes nutritifs essentiels. — Albumine. — Fibrine. — Caséine. — Les matières albuminoïdes ne peuvent être utilisées à la nutrition qu'autant qu'elles ont subi des modifications spéciales dans l'organisme et qu'elles sont associées à d'autres principes.

Distinction des aliments en aliments albuminoïdes et en aliments respiratoires.

214. — Nous avons jeté un coup d'œil sur les diverses transformations que subissent les substances alimentaires par les actions et les réactions qui se manifestent dans l'acte de la digestion (123), tant sous leur propre influence que sous celle qu'exercent sur elles les liquides des organes digestifs; nous devons actuellement nous occuper de la forme sous laquelle les principes nutritifs pénètrent dans le sang, et de leur emploi dans l'économie.

Les substances alimentaires sont divisées en deux

classes : les substances azotées et les substances non
azotées (35). A celles de la première classe paraît appar-
tenir seule la propriété *de se convertir en sang*, et, par
conséquent, de donner naissance à nos tissus ; celles de
la seconde classe serviraient à *l'entretien de l'acte res-*
piratoire. De là cette distinction que l'on doit à MM. Liebig et Dumas, des substances alimentaires azotées en
aliments albuminoïdes ou *plastiques*, et des substances
non azotées en *aliments respiratoires*.

« Les aliments albuminoïdes ou plastiques les plus
importants sont :

L'albumine végétale,

La fibrine   id.,

La caséine   id.,

Le gluten,

La chair et le sang des animaux.

Les aliments respiratoires comprennent :

La graisse,

L'amidon,

La gomme,

Les sucres,

La pectine,

La bassorine,

La bière,

Le vin,

L'eau-de-vie, etc. »

(M. Liebig, *Chimie organique.*)

215. — Quoique la distinction des substances alimentaires en aliments albuminoïdes ou plastiques et en aliments respiratoires ait jeté de vives lumières sur la nutrition, néanmoins on doit bien plutôt la considérer sous un point de vue général que l'admettre d'une manière absolue. En effet, non-seulement il est des substances alimentaires qui ne paraissent pas trouver place dans ces deux classes, mais encore il est évident que, parmi les substances azotées, il en est qui, en se métamorphosant dans l'organisme, prennent le rôle des matières non azotées, et il y a tout lieu de penser que sous l'influence de combinaisons diverses avec les substances azotées, certains aliments non azotés servent aussi à la composition des tissus animaux. Chez les carnivores, par exemple, dont l'alimentation est exclusivement composée de matières animales, ce sont des substances azotées qui, par les transformations qu'elles subissent, fournissent les matériaux propres aux combustions qui s'opèrent dans l'organisme sous l'influence de l'oxygène; et chez les herbivores, la quantité énorme de substances non azotées qui entre dans leur régime alimentaire ne trouverait pas son emploi dans les conditions normales soit pour ces combustions ou pour la formation du tissu adipeux même, si une partie au moins de ces substances en se combinant avec les matières azotées, ne venait concourir à la formation de certains tissus. Aussi, tout en reconnaissant que les

aliments non azotés ne doivent pas prendre rang parmi
les substances essentiellement nutritives, nous devons
cependant faire observer que les éléments qui les composent sont d'une nécessité aussi absolue dans la nutrition, que les principes des aliments azotés.

216. — Le lait est généralement pris pour base de la
quantité des diverses matières qui doivent constituer
l'aliment propre à remplir les conditions si complexes
de la nutrition. Les substances azotées y sont contenues dans la proportion de 1 sur 4 de substances non
azotées qui sont le sucre de lait et le beurre. Cette proportion de substances non azotées est considérable et
elle ne répondrait pas, ce nous semble, aux divers besoins de l'organisme, si la totalité de ces substances
n'avait d'emploi que pour les combustions que détermine la présence de l'oxygène. Aussi nous paraît-il fort
probable, comme nous nous efforcerons de le démontrer plus loin, qu'à ces phénomènes exclusivement ne
se borne pas le rôle des substances non azotées, sucre
et corps gras, dans l'économie. Le lait, en effet, est la
nourriture unique de la première enfance, et si l'on
considère la nature de la constitution de l'enfant, l'inactivité et le sommeil presque incessants à cet âge, on re-
connaît que les combustions, bien loin d'être fort actives, sont au contraire limitées, et cela parce qu'il est
un besoin qui prédomine chez l'être qui se développe
et auquel l'alimentation doit satisfaire en première

ligne, la génération et l'accroissement constant du tissu le plus indispensable, le plus répandu, celui qui constitue la trame (tissu cellulaire) dans laquelle se déposeront successivement la matière des supports de l'organisme (les os) et les substances destinées à parfaire les organes.

Nécessité, pour l'accomplissement régulier de la nutrition, de l'emploi simultané des substances albuminoïdes, des matières sucrées et des corps gras.

217. — Au reste, aucuns des principes nutritifs immédiats, l'albumine, la fibrine, la caséine, non plus que les féculents, les sucres et les corps gras, ne sont propres, isolément, à remplir toutes les conditions de la nutrition, et ce n'est que de leur emploi simultané dans l'organisme, que naissent leurs propriétés nutritives.

Aussi, comme nous devons insister plus loin sur cette question, nous contenterons-nous, pour le moment, de constater qu'il est assez généralement admis que, pour l'accomplissement régulier des phénomènes de la nutrition, chez les carnivores comme chez les herbivores, trois ordres de substances, mais variables dans leurs proportions, doivent entrer dans le régime alimentaire.

Les substances albuminoïdes proprement dites ;

Les sucres ou les substances susceptibles d'être transformées en sucre dans l'organisme ;

Les corps gras.

Il résulte de ces considérations, qu'en étudiant isolément le rôle d'une de ces substances dans l'économie, nous n'entendrons pas faire abstraction de l'influence que les autres peuvent y exercer simultanément.

Principes immédiats albuminoïdes.

218. — Les principes immédiats des aliments albuminoïdes sont l'*albumine*, la *fibrine* et la *caséine*. Ces principes, soit qu'ils appartiennent aux végétaux ou aux animaux, sont composés de carbone, d'hydrogène, d'azote et d'oxygène ; mais, d'après M. Liebig, ils se distinguent de toutes les autres matières azotées en ce qu'ils contiennent une certaine quantité de *soufre*. L'albumine, la fibrine et la caséine animales renferment en outre du *phosphore*.

Protéine.

219. — L'albumine, la fibrine ou la caséine animales, traitées par une lessive de potasse moyennement concentrée, donnent, par l'acide acétique, un précipité diaphane et gélatineux qui présente toujours la même composition et les mêmes propriétés, quelle que soit celle d'entre ces trois substances qui ait été employée pour la préparer. C'est ce produit que M. Mulder, qui

en a fait la découverte, a désigné sous le nom de
protéine. Aussi ce chimiste a-t-il considéré l'albumine,
la fibrine et la caséine comme ayant une base commune, la protéine, qui s'y trouve associée en des proportions diverses avec du soufre et du phosphore.

Les substances protéiques se ressemblent par leur
composition, il en est de même pour leurs propriétés
chimiques. Ainsi l'albumine, la fibrine et la caséine se
colorent en rouge, lorsqu'on les traite par un mélange
d'azotate et d'azotite de mercure, en jaune, par l'acide
azotique ; elles se dissolvent dans la potasse ou la soude
caustique et dans l'acide chlorhydrique bouillant auquel
elles communiquent une teinte bleue.

**Principes nutritifs essentiels. — Albumine. — Fibrine.
— Caséine.**

220. — L'albumine, la fibrine et la caséine sont essentiellement propres à la nutrition, aussi M. Liebig a-
t-il posé en principe qu'aucun corps azoté, végétal ou
animal, dont la composition diffère de celle de l'albumine, de la fibrine et de la caséine, n'est propre à entretenir la vie des animaux. Mais, parmi ces substances,
l'albumine a les relations les plus importantes comme
élément nutritif, aussi est-elle considérée comme « la
base, le point de départ de toute la série de tissus qui
sont le siége des activités organiques. » (M. Liebig.)

Les matières albuminoïdes ne peuvent être utilisées à la nutrition qu'autant qu'elles ont subi des modifications spéciales dans l'organisme et qu'elles sont associées à d'autres principes.

221. — Les principes nutritifs essentiels tels que l'albumine et la fibrine quelle que soit leur origine, animale ou végétale, quelle que soit l'identité de composition qu'ils présentent avec nos tissus, ne peuvent cependant en faire partie qu'autant qu'ils ont subi dans l'organisme les modifications qui sont seules aptes à les assimiler au sang. L'albumine, par exemple, qui, sans aucun doute, est le point de départ de tous les tissus animaux, ne peut toutefois concourir à leur formation qu'autant qu'elle a été soumise aux diverses actions du travail digestif; en outre, si importante que soit l'albumine pour la nutrition, elle ne peut seule en remplir toutes les conditions. Les animaux nourris exclusivement avec cette substance finissent par succomber (MM. Tiedemann et Gmelin). C'est qu'en effet, ce n'est que par les modifications que l'albumine subit sous l'influence d'autres substances alimentaires, soit qu'elle se combine avec un ou plusieurs de leurs principes, soit qu'elle abandonne un ou plusieurs de ceux qui la constituent, soit enfin que ces substances interviennent dans l'arrangement moléculaire ou la proportion de ses éléments, qu'elle est réellement le point de départ de tous

les tissus. Et si des animaux ont pu vivre un certain temps soumis au régime exclusif de l'albumine, c'est que cette substance rencontrait dans l'organisme des principes avec lesquels elle pouvait se combiner ou qui lui imprimaient les modifications propres à lui donner les qualités qui lui manquaient, et à la rendre assimilable.

Il en est ainsi de la fibrine musculaire, c'est-à-dire de la *musculine* qui n'est pas non plus assimilée en nature à nos tissus. Cette substance tient aussi le premier rang parmi les principes alimentaires ; cependant la musculine chimique, c'est-à-dire privée des matières qui l'accompagnent dans la chair des animaux, ne peut subvenir seule à toutes les conditions de la nutrition. En effet, si la chair des animaux est à juste titre considérée comme essentiellement nutritive, c'est qu'elle renferme non-seulement la musculine mais encore, comme nous le verrons plus loin, tous les autres principes nécessaires à l'accomplissement régulier de l'acte nutritif; et c'est sous l'influence des métamorphoses et des combinaisons que la musculine subit dans le travail de la digestion et de l'absorption, qu'elle arrive à faire partie du sang, non sous la forme propre à constituer la substance des muscles, mais à l'état d'albumine, transformation que l'on a contestée, mais qui a été démontrée par M. Melsens.

Au reste, quelles qu'aient été les transformations subies dans le travail digestif et dans celui de l'absorption par les substances albuminoïdes, il est admis que celles-ci arrivent toujours dans le sang reconstituées à l'état d'albumine. Cependant, selon M. le docteur Mialhe, ce ne serait pas en l'état d'albumine proprement dite, que ces substances seraient transformées par l'acte digestif et parviendraient dans le sang.

Toutes les matières albuminoïdes sans exception, dit cet habile chimiste, sont en dernier résultat, transformées par la pepsine en une substance qui présente toujours la même réaction chimique, bien que probablement elle ait une composition chimique un peu différente suivant qu'elle provient de tel ou tel composé albumineux. C'est ce produit ultime, comme nous l'avons déjà dit, que M. Mialhe a désigné sous le nom d'*albuminose*, et auquel M. Lehmann avait donné celui de *peptone*.

Quoi qu'il en soit, nous insistons sur ce point, il est indispensable que les divers principes, albuminoïdes, féculents, sucres, corps gras, soient associés entre eux et qu'ils subissent simultanément des métamorphoses spéciales dans l'économie pour arriver à faire partie du sang. Nous trouvons la preuve évidente de ce fait dans la composition du lait; cet aliment typique si admirablement préparé par la nature pour les forces et les besoins de l'organisation du jeune animal. En effet, quoique le sang de la mère non-seulement renferme tous les principes propres à la nutrition, mais encore qu'il contienne ces principes dans l'état le plus voisin de la composition de tous les tissus et de tous les liquides de l'économie, il n'est cependant pas employé comme aliment à l'état de sang par la nature; ce n'est qu'après que ce liquide a été transformé en lait chez la mère, c'est-à-dire en principes particuliers, caséine, sucre de lait, beurre, que dans l'organisation du jeune animal, ces principes sont reconstitués à l'état de sang et fournissent ainsi un liquide nutritif approprié aux forces organiques et aux diverses conditions de la nutrition. Il ne doit pas être un seul corps, dit M. Cl. Bernard, si ce n'est l'oxygène et l'eau, qui se combine en nature avec les tissus sans avoir été préalablement soumis à des métamorphoses que lui imprime le travail organique. L'albumine du blanc d'œuf n'est assimilée qu'après avoir été coagulée par le suc gastrique, dissoute ensuite et charriée dans le sang. Injectée dans les veines, l'albumine est éliminée; il en est ainsi même de l'albumine du sérum du sang. Il est donc indispensable que les principes nutritifs subissent, dans l'organisme, des modifications spéciales pour être incorporés au sang, et par suite fixés dans nos tissus.

CHAPITRE TROISIÈME.

DE LA FIBRINE.

Distinction de la fibrine du sang et de la fibrine musculaire. — Distinction de la fibrine dans les trois principaux liquides de l'économie. — La quantité relative de fibrine est variable suivant le système vasculaire qui la renferme. — De la fibrine dans la lymphe, dans le sang veineux, dans le système de la veine-porte. — De la fibrine dans le système veineux général. — De la fibrine dans le sang artériel. — Conclusion.

FIBRINE DU SANG.

Considérations générales.

222. — L'albumine, comme nous l'avons dit, est le point de départ de la génération de tous les tissus et de tous les fluides de l'économie; cependant l'albumine n'arrive à constituer ces tissus et ces fluides qu'autant qu'elle subit l'influence de diverses actions qui mettent en mouvement ses molécules élémentaires. Ces actions résultent particulièrement de la présence de l'oxygène dans l'organisme. Mais ce gaz ne pénètre pas en quantité égale dans tous les points de l'économie, et, en outre, son action est plus ou moins combattue selon les corps qu'il y rencontre. C'est ainsi que l'action de l'oxygène s'exerce très-activement dans les poumons et dans

le système capillaire artériel, et que cette activité est bien moindre dans les capillaires veineux et dans les vaisseaux lymphatiques.

La fibrine, comme l'albumine, fait partie du sang, mais avec cette différence que l'albumine arrive dans le sang de toutes pièces, pour ainsi dire, tandis que la fibrine résulte des métamorphoses ou des combinaisons qu'éprouve l'albumine sous l'influence des corps avec lesquels elle se trouve en contact.

La fibrine du sang offre, sous certains points de vue, des particularités qu'il est utile de signaler, car, quoique ces particularités se rapportent au sang veineux, elles sont cependant de nature à jeter du jour sur l'origine de la fibrine. Ainsi, tandis que l'albumine est contenue dans le sang, à l'état normal, dans la proportion de 75 à 85 pour 1000, selon MM. Becquerel et Rodier, la fibrine n'en fait partie que pour 2,20 à 2,30 pour 1000, et cela assez invariablement. Si l'on soustrait par la saignée du bras, une certaine quantité de la masse du sang, l'albumine et les globules diminuent, tandis que la fibrine, bientôt reconstituée, reprend ses proportions normales, si même elle n'augmente pas ; dans l'état inflammatoire, comme l'ont démontré les travaux de MM. Andral et Gavarret, Becquerel et Rodier, la fibrine du sang augmente et l'albumine ainsi que les globules diminuent, et cela, quant à l'albumine, dans une proportion équivalente à l'augmentation de la fibrine. C'est

en effet de 2 à 6 millièmes que l'albumine est diminuée,
et de 2 à 6 millièmes que la fibrine est augmentée.
(MM. Becquerel et Rodier.) Or, sans chercher pour le
moment à expliquer ces diverses particularités, nous en
concluons qu'il existe entre l'albumine et la fibrine des
relations très-intimes ; et si l'on considère que toutes
les substances alimentaires albuminoïdes (albumine, fibrine, caséine) admises dans les voies digestives n'arrivent dans le sang qu'à l'état d'albumine ou au moins
sous la forme d'un produit qui offre la plus grande analogie avec cette matière, on a tout lieu d'admettre que
la fibrine du sang naît des transformations que subit
l'albumine sous l'influence de l'oxygène particulièrement. Au reste, d'après les expériences de M. Schérer,
la fibrine du sang n'est que de l'albumine à un premier
degré d'oxydation. L'analyse chimique a, en effet, démontré, comme le fait observer M. Liebig, que l'albumine et la fibrine, sauf une quantité un peu moindre de
soufre que contient cette dernière, renferment les mêmes éléments organiques unis entre eux dans les mêmes
proportions de poids, qu'elles sont enfin identiques dans
leur composition, et qu'elles ne diffèrent que par l'arrangement de leurs éléments, différences qui, certes,
peuvent très-bien être dues à la quantité relative d'oxygène qu'elles contiennent.

La fibrine du sang, dans l'état frais, selon M. Scherer, a une grande affinité pour l'oxygène qui produit de

l'acide carbonique à ses dépens. Or, dans les phénomènes de la nutrition, la fibrine, dont les éléments sont
déjà à l'état de mouvement, doit agir, selon M. J. Muller, comme un ferment sur les structures organisées du
corps entier, et les solliciter à entrer dans le même
mouvement; elle trouve dans le sang et les globules
l'oxygène qui est nécessaire pour ce but. On sait, en
effet, que toutes les parties organisées du corps ont,
pour l'oxygène, une affinité rendue évidente par un fait
bien connu, comme le remarque M. J. Muller, celui que
les parties animales humides se putréfient difficilement
lorsqu'on les soustrait à l'influence de l'air atmosphérique, tandis que placées sous cette inflence, elles ne tar-
dent pas à subir la fermentation putride par suite d'une
absorption d'oxygène, bientôt suivie d'un dégagement
d'acide carbonique.

En résumé, l'oxydation de l'albumine, c'est-à-dire sa
transformation en fibrine, est subordonnée à la quantité
d'oxygène admise dans l'organisme, à la proportion des
globules ainsi que des matières carbonées et hydrocar-
bonées en présence; ces corpuscules et ces matières
pouvant modifier l'oxydation de l'albumine. Aussi, dans
l'état physiologique, l'albumine est-elle protégée contre
l'action de l'oxygène, et la formation de la fibrine aux
dépens de cette substance ne s'opère que dans la mesure des besoins de l'organisme, conditions essentielles
à cause des relations si étendues de l'albumine dans les

phénomènes nutritifs, tandis que la fibrine, qui peut
être considérée comme le premier degré de décomposition des matières albuminoïdes, parvenues dans le sang,
est déjà arrivée à un état d'altération qui nécessite son
emploi immédiat soit dans les tissus, soit comme agent
fermentifère. On sait en effet que lorsque la fibrine
excède ses proportions normales dans le sang, ce liquide
est le plus souvent dans cette condition morbide qui
constitue l'inflammation.

Distinction de la fibrine du sang et de la fibrine musculaire.

223. — Comme nous venons de le voir, le rôle de la
fibrine dans l'économie n'offre pas un moindre intérêt
que celui de l'albumine.

Par cela même que la fibrine naît des transformations
que subit l'albumine, les propriétés dont elle est douée
offrent des caractères d'activité variable, comme agent
de mouvement dans les phénomènes nutritifs, selon
qu'elle renferme en quantité plus ou moins élevée les
éléments de l'albumine. Aussi la fibrine, soit qu'elle entre dans la composition de la fibre musculaire, soit
qu'elle fasse partie du sang, présente des différences
qu'il est fort important de reconnaître ; de plus, il y a
encore des distinctions à établir, comme nous nous ef-

forcerons de le démontrer, suivant que la fibrine se trouve dans les artères, les veines ou les vaisseaux lymphatiques.

La fibrine musculaire et la fibrine du sang ont, pendant longtemps, été confondues comme corps identiques ; mais actuellement, selon MM. Liebig, Cl. Bernard, Robin et Verdeil, ces substances doivent être distinguées l'une de l'autre. En effet, la fibrine musculaire ou plutôt la *musculine*, comme M. Liebig l'a nommée et comme plusieurs chimistes la désignent aujourd'hui, se dissout immédiatement dans l'eau contenant un dixième d'acide chlorhydrique, tandis que la fibrine du sang, traitée de la même manière, se gonfle et devient gélatineuse. M. Denis toutefois ne considère pas la musculine comme un principe immédiat et surtout comme un principe propre aux muscles, le tissu du foie, du rein, des poumons, du cristallin, etc., lui ayant fourni une matière coagulable identique. Mais de ce que la matière coagulable des muscles peut se rencontrer dans d'autres organes, il n'en résulte pas qu'on doive la confondre avec celle du sang.

« La fibrine du sang, traitée par l'acide sulfurique concentré, donne une gelée transparente et légèrement jaunâtre, insoluble dans un excès d'acide. La fibrine du sang, soumise à l'action de l'acide sulfurique étendu, semble se dédoubler, en produisant une substance gélatineuse insoluble, et un composé soluble dans l'eau ;

la partie gélatineuse se dissout dans l'eau lorsqu'on a
enlevé par des lavages l'excès d'acide. » (MM. J. Pelouze et E. Fremy.)

Si l'on considère la proportion de fibrine que renferme le sang, 2,20 à 2,30 pour 1000 à l'état normal, on
est déjà porté à penser que ce n'est pas cette matière
qui est utilisée dans la nutrition des muscles, car cette
proportion ne répond pas à l'activité du mouvement
nutritif dans ces organes.

Enfin, au point de vue de leurs facultés nutritives, ces
deux substances diffèrent entre elles d'une manière très-
tranchée, car, d'après les expériences de Magendie, la
fibrine du sang est loin de la musculine à cet égard, et
selon M. Cl. Bernard, elle n'est pas assimilable, tandis
que la musculine est généralement reconnue comme un
des principes nutritifs les plus essentiels.

Distinction de la fibrine dans les trois principaux liquides de l'économie.

224. — La fibrine du sang et la fibrine musculaire
diffèrent donc l'une de l'autre ; mais la fibrine du sang,
comme nous l'avons fait observer, doit encore être dis-
tinguée selon les vaisseaux dans lesquels elle circule, et
c'est sous ce point de vue que nous allons l'étudier.

Nous manquons de documents basés sur l'expérimentation pour établir la différence que présente la fibrine

dans les systèmes artériel, veineux et lymphatique; aussi est-ce surtout par l'analogie et par des inductions tirées des phénomènes physiologiques et pathologiques qu'il nous sera possible de faire ressortir ces distinctions. Toutefois, nous ne sommes pas complétement dépourvu, car les recherches expérimentales de M. Scherer et les travaux plus récents de M. Denis tendent à jeter du jour sur cette question (63).

Le sang en général (sang artériel, sang veineux, lymphe), sans entrer dans des détails analytiques étendus, est composé d'albumine, de fibrine, d'une faible quantité de matières grasses, de sels alcalins et terreux, d'eau, et, de plus, de corpuscules particuliers, les globules. Mais le sang, suivant qu'il circule dans les artères, les veines ou les vaisseaux lymphatiques, présente certains caractères différentiels.

Dans les artères, le sang est rouge et contient, selon MM. Mayer, Berthold, J. Muller et Denis, plus de fibrine et de matières extractives que le sang veineux, les globules y sont plus nombreux et en outre, chargés d'oxygène.

Dans les veines, le sang est noir et renferme des produits de la digestion, des résidus de la décomposition générale, de la fibrine et aussi des globules, mais chargés d'acide carbonique.

Dans les vaisseaux lymphatiques, le sang est d'un blanc jaunâtre; il contient aussi de l'albumine, de la fibrine et des globules, mais ceux-ci sont incolores; en outre, il existe une bien plus grande quantité d'eau que dans les liquides précédents.

Tel est l'état du sang considéré d'une manière générale, selon les vaisseaux dans lesquels il circule et dans chacun desquels il constitue un liquide particulier.

Ces trois liquides ne sont donc pas identiques, et quoique, jusqu'à présent, il n'ait été établi par les analyses chimiques de différences entre eux que pour la composition de quelques-uns de leurs éléments, néanmoins il est évident que par leurs propriétés et par leur mode d'action dans l'économie, ils se distinguent essentiellement l'un de l'autre.

La quantité relative de fibrine est variable suivant le système vasculaire qui la renferme.

225. — Nous avons vu que la fibrine du sang et la fibrine des muscles ne doivent pas être confondues ; nous ferons maintenant remarquer que la quantité relative de fibrine que contiennent les trois principaux liquides de l'économie est différente selon le liquide dont cette substance fait partie. Cette distinction est toute naturelle d'ailleurs, puisqu'elle résulte de la prédominance que peut présenter, sur les deux autres, un des systèmes vasculaires de l'économie. Ainsi le système lymphatique prédomine dans la première enfance, et, par conséquent, à cette époque de la vie, la fibrine se trouve en quantité plus considérable dans la lymphe

que dans les deux autres liquides. Dans la jeunesse et dans l'âge adulte, c'est dans le système artériel que la proportion en est plus élevée, et le système veineux de l'homme dans l'âge mûr ou dans la vieillesse la présente en plus grande quantité. Cette augmentation de la proportion de la fibrine dans ces circonstances, nous le répétons, n'est relative qu'au développement plus considérable d'un système vasculaire à l'égard de l'autre, car la quantité de fibrine considérée dans un de ces liquides en particulier ne présente pas pour cela un chiffre plus élevé par rapport à la composition normale de ce liquide. Dans la vieillesse, par exemple, la proportion de fibrine dans le sang est diminuée ; ce qui n'empêche pas que le système veineux général n'en contienne une quantité relative plus considérable que les autres vaisseaux. « Chez le vieillard, dit M. Lhéritier (*Chimie pathologique*), la prédominance du système veineux sur le système artériel est des plus apparentes. En effet, tandis que le tissu des artères devient plus dense et plus rigide, tandis que le calibre de ces vaisseaux diminue, que leurs plus petites ramifications s'oblitèrent, les veines se dilatent et décrivent des sinuosités ; en un mot, leur capacité s'accroît de telle sorte que, malgré la diminution de la masse totale du sang, les deux tiers de ce liquide à peu près sont contenus dans ces vaisseaux. »

Certes, en même temps que la fibrine existe en plus

grande quantité dans le système vasculaire le plus développé, d'autres principes du liquide qui circule dans ces
vaisseaux s'y rencontrent aussi en proportion plus élevée; mais la fibrine, à cause de ses propriétés particulières et du rôle important qu'elle joue dans l'état physiologique et dans l'état morbide, doit surtout nous
occuper ici. Nous verrons plus loin d'ailleurs s'il n'y a
pas, pour les autres principes comme pour la fibrine,
des différences à établir selon le liquide dans la composition duquel ils peuvent entrer.

En résumé, ces distinctions sont fort importantes, car
elles se rapportent à la fois aux modifications que subissent les phénomènes de la nutrition sous l'influence
des différents âges de la vie, et à celles qui se manifestent selon la nature de la constitution individuelle.

De la fibrine dans la lymphe.

226. — Nous avons fait remarquer d'une manière générale les différences qui existent entre les trois principaux liquides de l'économie; nous allons maintenant
entrer dans quelques considérations propres à mettre
plus en relief les caractères qui distinguent ces liquides,
particulièrement sous le rapport de leur influence dans
les phénomènes de la nutrition.

La lymphe, comparée au sang artériel et au sang
veineux, est un fluide à peine pourvu d'activité vitale;

les vaisseaux dans lesquels elle circule participent eux-
mêmes de cette inactivité. Pompée dans les tissus aux
dépens du sang artériel et de la substance de ces tissus, la
lymphe est une humeur *sui generis*, et qui ne subit qu'à un
faible degré les diverses influences qui mettent en mouvement les éléments des autres liquides. La lymphe (67)
renferme cependant de l'albumine, de la fibrine et des
principes salins; mais ces matières y existent pour la
plupart en minime proportion et dans une quantité
d'eau bien plus considérable que n'en présentent le sang
artériel et le sang veineux. Remarquons en outre que la
composition de la lymphe, dans le système lymphatique
général, est en grande partie dépendante de l'état du
sang artériel ; dans l'abstinence , par l'appauvrissement
du sang artériel, le système lymphatique devient turgide
et se gorge de lymphe, mais d'une lymphe bien moins
riche en matériaux organiques que dans l'état normal.

Sous ces rapports, on comprend déjà que la lymphe
soit inférieure au sang artériel et au sang veineux quant
à l'activité dont ses éléments peuvent être doués ; cependant, elle présente comme eux et au même degré
la propriété de se coaguler, propriété remarquable, car
d'après les analyses, la lymphe ne contiendrait qu'une
minime proportion de fibrine proprement dite. Mais la
fibrine est-elle bien la substance qui, dans la lymphe
comme dans le sang d'ailleurs, constitue uniquement la
matière coagulable ? Nous ne le croyons pas, et c'est un

point que nous nous efforcerons d'élucider lorsque nous étudierons les aliments non azotés. Quant à présent, pour nous conformer aux idées reçues, nous continuerons à donner le nom de fibrine à la matière coagulable de la lymphe, mais en faisant observer qu'il est très-probable que la fibrine n'entre dans la composition de cette matière que dans une proportion assez limitée.

Mais, outre l'albumine et la fibrine, la lymphe contient des globules, globules blancs, et par conséquent déjà très-différents sous ce rapport seulement de ceux du sang. Quelle que soit l'origine de ces globules, toujours est-il qu'ils naissent dans la lymphe, y existent avec une organisation spéciale, et qu'ils doivent jouer un rôle dans l'économie. Aussi est-il probable que, comme les globules du sang, les globules de la lymphe peuvent se charger d'une certaine quantité d'oxygène, ainsi que paraissent le démontrer la coloration rose-rouge que prend la lymphe au contact de l'air et celle qui se remarque à la peau sur le trajet des vaisseaux lymphatiques, lorsque le travail inflammatoire accumule l'oxygène sur un point voisin de ces vaisseaux.

Dans les vaisseaux lymphatiques qui viennent de la rate, la lymphe, à certains moments, acquiert la couleur de l'eau rougie ; or, selon les expériences de M. J. Béclard et celles de MM. Kœllifer, Maleschott et Gray, les globules du sang se détruisent dans leur passage par la rate, et si l'oxygène qu'ils abandonnent alors exerce son

14.

action sur le sang veineux contenu dans cet organe, et
y donne lieu à la formation de la fibrine qui se rend dans
la veine-porte, il n'est pas irrationnel de croire que la
lymphe dont s'emparent les vaisseaux lymphatiques
rampant à la surface de la rate, n'est pas soustraite à cette
action. Aussi nous croyons que, dans cette circonstance,
non-seulement la lymphe acquiert de la fibrine, mais
encore que ses globules se chargent d'une certaine
quantité d'oxygène. Nous croyons en outre qu'un phénomène analogue doit s'opérer dans le système glandulaire lymphatique général, et que c'est sous ces influences que le chyle des chylifères, en entrant en conflit
avec la lymphe dans les capillaires lymphatiques abdo-
minaux, devient coagulable.

En effet, « en comparant, comme le dit M. J. Muller,
le chyle des vaisseaux lymphatiques et le chyle contenu
dans le canal intestinal, il ressort de suite que non-seulement les lymphatiques absorbent, mais encore qu'ils
métamorphosent ce qu'ils absorbent ; car c'est seulement lorsque la substance alimentaire se trouve contenue dans leur intérieur, qu'elle acquiert la propriété de
se coaguler spontanément en partie, et plus elle avance
dans le système lymphatique, plus cette propriété devient prononcée en elle. Peut-être, ajoute ce savant
physiologiste, les lymphatiques des autres parties du
corps transforment-ils aussi l'albumine en matière coagulable. »

Au reste, il nous semble évident que la matière coagulable de la lymphe se forme au sein du système lymphatique, et que la nature de cette matière doit-être en rapport avec le mode d'élaboration et l'espèce de matériaux qui lui donnent naissance ; et si cette matière est en partie constituée par de la fibrine proprement dite, elle est aussi formée d'une substance d'un autre ordre. Par cela même d'ailleurs que la fibrine fait partie de la lymphe, cette substance ne peut être douée que d'une activité très-relative dans les actes nutritifs, et son emploi dans l'économie doit-il se rapporter à la formation des tissus et des fluides qui participent des propriétés dévolues à la lymphe.

Si ce n'est dans le système glandulaire, la fibrine de la lymphe, ainsi que toutes les matières qui font partie de ce liquide, l'albumine, les matières inorganiques, les produits de la digestion admis dans le canal thoracique ne sont pas employés par les vaisseaux lymphatiques, ce sont les artères qui les utilisent dans les organes. Or, charriée dans la lymphe avec le chyle des chylifères, la fibrine chemine dans le canal thoracique et est versée dans la circulation veineuse, où elle se confond avec les principes du sang veineux pour constituer le sang artériel dans les poumons. La lymphe, par conséquent, entre pour une partie dans la composition du sang artériel, et doit en modifier les propriétés selon la proportion dans laquelle elle y est admise.

De la fibrine dans le sang veineux.

227. — Le sang veineux présente des différences
très-notables dans sa composition, selon qu'il appartient
à la circulation générale ou au système de la veine-porte.
Ces différences sont évidentes, car il suffit de remarquer
que, dans le système de la veine-porte, le sang est à la
fois constitué par le sang veineux de la circulation générale et par les produits de la digestion absorbés par
les veines mésentériques, tandis que la plupart des autres vaisseaux veineux du corps ne contiennent que le
sang de la circulation générale. Il en résulte que, relativement à la fibrine dont nous nous occupons surtout
ici, il y a des distinctions à établir suivant que cette
substance entre dans la composition du sang de la veine-
porte ou du sang des autres vaisseaux veineux.

De la fibrine dans le système de la veine-porte.

228. — Dans le système de la veine-porte, la fibrine
provient en partie de l'excédant de la fibrine artérielle et
lymphatique qui n'a pas été employé dans le travail de
la nutrition, mais particulièrement des matières albuminoïdes du chyle intestinal dont s'emparent les capillaires veineux mésentériques.

Le chyle des veines mésentériques ne contient pas de
fibrine de nouvelle formation; celle qui s'y trouve vient,

comme nous venons de le dire, de la circulation générale ; ce n'est que dans les gros troncs vasculaires du
système de la veine-porte que se rencontre la fibrine
formée aux dépens du chyle intestinal. Cependant, quoique le sang puisse subir des modifications particulières
dans ces vaisseaux, comme nous le verrons dans la partie pathologique de ce travail, la fibrine, toutefois, n'y
est pas formée. La fibrine de nouvelle formation paraît
naître dans la rate, des transformations que subissent,
sous l'influence de l'oxygène des globules du sang artériel, les substances albuminoïdes du chyle amenées
dans cet organe. On sait, en effet, qu'à certains moments la rate augmente considérablement de volume et,
sans doute, c'est particulièrement lorsque le sang de la
veine-porte, chargé des produits de la digestion, est
contraint de refluer vers cet organe, dont le tissu se
prête singulièrement à l'accomplissement de ce phénomène. C'est alors que s'effectue la formation de la fibrine, comme les recherches expérimentales de M. J.
Béclard semblent le démontrer. Ce physiologiste a constaté, par de nombreuses expériences, que le sang qui
revient de la rate contient plus de fibrine que le sang
veineux général, qu'il offre aussi plus d'albumine, mais
qu'il est moins pourvu de globules. C'est qu'en effet,
comme l'a observé M. J. Béclard, les globules du sang
se détruisent dans la rate, et sans doute ces corpuscules
contribuent non-seulement à la formation d'une partie

de la fibrine que contient le sang de la veine-porte,
mais encore à celle de la fibrine de la lymphe. Nous devons faire observer, en passant, que ces substances,
quoique nées dans les mêmes circonstances, ne doivent
pas avoir des propriétés idendiques, car les éléments de
la lymphe diffèrent évidemment des éléments du sang de
la veine-porte, ces derniers étant surtout constitués par
les matières albuminoïdes fournies par le chyle des veines mésentériques, voie principale ou peut-être unique
par laquelle les produits albuminoïdes de la digestion
pénètrent dans le sang. La fibrine, d'ailleurs, quel que
soit le point de l'économie d'où l'on puisse l'extraire,
est une substance très-complexe et dont la composition
est loin d'être parfaitement connue, comme le prouve
surabondamment M. Denis, dont toutefois les nouvelles
recherches sont de nature à éclairer cette question.

Nous nous bornons à signaler ici l'influence que peut
avoir la rate sur la formation de la fibrine du sang de la
veine-porte, et sur celle de la lymphe, en nous réservant d'insister ultérieurement sur ce point par des considérations d'un autre ordre; néanmoins, nous ferons
remarquer que l'usage attribué à la rate en cette circonstance, pourrait jeter quelque jour sur la physiologie
de la veine-porte et, en même temps, éclairer certains
phénomènes morbides encore fort obscurs. Nous n'igno-
rons pas qu'on a observé qu'après l'ablation de la rate
chez les animaux, il ne s'est manifesté rien d'assez no-

table pour donner lieu d'attribuer à cet organe des fonctions bien essentielles, et que quelques physiologistes ont
même avancé que la rate était un organe inutile ; mais,
comme le fait observer avec juste raison M. J. Béclard,
« il y a, dans l'organisme, beaucoup de parties qui peuvent être isolément retranchées sans que la vie soit nécessairement anéantie, ce qui ne veut pas dire que ces
parties soient sans fonction. L'organisation lutte en quelque sorte contre ces mutilations et assure l'accomplissement des fonctions d'une autre manière et sur d'autres points de l'organisme. » « Dans le piédestal de la
colonne Trajane, dit M. Liebig, on peut enlever au ci-
seau chaque pierre, si l'on a soin de remettre à sa place
à mesure qu'on enlève l'assise suivante, la première assise qu'on avait retirée. Peut-on conclure de là que cette
colonne soit suspendue en l'air et qu'aucune partie ne
supporte celle qui est au-dessus? Non, et pourtant on a
rigoureusement démontré que chacune des pièces ne
supporte rien, car on les a toutes enlevées, sans nuire
à la stabilité de la colonne. » (*Traité de Chimie organique.*)

De la fibrine dans le système veineux général.

229. — Dans le système veineux général, la fibrine
résulte de la quantité excédante de la fibrine du sang artériel et de celle de la lymphe qui n'ont pas été utilisées

dans l'acte nutritif, l'une et l'autre restant en dissolution dans le plasma, sont versées par les capillaires artériels dans les capillaires veineux et rentrent ainsi dans
la circulation générale.

La fibrine veineuse a donc deux origines, l'une, d'où
provient la fibrine particulière à la veine-porte, l'autre,
la fibrine de la circulation générale ; aussi ont-elles un
rôle différent dans l'organisme comme, pour ce qui a
trait surtout à la fibrine de la veine-porte, les beaux travaux de M. Cl. Bernard nous en fournissent la preuve.

On sait à n'en plus douter actuellement, d'après les
expériences de ce savant physiologiste, que le foie fabrique du sucre aux dépens des principes albuminoïdes de l'alimentation ; on sait que même pendant l'abstinence, si ce n'est lorsqu'elle a été trop prolongée, la
production de sucre n'est pas suspendue dans le foie.
Or, pendant l'abstinence, ce ne peut être que dans le
sang que le foie puise les éléments propres à la formation du sucre, et si l'on considère, comme l'ont démontré péremptoirement encore les analyses expérimentales
de M. Cl. Bernard, corroborées de tout point par celles
de M. Lehmann, que la fibrine du sang de la veine-
porte disparaît en totalité dans le foie, on ne peut se
refuser à reconnaître avec ces savants, que la fibrine du
sang est le point de départ de la formation du sucre
dans cet organe. Remarquons d'ailleurs que l'abstinence prolongée qui détermine la défibrinisation du sang

est suivie de la suspension de la fonction glycogénique du foie.

En outre, nous croyons pouvoir avancer que, non-seulement la fibrine est bien la substance qui est particulièrement utilisée pour la formation du sucre dans le foie, mais de plus que le sucre ne peut être fabriqué par cet organe si la fibrine a subi des modifications qui altèrent les principes qui la constituent. M. Cl. Bernard a en effet constaté que, dans l'état inflammatoire, la fonction glycogénique du foie est suspendue et certes, ce ne peut être parce que, dans cet état morbide, la quantité de fibrine est accrue dans le sang, mais bien plutôt parce que cette substance n'est plus offerte au foie dans les conditions propres à remplir l'usage auquel elle est destinée. Il n'en est pas ainsi sans doute toutes les fois que la proportion de fibrine est accrue dans le sang, comme dans la grossesse, par exemple, où cet excès de fibrine répond aux nouvelles conditions nutritives, imposées à la mère.

Au reste, nous reviendrons en son lieu sur cette question, car, selon nous, à l'état de la fibrine dans le système vasculaire en général et particulièrement à l'altération de cette substance dans le système de la veine-porte, soit dans les phénomènes inflammatoires, soit sous des influences morbides particulières se rattachent les points les plus importants de la pathologie.

En résumé, quelle que soit la source première de la

fibrine dans les différents systèmes vasculaires de l'organisme, la fibrine veineuse de la circulation générale
est constituée par la quantité excédante de la fibrine artérielle non utilisée dans l'acte de la nutrition, mais en
outre elle s'accroît dans le ventricule droit du cœur des
principes sucrés élaborés par le foie, de la fibrine de la
lymphe et du sucre que fournit le canal thoracique.

C'est alors que la fibrine veineuse et la fibrine de la
lymphe réunies ainsi que le sucre qui les accompagne
vont, après leur passage dans les poumons, concourir
à la formation de la fibrine artérielle, comme, au moins,
cela nous paraît probable.

Il résulte de ces considérations que, comme principe
nutritif dans le sang artériel, il y a tout lieu de penser
que la fibrine doit posséder des propriétés différentes
selon qu'une proportion plus ou moins élevée des principes qui la constituent sont fournis par le sang veineux ou par la lymphe. En étudiant la fibrine dans le
sang artériel, nous allons voir jusqu'à quel point cette
proposition peut être fondée.

De la fibrine dans le sang artériel.

230. — Le sang veineux et la lymphe réunis dans
le ventricule droit du cœur renferment tous les principes et tous les produits nutritifs de l'alimentation et de
l'organisme ; ce sont ces liquides, qui, chacun pour

leur part, vont, après leur passage dans les poumons, constituer le sang artériel. L'un et l'autre, ainsi que nous l'avons dit, contiennent de la fibrine, mais le sang veineux en renferme dans une proportion bien plus élevée que la lymphe, ce qui s'explique d'ailleurs puisque le sang veineux n'utilise la fibrine qu'il contient que dans les poumons et, en la restituant ainsi au sang artériel, tandis que la fibrine de la lymphe, si ce n'est dans l'enfance ou dans l'état pathologique, est en grande partie employée dans le système glandulaire lymphatique. Quoi qu'il en soit, la fibrine s'épuiserait bientôt dans le sang artériel si elle n'y était constituée que par la fibrine veineuse et par celle de la lymphe ; car, si ce n'est la lymphe qui peut fournir de la fibrine de nouvelle formation, le sang veineux ne contient que celle qu'il puise dans le sang artériel. Il était donc indispensable que la fibrine artérielle qui est continuellement utilisée dans les actes organiques, fût incessamment régénérée ; c'est en effet ce qui a lieu lors du passage du sang veineux et de la lymphe par les poumons, et dans ce cas, la fibrine artérielle peut être plus particulièrement constituée par les éléments du sang veineux ou par ceux de la lymphe, suivant que l'un ou l'autre de ces liquides fournit en proportion plus ou moins élevée les principes propres à sa formation.

Or, dans les poumons, outre l'action particulière que l'oxygène de l'air exerce sur les globules, ce gaz a une influence non moins réelle sur les autres principes du liquide qui les traverse, suivant, toutefois, l'affinité qu'ils présentent et la facilité avec laquelle leurs éléments peuvent être mis en mouvement.

On sait, d'après les expériences de M. Cl. Bernard (175), que le sang veineux, avant de pénétrer dans les poumons, contient beaucoup de sucre, tandis qu'à sa sortie de ces organes, si ce n'est à certains moments, on en constate à peine quelques traces. Le sucre a donc été utilisé dans les poumons, et ce ne peut être uniquement aux combustions de l'acte respiratoire qu'une aussi grande quantité de cette matière a été employée, puisque, comme M. Cl. Bernard l'a encore démontré, la chaleur, bien loin de se développer dans cette circonstance, s'abaisse au contraire (122). Le sucre, par conséquent, n'arrive pas au sang artériel dans son état propre; mais bien sous une autre forme, et pour nous, comme nous nous efforcerons plus loin d'en faire la démonstration, il se combine, sous l'influence des actions chimiques que détermine la présence de l'oxygène, avec l'albumine et concourt à la formation de la fibrine.

Telle nous paraît être l'origine de la fibrine artérielle; et c'est ainsi que le sucre, dans les poumons, peut surtout garantir l'albumine des atteintes de l'oxygène et qu'en outre, selon sa provenance et la quantité dans laquelle il est fourni, suivant aussi la proportion d'albu-

mine qu'il rencontre, et d'oxygène en présence, il
prend part à la formation d'une fibrine plus ou moins
active, ou en d'autres termes, plus ou moins apte à entrer en mouvement dans les actions organiques. C'est
encore ainsi que le sucre, en se combinant avec l'albumine, sert de modérateur au mouvement imprimé à
cette substance, et que la fibrine qui résulte de cette
combinaison, protégée d'ailleurs par la présence de certains principes salins, peut traverser les gros troncs vasculaires sans manifester ses propriétés; condition bien essentielle, car il peut se produire de la fibrine dans les
poumons ou dans d'autres points de l'organisme, sans
le concours du sucre, et c'est précisément lorsque, sous
l'influence de l'oxygène en excès, ou de la diminution
des matières non azotées ou salines, l'albumine, direc-
ment et vivement attaquée, passe à ce degré d'oxygénation qui la rapproche très-probablement de la nature
de la fibrine musculaire; mais alors, ce n'est plus la fibrine normale du sang artériel, et ce liquide a acquis
des propriétés qui le font sortir de l'état physiologique.

Conclusion.

234. — Dans le sang artériel, sont donc rassemblés
les divers principes propres à la formation de tous les
tissus et de tous les liquides de l'économie et dans des
conditions telles qu'ils sont aptes immédiatement à être

utilisés par le travail de la nutrition. Or, la fibrine du sang artériel est constituée par la fibrine du sang veineux et celle de la lymphe, mais en outre par la fibrine de nouvelle formation qui s'est produite aux dépens du sucre et de l'albumine de ces liquides. Parvenues dans le sang artériel, la fibrine du sang veineux, celle de la lymphe et la fibrine de nouvelle formation ne doivent plus être considérées que comme une substance unique, mais qui peut être douée de propriétés plus ou moins actives selon la proportion de principes fibrineux provenant du sang veineux ou de la lymphe ; car, nous insistons de nouveau sur ce point, la fibrine est une des substances du sang qui, avec les globules, doit être envisagée comme le mobile des actions chimiques qui se développent dans l'organisme (222-223).

232. — Ainsi que dans les autres vaisseaux de l'économie, ce n'est pas pendant le cours du sang dans la capacité des gros troncs artériels que se manifestent les actes de la nutrition, mais bien dans le système capillaire ; et c'est la liqueur du sang, c'est-à-dire le plasma chargé des globules et tenant en dissolution l'albumine, la fibrine et les autres principes du sang, qui fournit tous les éléments nécessaires au développement des phénomènes nutritifs. Or, dans le système musculaire, les globules du sang artériel entrent en conflit avec les divers principes du plasma, et c'est alors que se produit aux dépens de l'albumine et de l'oxygène des globules,

la fibrine musculaire, c'est-à-dire la substance qui, dans l'organisme, est douée du mouvement moléculaire le plus actif.

Mais on sait que la fibrine musculaire se forme avec plus ou moins d'abondance selon les divers besoins de l'organisme, et suivant aussi l'activité que détermine l'exercice des muscles ; nous devons faire remarquer en outre que la fibrine musculaire, la musculine, ne constitue pas seule la substance des muscles, et que ces organes contiennent une autre matière qui forme le tissu dans lequel se dépose la musculine ; par conséquent, cette matière doit, en même temps que la substance musculaire proprement dite, recevoir les éléments nutritifs qui lui sont propres. Or, ces diverses conditions sont toutes remplies dans la nutrition des muscles, mais à des degrés différents selon les qualités du plasma. Pour rendre notre pensée plus intelligible, nous allons exposer quelques-unes des circonstances auxquelles doit répondre la composition de ce fluide.

233. — Dans la première enfance, comme nous l'avons déjà dit, un des principaux besoins de l'organisme réside dans la génération, l'entretien et l'accroissement du tissu propre à constituer la trame dans laquelle doit se déposer successivement la substance des organes. Nous avons précisément fait remarquer qu'à cet âge correspond le développement prédominant du système lymphatique. Ne ressort-il pas alors de ces considérations

ainsi que de l'espèce d'alimentation (le lait), de la nature du chyle auquel cette alimentation donne lieu, des
transformations que ce chyle subit dans le travail de
l'absorption, que le plasma contient des éléments dans
lesquels prédominent les principes nutritifs, plus particulièrement élaborés par le système lymphatique. C'est-
à-dire, en négligeant les autres principes qui, cependant,
ont aussi leur rôle important, que le plasma, dans cette
circonstance, contient plus de fibrine provenant du système lymphatique que de fibrine fournie par le système
veineux; plus de globules de la lymphe relativement que
de globules du sang, enfin des principes nutritifs plus
réfractaires à l'action de l'oxygène, et par conséquent
très-aptes à la composition du tissu cellulaire, et qui répondent essentiellement au mode de vitalité de ce tissu.
Aussi en résulte-t-il que les principes qui constituent la
substance musculaire de l'enfant, sont très-pauvres en
musculine et très-abondamment pourvus au contraire
de ceux qui entrent dans la composition du tissu cellulaire. On sait en effet que la chair des jeunes animaux
fournit de la gélatine en grande quantité. Et si l'on re-
monte à la génération de ces tissus chez le fœtus, on
rencontre sous sa forme première, la matière qui, en se
métamorphosant sur place, constitue la trame celluleuse
des muscles, et qui n'est autre que la glycose. Dans une
de ses nombreuses expériences, M. Cl. Bernard n'a-t-il
pas démontré qu'en traitant des muscles de fœtus très-

jeunes par la macération dans l'eau, à la température de
+ 5 à + 6°, ensuite par le réactif cupro-potassique, on
découvre une notable quantité de sucre ?

234. — Ajoutons que pour dernier terme des métamorphoses que subissent les principes nutritifs dans
l'organisme de l'enfant, nous trouvons dans la sécrétion
urinaire l'acide hippurique comme chez les herbivores,
c'est-à-dire ce corps que la chimie contraint à révéler
son origine en le dédoublant en acide benzoïque et en
sucre de gélatine (glycocolle). Notons en outre que,
dans l'urine des enfants en bas-âge, il ne se rencontre
que des traces d'urée. Aussi le mouvement de composition l'emporte-t-il sur celui de la décomposition, ce qui
vient encore prouver que les combustions déterminées
par l'oxygène dans les tissus, sont très-limitées, et que,
par conséquent, ce gaz rencontre dans l'organisme de
l'enfant des matières fort réfractaires à son action.

235. — Dans l'âge adulte, alors que tous les organes
sont arrivés à leur complet développement, le système
musculaire est dans toute sa vigueur ; aussi attire-t-il
énergiquement à lui les éléments nutritifs, surtout lorsque par les exercices, cet appareil est mis en activité.
A cette époque de la vie, le système musculaire domine
la nutrition ; mais le sang artériel est prêt à répondre à
ces appels, car la nature de l'alimentation a départi aux
veines (227) un rôle bien plus actif que celui qu'elles
possédaient chez l'enfant, et ce sont elles plus particu-

lièrement qui fournissent au sang artériel les éléments
nutritifs dont il est avide ; au système lymphatique est
réservé le rôle secondaire. C'est alors que le plasma,
pourvu d'une fibrine plus riche en principes actifs, contient en outre ces globules nombreux et rutilants qui,
dans tous les points de l'organisme, vont porter le mouvement et la vie. En effet, le sang qui, dans son trajet
par les gros troncs , les branches et les ramuscules vasculaires, a perdu progressivement la quantité d'eau et
de sels qui maintenait la stabilité dans ses éléments, arrive enfin dans les extrémités capillaires, où ces éléments rapprochés dans le plasma, entrent en conflit avec
une énergie favorisée par les activités vitales. Les globules, que rien ne protége alors, sont vivement atteints
par l'oxygène qu'ils contiennent, et leur destruction est
le point de départ du mouvement imprimé aux molécules déjà ébranlées de la fibrine et des actions chimiques si complexes qui se produisent avec les autres principes du sang et le tissu des muscles. C'est enfin sous
ces influences que naît la fibre musculaire, tissu cellulaire et musculine, du dédoublement de la fibrine, des
métamorphoses de l'albumine et des mutations qui s'o-
pèrent avec la substance propre des muscles elle-
même. De là, ces mouvements de composition et de
décomposition si remarquablement actifs dans le tissu
musculaire, ces produits si variés, la créatine, la créatinine, l'inosite, l'acide inosique, l'acide lactique, et pour

dernier terme de ces métamorphoses, l'*urée* pour les principes albuminoïdes proprement dits, et l'*acide urique* pour les principes azotés d'un autre ordre. Nous remarquerons en effet, que la proportion de l'urée contenue dans l'urine (184), est en rapport avec la quantité de substances albuminoïdes renfermées dans le sang et avec l'activité du mouvement nutritif qui en détermine l'emploi, de même que la quantité de l'acide urique dans l'urine (190), répond à la proportion de fibrine que le sang contient et aux usages auxquels cette substance est destinée dans l'économie ; phénomène que nous voyons se produire en sens inverse dans l'état pathologique, alors que la fibrine modifiée et mise en mouvement avec une suractivité insolite par l'action de l'oxygène, ne peut plus être utilisée dans l'acte de la nutrition. Elle se consume en grande partie au sein du système vasculaire et s'y régénère aux dépens de l'albumine et des autres éléments du sang. C'est ainsi que dans l'état inflammatoire, la quantité d'acide urique est accrue dans l'urine, celle de l'urée diminuée et qu'en même temps, la proportion de la fibrine se maintient en excès, avec plus ou moins de persistance, dans le sang.

CHAPITRE QUATRIÈME.

ALIMENTS PROVENANT DES TISSUS GÉLATINEUX.

Tissus gélatineux. — Sont très-répandus dans l'organisme. — Leur
mode de vitalité. — Différence qu'ils présentent à cet égard avec
les autres tissus de l'économie. — La fibrine, proprement dite, ne
doit pas constituer toute la matière coagulable du système vasculaire. — Propriétés nutritives de la gélatine. — La gélatine est
transformée en sucre dans l'organisme. — Expériences de M. Cl.
Bernard. — Conclusion.

Tissus gélatineux. — Leur mode de vitalité. — Diffé-rence qu'ils présentent à cet égard avec les autres tissus de l'économie.

236. — Parmi les tissus animaux, et par conséquent
azotés, qui font partie des aliments, il en est sur lesquels
les physiologistes sont encore en divergence d'opinion
quant aux propriétés nutritives dont ils peuvent être
doués ; tels sont les tissus qui, par l'ébullition dans
l'eau, donnent de la gélatine.

Les tissus susceptibles de fournir de la gélatine sont
si abondamment répandus dans l'économie animale, qu'il
n'en est peut-être pas un seul dont on ne puisse en
extraire une certaine quantité. En effet, la gélatine entre
dans la composition du tissu cellulaire, du tissu séreux,
des membranes, des tendons, des ligaments, des tuni-

ques des vaisseaux, du tissu organique des os, de la peau, etc.; par conséquent, cette substance est toujours mêlée en assez notable proportion avec les autres matières alimentaires d'origine animale. Cependant, la gélatine n'est pas considérée comme une substance nutritive, et n'est pas rangée dans la classe des aliments albuminoïdes. C'est qu'effectivement, la gélatine manque d'un des corps qui caractérisent les aliments albuminoïdes, le soufre, et qu'en outre, dans l'organisme vivant, les tissus qui la fournissent diffèrent des autres tissus de l'économie par une activité bien inférieure dans le mouvement moléculaire de la matière dont ils sont formés. « Les tissus gélatineux, dit M. Liebig, la gélatine des os, les membranes, les cellules éprouvent dans l'économie une altération continue par suite de l'action de l'oxygène et de l'humidité; les parties qui se décomposent ainsi doivent donc être renouvelées par le sang; mais cette transformation et cette restitution sont évidemment circonscrites par des limites fort étroites. Tandis que la graisse disparaît chez le malade ou chez celui qui succombe à l'inanition, et que la substance des muscles reprend alors la forme du sang, *les tendons et les membranes persistent dans leur état et tous les membres du cadavre conservent la cohérence qu'ils doivent à ces tissus.* » (*Chimie organique appliquée à la physiologie.*) Nous ferons observer en outre que le tissu nerveux, dans la composition duquel il entre de la matière gélatineuse et de la graisse phosphorée et azotée, présente aussi le même phénomène.

Cette inactivité dans le mouvement de composition des tissus gélatineux et cette résistance qu'ils opposent au mouvement de décomposition sont en effet fort remarquables, surtout si l'on compare sous ce rapport ces tissus avec les autres tissus de l'économie; car elles donnent lieu de penser que la substance des tissus gélatineux n'est si réfractaire aux mouvements et aux mutations que subissent les autres tissus sous l'influence des actions vitales, que parce que les éléments qui la constituent sont dans un arrangement moléculaire qui semblerait la rapprocher de la composition des principes de l'ordre organique proprement dit. En outre, elles font comprendre les phénomènes tout spéciaux que présentent les tissus gélatineux dans l'état morbide.

Les tissus gélatineux doivent donc être distingués des autres tissus animaux, non-seulement sous le rapport du rôle qu'ils jouent comme substance alimentaire, mais encore sous celui de leur mode de vitalité dans l'économie. Or, dans les fluides de l'organisme, nous avons reconnu (224) que, parmi les principes qui entrent dans leur composition, il y avait aussi des distinctions à établir, et ces distinctions ont surtout consisté dans la différence que présente la fibrine selon son origine, selon les vaisseaux dans lesquels elle circule et suivant son emploi dans la nutrition des tissus. Nous arrivons donc à rechercher si, parmi les substances alimentaires azotées ou non azotées, il n'est pas d'autres principes que les matières dites albuminoïdes qui puissent aussi donner lieu à la génération et à l'entretien des tissus, soit en se modifiant sous l'influence du travail organique, soit en entrant en combinaison avec un ou plusieurs des éléments des substances albuminoïdes.

La fibrine, proprement dite, ne doit pas constituer toute la matière coagulable du système vasculaire.

237. — Nous avons fait remarquer que tous les principes des tissus de l'économie étaient représentés dans le sang, sauf la matière gélatineuse, et en effet, les tissus d'où provient cette matière sont précisément ceux dont le mode de nutrition offre le plus d'obscurité. Néanmoins il y a quelques raisons de croire que si l'on n'a pas encore découvert dans le sang les principes de ces tissus, c'est qu'il n'a pas encore été possible, jusqu'à présent, de distinguer, dans les divers vaisseaux de l'économie, la véritable nature de la matière coagulable, et que, par ce motif, cette matière a été confondue avec la fibrine proprement dite. Cependant, comme nous l'avons déjà fait observer, nous ne croyons pas que la fibrine constitue toute la matière coagulable contenue dans les vaisseaux de l'organisme. Notre opinion trouverait un appui dans cette remarque de M. Cl. Bernard :

« Si l'on bat, dit ce savant physiologiste, le sang sorti
du foie avec des verges, il ne s'y attache aucun filament;
cependant il se coagule. La coagulation, qu'on avait
jusqu'alors attribuée à la fibrine qu'on extrait par le
battage, ne saurait donc lui être exclusivement rappor-
tée. » On sait que M. Cl. Bernard, et particulièrement
M. Lehmann, ont constaté, par de nombreuses expériences, que la fibrine disparaît complétement dans le
foie, qu'on n'en retrouve plus de traces dans le sang des
veines hépatiques; cependant le sang de ces veines se
coagule.

Or, si d'après l'expérience que nous venons de citer,
il y a lieu d'admettre dans le sang une matière coagulable autre que la fibrine, jusqu'alors l'analyse chimique
n'en a pas fait connaître la nature, mais nous n'en
c royons pas moins à son existence, quoiqu'elle se révèle
bien plutôt d'après l'analogie et l'induction que par des
preuves expérimentales. Il n'en serait pas ainsi toutefois dans dans l'état pathologique. M. Bouchardat, en
analysant la couenne inflammatoire dans le rhumatisme
articulaire aigu, y a démontré la présence de la gélatine.
Ann. de Thérap., année 1851.) Cette matière, par conséquent, existerait au moins accidentellement dans le
ang.

Propriétés nutritives de la gélatine.

238.— Toutes les substances albuminoïdes, pour arriver à faire partie du sang, doivent subir, dans l'acte
digestif et dans le travail de l'absorption, des métamorphoses qui les ramènent à l'état d'albumine (153-221).
Aussi toutes les matières alimentaires qui ne peuvent
être transformées en albumine, appartiennent ou à la
classe des substances féculentes, lesquelles sont soumises à des modifications spéciales dans l'organisme, ou
à celle des corps gras. Il en résulte qu'une des matières
que peuvent fournir presque tous les tissus animaux, la
gélatine, ne peut trouver sa place dans aucune de ces
classes et que, par conséquent, elle ne devrait pas être
considérée comme substance nutritive. Cependant, si la
chair des animaux est à juste titre considérée comme
douée des propriétés les plus nutritives, n'est-ce pas
parce qu'elle renferme, réunis dans les conditions les
plus parfaites, les divers principes indispensables à
l'accomplissement de tous les phénomènes de la nutrition, plus encore même que par cette matière éminemment nutritive, la fibrine qu'elle contient? Il a été
prouvé, en effet, que cette substance, isolément, c'est-
à-dire privée des matières qui l'accompagnent dans la
chair des animaux, ne saurait remplir toutes les conditions de l'acte nutritif. Eh bien ! il n'en est pas autre-

ment de la gélatine, car si nous comparons entre elles les matières alimentaires péremptoirement reconnues par l'expérience comme réunissant toutes les qualités nutritives, le lait, le froment, la chair des animaux, nous serons contraints de reconnaître la vérité de cette assertion. Ces matières, en effet, renferment, quoique dans des proportions et sous des formes différentes, les trois principes qui, par leur réunion, peuvent répondre aux divers besoins de l'organisme. Ainsi, abstraction faite des matières inorganiques, le lait contient de la caséine, du sucre et du beurre ; le froment, du gluten, de la fécule (qui peut fournir du sucre et de la graisse), et d'ailleurs des principes gras, quoiqu'en minime quantité ; enfin la chair des animaux qui renferme de la fibrine, de la gélatine et de la graisse. On sait que les fibres musculaires soumises à une ébullition prolongée donnent de la gélatine, laquelle, selon Berzélius, résulte de la transformation du tissu cellulaire par l'action de l'eau bouillante. Or, avec un principe reconnu éminemment nutritif se rencontre dans la chair des animaux, et en proportion assez élevée, une substance à laquelle un certain nombre de physiologistes ont refusé toute participation à l'acte nutritif. Il n'en est pas ainsi cependant, car la gélatine, si fréquemment introduite dans l'organisme, puisqu'elle fait partie de presque tous les tissus animaux, ne se retrouve ni dans les fèces, ni dans les urines, lors même qu'elle est contenue en excès dans une ration alimentaire. Ainsi « un chien qui a avalé des os, dit M. Liebig, n'en rejette que la partie calcaire, tandis que la gélatine a disparu complétement dans son corps : la même chose s'observe chez les individus qui prennent pour leur nourriture comparativement plus de gélatine (dans le bouillon de viande) que d'autres substances. » « Un canard, nourri exclusivement avec de la gélatine, en a assimilé 4 gr. 78 en douze heures, et a pu vivre assez longtemps à ce régime. *Il a seulement produit de l'acide urique en grande quantité.* » (M. Boussingault.)

Au reste, si l'on n'accorde pas à la gélatine des propriétés essentiellement nutritives, néanmoins, aujourd'hui, on arrive à reconnaître qu'elle joue un certain rôle dans les phénomènes de la nutrition. Ainsi, M. Boussingault a dernièrement exprimé l'opinion que la gélatine n'est pas un aliment plastique mais un aliment respiratoire, et M. le docteur Mialhe, dans son bel ouvrage sur la *Chimie appliquée à la physiologie et à la thérapeutique,* émet les propositions suivantes : « La gélatine est-elle destinée à être brûlée et à concourir à l'entretien de la chaleur animale, ou bien est-elle un aliment plastique propre à réparer la trame organique ? La question n'est pas encore expérimentalement résolue. Toutefois l'analogie conduit à admettre qu'elle a cette double fonction. » M. J. Béclard est beaucoup plus explicite, car voici comment il apprécie les propriétés de la gélatine. « Le pouvoir nutritif de la gélatine a été contesté et même formellement nié par un certain nombre de physiologistes. La gélatine ne peut pas entretenir la vie des animaux lorsqu'on leur administre cette substance isolément. En cela, elle ne se distingue point des autres matières azotées qui, données seules, ne peuvent pas nourrir non plus. La gélatine, *associée* à d'autres aliments, jouit-elle, comme les autres substances azotées, du pouvoir nutritif? Des animaux ont été soumis à des expériences nombreuses et continuées pendant longtemps; l'homme s'est pris lui-même (M. Donné en particulier), comme sujet d'expérience : or, il résulte de tous ces faits que la gélatine du commerce, associée à d'autres aliments, non-seulement ne concourt point à la nutrition, mais encore qu'elle agit à la manière d'une substance purgative, et qu'elle est plutôt nuisible qu'utile.

« Mais tel n'est point l'effet réel de la gélatine que nous prenons quotidiennement en assez grande quantité avec le bouillon, avec la viande, avec les os, avec la partie soluble des tendons, des ligaments, de la peau, du tissu cellulaire. Ces substances nourrissent à la manière des autres substances azotées. Si la *gélatine du commerce* (ou colle-forte), obtenue à l'aide de la vapeur surchauffée, ou par les acides, à l'aide d'os puants et fétides (comme il est aisé de le voir dans les fabriques); si cette gélatine, dis-je, ne nourrit point, et si elle agit lutôt comme médicament que comme aliment, en passant presque entièrement par les urines et dans les fèces, c'est qu'elle est profondément altérée dans sa nature. La gélatine obtenue par la coction des pieds de veau (tendons) ou par celle des os frais, est une substance réellement nutritive ; les expériences de M. Cl. Bernard sont positives à cet égard. » (M. J. Béclard, *Traité élémentaire de physiologie humaine*.)

La gélatine est transformée en sucre dans l'organisme. Expériences de M. Cl. Bernard.

239. — Ainsi la gélatine, après avoir été alternativement admise et rejetée comme substance nutritive, est enfin considérée aujourd'hui, et à bien juste titre, comme propre à être utilisée dans l'économie. Or, on connaît la réaction curieuse que l'acide sulfurique détermine sur la gélatine et qui donne lieu à la substance sucrée que l'on désigne sous le nom de glycocolle ; un phénomène analogue ne pourrait-il pas se manifester dans l'organisme? Les expériences suivantes, que nous empruntons aux *Leçons de physiologie expérimentale* de M. Cl. Bernard, jettent une vive lumière sur cette question :

« 1° Un chien adulte et de petite taille, pesant 4 kil. 91, fut d'abord soumis à une abstinence absolue pendant quatre jours, afin de laisser les intestins se débarrasser des anciens aliments. (Depuis huit jours, du reste, le

chien ne mangeait que de la viande.) Pendant les six
jours qui suivirent, on lui ingéra chaque jour, dans l'estomac, 370 grammes d'eau ordinaire tiède, contenant en
dissolution 20 grammes de gélatine dite *alimentaire*.
Une heure après son dernier repas, on sacrifia l'animal
par strangulation.

« A l'autopsie, faite avec beaucoup de précautions,
j'ai constaté que la décoction du foie, jaunâtre et légèrement louche, renfermait beaucoup de sucre ; le dosage
en donna 1,33 pour 100 du tissu hépatique.

« 2o Un autre animal, une chienne, de taille moyenne,
fut nourrie, pendant trois jours exclusivement, avec des
matières gélatineuses, consistant en pieds de mouton,
dont on avait enlevé les os, et qu'on avait fait bouillir
avec de l'eau pour en séparer la plus grande partie de
la graisse, qui venait surnager à la surface du liquide
refroidi. Chaque jour, l'animal mangeait quatre pieds de
mouton avec la gelée qui les entourait. Après trois jours
de ce régime, et trois heures après son dernier repas,
l'animal fut sacrifié par la section du bulbe rachidien.
Je constatai que le tissu de son foie renfermait 1,65
pour 100 de sucre. La décoction hépatique était jaunâtre
et légèrement opaline. »

Conclusion.

D'après ces expériences remarquables, il résulte que

la gélatine admise dans l'économie , subit dans le foie
des modifications par l'intermédiaire desquelles cette
substance est transformée en sucre, transformation bien
plus complète que par l'acide sulfurique, puisque l'a-
zote est éliminé. La gélatine et, par conséquent les tissus animaux qui la fournissent, ont donc un rôle déterminé dans les phénomènes de la nutrition ; rôle important, indispensable même , car c'est ainsi que les
carnivores, dont l'alimentation est privée de matières
féculentes, trouvent, dans la chair des herbivores dont
ils se nourrissent, ce principe non azoté, le sucre, qu'exi-
gent si impérieusement les lois qui régissent la nutrition. C'est ainsi que leur régime alimentaire est com-
plété, et que les trois principes essentiels à l'accomplissement régulier des phénomènes nutritifs, les matières
albuminoïdes , le sucre et les corps gras arrivent réunis
dans l'intimité organique.

CHAPITRE CINQUIÈME.

ALIMENTS DITS RESPIRATOIRES. — SUCRE. — CORPS GRAS.

I.

SUCRE.

Propriétés chimiques de la glycose. — Usages attribués à la glycose dans l'organisme animal. — Usages et métamorphoses des matières amylacées et du sucre chez les végétaux. — Le sucre, en acquérant de l'azote, est utilisé à la nutrition des tissus. — Considérations à l'appui. — D'autres substances non azotées peuvent aussi acquérir de l'azote dans l'organisme. — Derniers termes des métamorphoses du sucre combiné avec l'azote. — Conclusion. — Actions chimiques sous l'influence desquelles peuvent s'opérer ces métamorphoses. — Expériences et considérations de M. Cl. Bernard. — Le sucre, transformé en matière coagulable, n'est pas seulement utilisé à la nutrition des tissus. — Des autres usages du sucre. — Le sucre des féculents et le sucre de l'organisme ne doivent pas se comporter d'une manière identique dans les actes nutritifs. — Des usages du sucre comme aliment respiratoire. — De son rôle dans l'état morbide. — L'albumine et le sucre sont les principaux agents de la nutrition. — Emploi du sucre à la formation et à l'entretien du tissu osseux. — Des usages et des effets du sucre introduit en nature dans l'organisme.

240. — La transformation si remarquable que subissent les matières gélatineuses dans le foie, et les usages

auxquels ces matières sont destinées dans l'acte de la nutrition nous amènent, par un rapprochement tout naturel à étudier l'emploi du sucre qui provient des substances féculentes.

Nous avons vu (126, 134) que les substances féculentes sont transformées sous l'influence des sucs salivaires et pancréatiques en dextrine et en glycose. Comme c'est sous cette dernière forme que ces substances pénètrent dans le sang, ce sera aussi sous cette forme que nous jetterons un coup-d'œil sur les propriétés et sur le rôle des féculents dans l'économie.

Sans entrer dans de grands développements à l'égard des propriétés chimiques de la glycose, il nous semble opportun toutefois de rappeler quelques-unes de celles qui se rattachent plus particulièrement à notre sujet.

Propriétés chimiques de la glycose.

241. — La glycose ou sucre de raisin, sucre de diabète, sucre de la deuxième espèce, est extraite des raisins, des châtaignes, des figues et autres fruits sucrés. Le ligneux, l'amidon, la fournissent aussi ; elle existe chez les végétaux au moment de la germination.

Dans l'organisme animal, la glycose se rencontre dans le tube intestinal, résultat des métamorphoses des substances féculentes, et surtout dans le foie, dans le foie des carnivores même, comme l'ont démontré si péremptoirement les expériences de M. Cl. Bernard. Selon M. Colin, il en existe aussi dans les chylifères et le canal thoracique, chez les herbivores et les carnivores. Dans la vie fœtale, comme nous l'avons déjà signalé, M. Cl. Bernard a encore démontré la présence de la glycose, mais alors, selon l'âge du fœtus, elle existe dans le tissu des muscles et des poumons ou dans le foie. Il a aussi été trouvé du sucre dans la substance musculaire (M. L. Figuier, M. Bouchardat) ; le sucre entre dans la composition du liquide céphalo-rachidien ; il fait partie du lait, mais sous une autre forme ; enfin on le rencontre dans l'urine (diabète).

Rien que par la présence du sucre dans ces diverses parties de l'organisme, on est déjà porté à penser que ses usages ne peuvent se borner à l'entretien de l'acte respiratoire et des combustions qui s'opèrent dans l'économie, aussi n'est-ce pas son unique emploi, comme nous nous efforcerons de le démontrer.

Le sucre de l'organisme ou glycose est analogue au sucre de raisin, d'amidon, de fruits, etc. ; et par conséquent, il en possède les propriétés chimiques.

La glycose est moins soluble que le sucre de canne, cependant elle se dissout dans une partie et demie d'eau froide, et en toutes proportions dans l'eau bouillante. Elle est très-soluble dans l'alcool froid.

Elle polarise à droite.

L'acide sulfurique qui altère le sucre de canne, dissout

au contraire la glycose et se combine avec elle, mais elle est attaquée par les alcalis qui la colorent en brun, tandis qu'ils ne modifient pas la couleur du sucre de canne.

La glycose se combine aisément avec le sel marin.

Une solution de glycose dissout l'oxyde de plomb en grande quantité à l'aide de la chaleur.

Le sirop de glycose dissout en quantité considérable la chaux et la baryte. Ces deux oxydes se combinent dans certaines circonstances avec cette matière.

La glycose réduit facilement certains oxydes métalliques, notamment l'oxyde de cuivre. La réduction de cet oxyde par la glycose a été régularisée par M. Barreswill au point que l'on peut non-seulement découvrir la glycose dans un liquide, mais encore en déterminer la quantité.

Soumise à l'action de la levure de bière, la glycose se décompose en acide carbonique et en alcool, et elle se métamorphose en acide lactique sous l'action du caséum.

Comme la gomme, l'amidon, la dextrine, le sucre de lait, le sucre de canne, la glycose en solution attaque, à la température ordinaire et par simple contact, le carbonate de chaux et se combine avec sa base, elle agit ainsi à l'égard de certains métaux bien décapés, le cuivre, le zinc, l'étain, le plomb, etc. C'est en effet ce qui résulte de son emploi dans les procédés lithographiques. Il se forme, avec la pierre lithographique ou la planche métallique dont on fait usage, un composé

insoluble dans l'eau, mais qui se laisse pénétrer par ce
liquide et qui, en conservant humide la surface de la
pierre ou des métaux, repousse les corps gras qui, autrement, s'y fixeraient. La glycose, dans cette circonstance, paraît se comporter comme le sucre de canne et
former des sels particuliers. Ces composés, encore peu
connus d'ailleurs, répondent à celui qui se produit quand
on sature de chaux avec excès du sirop de sucre de
raisin. Cet excès de chaux, selon M. Liebig, donne naissance à une combinaison basique que l'alcool précipite
en grumeaux ; ce précipité, lavé avec l'alcool, présente
une masse blanche qui devient demi-transparente en
attirant l'humidité de l'air.

Usages de la glycose dans l'organisme.

242. — Il est assez généralement admis que le
sucre formé dans le tube digestif aux dépens des
substances féculentes, est surtout employé aux combustions de l'acte respiratoire, et que le dernier terme
des métamorphoses de ces matières se résume à la transformation de leurs éléments en eau et en acide carbonique. Cependant, tout le sucre formé dans l'organisme,
soit dans le foie aux dépens des substances azotées, soit
dans le tube digestif avec les féculents, ne peut être
brûlé pour les besoins de la respiration ; car, s'il disparaît souvent après son passage dans les poumons ; sou-

vent aussi on le rencontre dans la circulation générale
ou dans les tissus, sous sa forme spéciale ou transformé en acide lactique. Pour le sucre du foie, M. Cl. Bernard a constaté que, pendant l'abstinence, ce sucre
existe dans le sang qui du foie va au poumon, et qu'il
disparaît du sang, qui du poumon se dirige vers le
cœur ; mais que pendant la période digestive, le sucre
du foie se retrouve dans la circulation générale. Selon
M. L. Figuier, le sucre se rencontre dans les vaisseaux
de la circulation générale, dans le système musculaire
et même dans la veine-porte. M. Chauveau, dans un
mémoire présenté à l'Académie des sciences, au mois de
juin 1856, prétend en outre que, d'après des expériences faites sur quatre chevaux et sur quatre chiens, il
a reconnu que pendant l'abstinence même très-prolongée, le sucre ne disparaît pas dans le sang des vaisseaux
de la grande circulation. D'un autre côté, pour le sucre
des féculents, il résulterait des expériences auxquelles
M. G. Colin s'est livré, que le chyle, la lymphe et le
sang des herbivores contiennent du sucre, et selon M.
Chauveau, que la lymphe pure est toujours sucrée et que le
sucre se rencontre plus abondamment chez les herbivores que chez les carnivores. Or, de ces divers résultats, tous fournis par l'expérimentation, et que, pour
le moment, nous ne chercherons pas à concilier, il ressort évidemment que si le sucre disparaît en certaines
circonstances dans les vaisseaux qui reviennent des pou-

mons, il est certain aussi qu'en d'autres cas, on le rencontre non-seulement dans ces vaisseaux, mais encore dans tout le système vasculaire de l'économie. Au reste, la présence du sucre dans le liquide céphalo-rachidien, la formation de la lactine dans les mamelles, de l'acide lactique dans certaines parties de l'organisme, viennent encore démontrer que le sucre n'est pas complétement détruit dans les poumons. En outre, chez les herbivores particulièrement, dont l'alimentation est en si grande partie composée de matières non azotées, il y a, certes, une grande quantité de sucre qui n'est pas brûlé dans l'acte respiratoire ; aussi est-il généralement admis que le sucre non employé dans l'organisme subit certaines modifications par l'intermédiaire desquelles il arrive à constituer la graisse (47). Les expériences de M. Liebig lèvent d'ailleurs tout doute à cet égard.

L'usage du sucre n'est donc pas borné aux combustions de l'acte respiratoire. Or, dans son passage par les poumons, sous l'influence des matières albuminoïdes, des sels qu'il rencontre, de même que dans les diverses actions qu'il subit dans l'intimité de l'organisme, le sucre ne peut-il pas encore éprouver d'autres métamorphoses? C'est ce que nous allons rechercher.

Usages et métamorphoses des matières amylacées et du sucre chez les végétaux.

243. — Chez les végétaux, les substances féculentes

sont les agents les plus importants de la nutrition. Les métamorphoses de l'amidon par la diastase en dextrine et en sucre, sont le point de départ des divers tissus et des combinaisons par l'intermédiaire desquelles les sels terreux et métalliques sont puisés dans le sol et amenés à faire partie de l'organisation de la plante. C'est dans les radicelles des végétaux que se produisent ces phénomènes ; aussi est-il peu de radicelles qui, en certains temps, n'aient la saveur sucrée. Mais, dans sa marche ascendante vers la tige, le sucre disparaît et, en même temps que cette disparition s'effectue, le ligneux se développe.

« Si l'on suit, dit M. Cl. Bernard, la série de phénomènes vitaux dans une betterave, on voit que, pendant la première année, la plante accumule dans sa racine les matières qui s'y trouvent alors en grande abondance ; mais si on la laisse se développer, l'année suivante, à mesure que la tige va s'élever et que les bourgeons se formeront pour produire des fleurs et des fruits, on verra le sucre monter de la racine dans la tige, s'y changer en sucre de la seconde espèce, enfin disparaître peu à peu ; et à l'époque de la maturité des graines, la matière sucrée aura disparu dans toute la plante. Le sucre accumulé, la première année, aura été détruit dans la seconde pour servir au développement complet du végétal. » (*Leçons de physiologie expérimentale.*)

Selon M. Liebig (*Chimie organique*), « une branche

d'osier, dont le ligneux est riche en granules féculents, pousse des racines et des feuilles dans l'eau distillée et dans l'eau de pluie; mais par leur accroissement, la proportion d'amidon devient de plus en plus faible. Cette substance a évidemment servi à la nutrition de ces organes. » Certes, comme le fait encore observer M. Liebig, l'acide carbonique, l'ammoniaque et l'eau sont bien certainement les substances nutritives des plantes une fois développées, mais c'est l'amidon, le sucre et la gomme qui, s'ils sont accompagnés d'une matière azotée, fournissent à l'embryon les principes nécessaires au développement de ses organes nutritifs.

Voilà donc encore de nouvelles métamorphoses qu'il faut ajouter à celles que la matière amylacée a déjà subies. Ainsi, l'amidon est d'abord transformé en dextrine, ensuite en sucre ou glycose, enfin en cellulose. Mais si le sucre fait la cellulose, la cellulose fait du sucre, car on sait que l'on peut transformer le ligneux en sucre de raisin par l'action de l'acide sulfurique. Une métamorphose analogue se produit d'ailleurs dans la maturation des fruits. Avant la maturité, les fruits se composent d'un tissu cellulaire compact qui renferme les éléments du ligneux, et qui est rempli d'un liquide contenant très-peu de sucre, une matière gommeuse et une grande quantité d'acide libre; quand les fruits mûrissent, une partie de l'acide disparaît par l'influence de l'oxygène, le tissu cellulaire diminue et la quantité de sucre

augmente, de manière qu'au lieu de fruits ligneux et acides, on a, après la maturation complète, des fruits
qui fournissent un suc sucré renfermé dans leur enveloppe coriace.

Le sucre, en acquérant de l'azote, est utilisé à la nutrition des tissus. — Considérations à l'appui.

244. — Or, si l'on considère que le sucre est également formé en abondance dans l'organisme animal,
qu'il y paraît aussi indispensable qu'à la nutrition des
végétaux ; si l'on remarque, en outre, qu'il est sans
cesse dans un milieu constitué particulièrement par des
matières azotées sous l'influence desquelles s'opèrent
en grande partie ses métamorphoses, n'est-on pas porté
à penser qu'il peut, dans certaines circonstances, acquérir de l'azote et devenir alors le point de départ des
tissus animaux qui, par leur composition et leur nature, se rapprochent, en quelque sorte, de la cellulose
végétale ? Que pour un moment on admette cette hypothèse déjà étayée d'ailleurs par les considérations qui
précèdent sur la gélatine et sur les tissus gélatineux,
et l'on a la cellule animale ; on a ce tissu cellulaire qui,
comme le ligneux, résiste tant à l'action destructive de
l'oxygène et du temps. On sait, en effet, que le tissu cellulaire des os, par exemple, est tellement indestructi-
ble, que de Gimbernat a pu extraire de la gélatine de

la substance animale des os fossiles du mastodonte de l'Ohio, et de l'éléphant de Sibérie, animaux qui, selon Cuvier, sont morts depuis plus de 4000 ans. (M. Girardin, *Cours de chimie*.) On a enfin tous les tissus animaux qui, par l'ébullition dans l'eau, fournissent les matières gélatineuses, lesquelles, comme la cellulose végétale, donnent, par l'action de l'acide sulfurique, une substance sucrée, le sucre de gélatine (glycocolle), avec cette différence toutefois, que celte substance est azotée et qu'elle n'est pas fermentescible, différence qui n'existe plus lorsque la gélatine est transformée en sucre dans le foie, car, comme nous l'avons vu (239), ce sucre présente alors les mêmes propriétés que celui des féculents.

Les matières gélatineuses perdent leur azote par les métamorphoses qu'elles subissent dans l'organisme et sont transformées en sucre ; ce fait est prouvé par les expériences de M. Cl. Bernard. Le sucre né des transformations des substances féculentes ne pourrait-il pas entrer en combinaison avec l'azote ? Ce que nous avons d'abord admis comme une hypothèse va, ce nous semble, acquérir, par les considérations et les faits suivants, la valeur d'une vérité démonstrative.

« Il me paraît hors de doute, dit M. J. Muller (*Manuel de physiologie*), d'après les expériences de Tiédemann et Gmelin, sur des oies nourries seulement de sucre ou d'amidon, que les aliments non azotés sont éliminés du corps sous la forme de principes constituants de la bile.

Une oie à laquelle on ne donna que du sucre vécut vingt-deux jours; une autre vingt-sept avec de l'amidon sec, et une troisième quarante-quatre avec de l'amidon cuit. Après la mort de ces animaux, on trouva constamment de la bile dans le canal intestinal; il s'en était même épanché dans l'estomac du troisième; le rectum contenait des excréments d'un brun-verdâtre, les cœcums étaient pleins d'une bouillie d'un vert foncé, et la vésicule du foie regorgeait de bile; comme les principes constituants de la bile sont, en partie, azotés, il faut admettre avec Liebig que les aliments non azotés, en s'échappant par la voie de la sécrétion biliaire, se combinent avec une substance azotée. »

Remarquons en passant que la bile, abstraction faite des autres matières qui lui sont propres, renferme deux acides azotés, combinés avec la soude, l'acide choléique qui contient beaucoup de soufre, et l'autre, l'acide cholique qui, en se dédoublant, donne de l'acide cholalique, du glycocolle et de l'eau, et que le premier représente très-probablement le résidu des métamorphoses des substances albuminoïdes dans le foie, et l'autre celui des matières qui donnent lieu à la production du sucre dans cet organe.

D'autres substances non azotées peuvent aussi acquérir de l'azote dans l'organisme. — Derniers termes des métamorphoses du sucre combiné avec l'azote.

245. — Au reste, le sucre est loin d'être la seule des substances non azotées qui, dans l'organisme, se combinent avec l'azote, car on sait que le docteur Ure a depuis longtemps appelé l'attention sur ce fait, que l'acide benzoïque donne lieu à la production de l'acide hippurique dans l'économie. « Les preuves fournies par le docteur Ure en faveur de la transformation de l'acide benzoïque en acide hippurique dans le corps humain, dit M. Liebig (*Chimie organique appliquée à la physiologie*), viennent d'être augmentées par M. Keller de plusieurs autres entièrement décisives, qui m'ont paru assez importantes pour être annexées à cet ouvrage. Les recherches de M. Keller furent exécutées au laboratoire de M. Wœhler, à Gœttingue. (Les expériences de M. Keller furent faites sur lui-même.) Elles mettent hors de doute ce fait qu'*un corps non azoté pris dans les aliments peut, par ses éléments, prendre part aux métamorphoses des tissus et à la formation des sécrétions.* »

Il est donc bien acquis à la science que des substances non azotées peuvent entrer en combinaison avec l'azote dans l'économie. Et si l'on considère que l'urine des enfants en bas-âge et celle des herbivores contiennent normalement de l'acide hippurique, il semble fort ration-

nel de reconnaître que la présence de cet acide dans ce
cas, est en rapport avec la prédominance des matières non
azotées qui entrent dans le régime alimentaire des enfants et des herbivores. L'acide hippurique serait alors
dans la sécrétion urinaire, le dernier terme des métamorphoses des substances non azotées qui auraient été
combinées avec l'azote dans l'acte de la nutrition, comme
l'urée et l'acide urique représentent le produit ultime
des métamorphoses des matières azotées. Enfin, comme
la chimie nous apprend que l'acide hippurique, traité
par des acides énergiques, se dédouble en acide benzoïque et en glycocolle (sucre de gélatine), cette réaction
remarquable nous donne encore lieu d'apercevoir une
nouvelle analogie entre les transformations du sucre des
féculents et celles du sucre produit aux dépens des matières gélatineuses; de même que nous nous trouvons
conduit à admettre que ces deux sucres, quoique de
source différente, doivent concourir à la formation des
tissus auxquels répondent les éléments qui les constituent.

Conclusion.

246. — En résumé, si par l'analogie, il est possible
d'arriver à la découverte de la vérité (et encore ne pour-
suivons-nous pas jusqu'au bout tous les rapprochements
que nous pourrions faire), nulles analogies, ce nous sem-

ble, ne peuvent être plus frappantes. Aussi de ces considérations, et surtout des beaux travaux de M. Cl. Bernard,
qui nous les ont suggérées, croyons-nous pouvoir conclure que, comme les matières gélatineuses sont transformées en sucre dans l'économie ; de même le sucre,
à son tour, se métamorphose en substance gélatineuse.
C'est ainsi que le sucre, soit qu'il résulte du travail glycogénique du foie, soit qu'il provienne des féculents,
peut constituer, par sa combinaison avec l'azote dans le
sang et dans la lymphe, une matière coagulable autre
que la fibrine proprement dite, et que, outre les usages
qui lui sont généralement attribués, il est le point de
départ de la génération et de l'entretien des tissus gélatineux, du tissu cellulaire en général.

**Actions chimiques sous l'influence desquelles peuvent
s'opérer ces métamorphoses. — Expériences et considérations de M. Cl. Bernard.**

247. — Et maintenant quelles sont les actions chimiques sous l'influence desquelles peuvent s'opérer ces
métamorphoses ? Grâce encore aux recherches si fécondes de M. Cl. Bernard, on est sur la voie qui doit éclairer cette question. Ainsi, il y a tout lieu de croire que
ces transformations s'effectuent lorsque le sucre se
trouve en contact avec une substance albuminoïde mise
en mouvement par l'action de l'oxygène et du calorique,

c'est-à-dire sous l'influence de la fermentation. Il se passe alors dans l'organisme animal, un phénomène analogue à celui que nous avons signalé à l'égard de la production de la cellulose végétale, le sucre disparaît au fur et à mesure de la formation de cette matière plastique, de cette matière coagulable qui constitue la cellule animale. Au reste, nous ne saurions mieux faire qu'en citant textuellement le passage de l'ouvrage de M. Cl. Bernard où cette importante question est traitée.

« A l'occasion de l'enseignement qui m'a été confié à la Faculté des sciences, j'ai été conduit à faire quelques recherches de physiologie générale, qui m'ont amené à la découverte que je vais vous exposer aujourd'hui. Je portais mes études sur les conditions d'existence et de développement des cellules organiques. Vous savez, en effet, et c'est maintenant un fait bien connu, que les êtres vivants commencent par être formés de cellules qui, dans leurs évolutions ultérieures, produisent les diverses espèces d'organes et de tissus. Or, partout où se manifestent des phénomènes vitaux, il y a deux choses à considérer, l'être ou le tissu qui se développent, et le milieu dans lequel ils opèrent leur développement. Nous n'avons pas à rechercher pourquoi cette cellule primitive produit un être plutôt qu'un autre, un tissu plutôt qu'un autre. Ces questions de cause première ou finale ne sont pas, à notre avis, du domaine de la science, qui doit sagement se borner à constater les faits, en recherchant non pas pourquoi tel phénomène s'opère, mais de quelle manière, suivant quelle loi, et sous quelles conditions il se passe? Il nous importe peu de savoir pourquoi tel embryon produit tel être; mais nous sommes très-intéressés à connaître le milieu, le terrain dans lequel il se développe, le mode d'après lequel s'effectue cette évolution, afin que, mis à même de prévoir ce qui doit se passer pour un être semblable, nous puissions réaliser les circonstances qui lui sont favorables, ou les modifier à notre gré et à notre profit. C'est ainsi que les applications pratiques dérivent de la science pure.

« Je commençai donc par faire des observations sur les conditions d'existence des êtres les plus simples. Je pris pour cela ces végétaux cellulaires microscopiques, appartenant à la classe des champignons, et je choisis la levure de bière. On savait déjà que ces végétaux se développent spontanément quand on abandonne à la putréfaction des liquides contenant des matières albuminoïdes et du sucre en dissolution. Au bout d'un certain temps, on voit la liqueur se troubler, et il se dépose de petits corps oviformes, qui croissent jusqu'à la grosseur de 1/100ᵉ de millimètre et donnent naissance par bourgeonnement à d'autres corps semblables à eux qui, en produisant de nouveaux à leur tour, finissent par former des espèces de chapelets, tantôt simples, tantôt plus ou moins ramifiés, et composés d'un nombre variable de grains. Mais bien qu'on ait indiqué vaguement les con-

ditions générales de cette production de la levure de
bière, soit dans les liquides végétaux, soit dans les urines de diabétiques, on n'avait pas eu une idée nette de
la manière dont les choses se passent : on pensait que
c'était la matière albuminoïde qui se transformait en
ferment, sans se rendre bien compte du rôle que jouait
ici la matière sucrée. Mes expériences me conduisirent
d'abord à reconnaître que la présence de cette matière
sucrée était indispensable à la production du ferment,
qu'elle formait le milieu nécessaire à son développement.

« Je prenais de la levure de bière ordinaire que je
délayais dans un peu d'eau, je filtrais sur un filtre composé de plusieurs feuilles de papier superposées, afin
qu'il ne passât aucun globule, puis je séparais le liquide
que j'avais filtré, et qui contenait quelques traces de
matières albuminoïdes, en deux parts : l'une que j'a-
bandonnais à elle-même, l'autre à laquelle j'ajoutais un
peu d'une dissolution sucrée.

« Or, dans la première, il ne se développait aucun
grain de ferment, tandis que des globules de levure de
bière se produisaient dans la seconde, en plus ou moins
grande abondance, en même temps que la fermentation
alcoolique s'opérait. Je pouvais étudier ces phénomènes
en mettant un peu de ces liquides dans un petit godet
de verre, recouvert d'une lamelle sur le porte-objet du
microscope.

« J'ai ensuite fait des expériences sur des liquides animaux. J'ai pris du sérum du sang qui, dans l'état normal, ne contenait pas de sucre ; je l'ai laissé à une température de 15 à 20 degrés ; il ne s'y produisait rien, et il se putréfiait au bout de quelques jours ; mais si je prenais du même sérum et que j'y ajoutasse un peu de matière sucrée, voici ce que j'observais, et vous pourrez facilement répéter ces expériences et constater les mêmes faits. Au bout de quatre ou cinq jours, il se développe des cellules, mais ce ne sont plus des cellules de levure de bière, ce sont des cellules blanchâtres qui semblent avoir de l'analogie avec les globules blancs du sang ; ces cellules adhèrent les unes avec les autres, prennent naissance en très-grande quantité dans certaines circonstances, et particulièrement dans le sérum du sang de la veine-porte ; ce n'est qu'après cette formation de ces cellules particulières que des cellules de levure de bière se produisent à leur tour. Si l'on ajoute alors, sous le microscope, un peu de teinture d'iode, on voit que celles-ci se colorent fortement en jaune-brun, tandis que la couleur des premières n'est que peu modifiée. De plus les cellules de levure ne se dissolvent pas dans l'acide acétique, tandis que les autres sont complétement dissoutes, et disparaissent par l'action de ce réactif.

« Or, ces caractères chimiques sont justement de ceux qui servent, dans beaucoup de cas, à distinguer sous le microscope, les éléments animaux des éléments végétaux. Il semblait devoir en résulter que, dans ce milieu composé de sérum et de sucre, il s'était développé deux espèces de cellules; les unes paraissent d'organisation animale, plus ou moins analogue aux globules blancs du sang, les autres végétales, qui forment la levure de bière. Mais ces cellules qui ont ainsi pris naissance ne vont pas plus loin dans leur évolution; au bout d'un temps variable, tout disparaît et le liquide se putréfie.

« Ces expériences me prouvaient que la présence d'une matière sucrée était nécessaire pour la production de cellules organiques isolées, dont certaines d'entre elles présentaient quelques-uns des caractères des éléments animaux.

« J'en vins à me demander alors si le sucre, qui se rencontre dans le végétal partout où il y a un développement à accomplir, dans la germination, au moment où l'embryon s'accroît, dans la sève, quand les bourgeons grandissent, ne serait pas aussi une condition du développement des tissus animaux, au moment où ce développement s'opère avec la plus grande intensité, c'est-à-dire pendant la vie fœtale; si le milieu sucré, dans lequel j'avais vu prendre naissance une cellule très-analogue à un élément animal, mais qui n'avait pas en elle ou en dehors d'elle ce qui lui était nécessaire pour poursuivre cette évolution et former un tissu; si ce milieu, dis-je, albuminoïde et sucré, ne se retrouverait pas lorsque cette évolution continue dans l'animal, où tout commence encore par une cellule ?

« Je pris donc des fœtus de veau dans les abattoirs de Paris, où ils se trouvent en grande quantité, et je cherchai d'abord dans leurs différents tissus en voie de développement, s'il n'y avait pas de matière sucrée. De quelque manière que je m'y prisse, je n'obtins rien immédiatement, mais j'observai, par exemple, que quand je laissais des muscles ou des poumons dans de l'eau ordinaire, exposée à une température de 15 à 20 degrés, au bout de très-peu de temps, le liquide devenait très-acide, ce qui était dû à un développement considérable d'acide lactique, dont je constatais les caractères, comme nous le dirons plus loin.

« Or, vous savez, Messieurs, que l'acide lactique dérive ordinairement de la matière sucrée par suite d'une transformation moléculaire, et qu'il a la même composition élémentaire que le glucose (C^{12}, H^{10}, O^{10}, 2 H O).

« Il était donc naturel de penser que le sucre avait préexisté là où nous trouvions de l'acide lactique, de même que lorsque nous trouvons de la dextrine, nous concluons à l'amidon qui lui a donné naissance. Mais il fallait surprendre le sucre à sa formation, puisque primitivement, on ne le trouve pas dans le muscle, ni dans le poumon. Il fallait arrêter la fermentation, ou du moins la rendre assez lente pour que nous pussions en saisir les diverses périodes, et c'est ce que nous avons

obtenu, soit en exposant les macérations de tissus de
fœtus à des températures basses, soit en les traitant par
différentes substances, par l'alcool, par exemple, qui
arrête la fermentation lactique sans empêcher la fermentation glycosique. Nous avons pu ainsi retirer du
sucre du tissu des poumons et des muscles ; voici cette
matière qui en contient énormément, ainsi que vous
pouvez le voir à sa réaction sur le tartrate cupro-potassique, et parce que, d'ailleurs, mise dans un tube avec
de la levure de bière, elle donne de l'acide carbonique
et de l'alcool, dont voici également un échantillon.

« Nous avons donc trouvé ce fait, qui n'avait jamais
été soupçonné, c'est que le poumon, c'est qu'un muscle qui se développe, comme la graine qui germe, contient une matière susceptible de se transformer en sucre. Tant que l'être vit, ce sucre, pour ainsi dire à l'état
naissant, est sans doute éliminé, transformé aussitôt que
produit, et ne peut pas alors être décelé, mais au moment où les fonctions vitales viennent à cesser, l'évolution spontanée de cette sorte de fécule animale, que
nous n'avons pu isoler jusqu'à présent (*), continue néanmoins, mais alors comme un simple phénomène chimique. » (*Leçons de physiologie expérimentale*, 1854-
1855, p. 244.)

_____

(*) Depuis la mise à l'impression de notre ouvrage, M. Cl. Bernard, dans une communication faite à l'Académie des sciences, a
signalé l'existence positive et l'isolement de cette matière.

Le sucré transformé en matière coagulable n'est pas seulement utilisé à la nutrition des tissus.

248. — Mais tout le sucre transformé en matière coagulable n'est pas entièrement employé à la nutrition du tissu cellulaire ; son rôle, sous cette forme, n'est donc pas terminé. En effet, comme la fécule dans les végétaux, une partie du sucre métamorphosé est mise en réserve dans le sang et dans la lymphe pour être prêt, sous cette forme, à satisfaire aux besoins immédiats et incessants de l'organisme, soit en maintenant la densité si indispensable de ces liquides; soit en subissant, dans le foie, une nouvelle métamorphose qui le ramène à sa forme première.

Des autres usages du sucre. — Le sucre des féculents et le sucre de l'organisme ne doivent pas se comporter d'une manière identique dans les actes nutritifs.

249. -- Jusqu'alors, nous avons attribué au sucre, quelle qu'en soit la source, les mêmes usages dans l'organisme. Cependant, si nous considérons le mode d'alimentation et les résultats de la nutrition dans les deux classes d'animaux où se présentent, sous ces rapports, les différences les plus tranchées, nous serons portés à penser que le sucre qui provient des substances non azo-

tées et celui qui résulte exclusivement des métamorphoses des matières azotées, ne doivent pas se comporter
d'une manière tout à fait identique dans l'économie animale. Chez les herbivores, par exemple, dont le régime
alimentaire est en si grande partie composé de matières non azotées, la chair est tendre et abondamment
fournie de tissu adipeux, tandis que chez les carnivores
qui ne se nourrissent que de la chair des autres animaux, c'est-à-dire presque exclusivement de substances
azotées, la chair est coriace, comme tendineuse et à peu
près dépourvue de graisse; aussi manque-t-elle des qualités qui distinguent celle des herbivores, en ce que,
comme aliment, elle est bien plus difficilement atteinte
par les sucs digestifs. Remarquons encore que les carnivores sont doués d'une force musculaire beaucoup plus
développée que les herbivores. Les animaux carnivores,
dit M. Liebig, sont, en général, plus forts, plus hardis,
plus belliqueux, que les herbivores qui deviennent leur
proie.

Il y a donc, entre ces deux classes d'animaux, non-seulement une différence très-marquée dans l'espèce d'alimentation qui leur est propre, mais encore dans les
phénomènes nutritifs qui se produisent sous l'influence
de leur régime alimentaire. C'est qu'en effet, chez les
uns, la source première de la matière coagulable provient des métamorphoses que subissent les aliments non
azotés dans le tube intestinal et des combinaisons qui

s'effectuent avec les substances albuminoïdes appartenant au règne végétal ; tandis que chez les autres, cette
matière naît presque exclusivement des transformations
que le foie fait subir aux principes alimentaires azotés
amenés directement dans le sang et des combinaisons
qui s'opèrent avec des substances albuminoïdes provenant du règne animal.

Ces différences ne sont pas moins caractéristiques au
premier âge de la vie chez ces animaux, quoique l'herbivore et le carnivore paraissent recevoir la même alimentation. Mais la nature a su réunir, dans le même
aliment, des propriétés différentes. C'est ainsi que le
lait des herbivores et celui des carnivores, tout en présentant une quantité semblable de principes azotés et
de principes non azotés, sont néanmoins doués de qualités particulières et en rapport avec le mode de nutrition propre à l'animal. Le lait des herbivores, en effet,
renferme à peu près sur quatre parties de substances
non azotées deux de sucre et deux de corps gras, tandis que le lait des carnivores ne contient pas de sucre,
et ses substances non azotées sont uniquement constituées par des matières grasses. Toutefois, comme il est
indispensable qu'un aliment, pour remplir les diverses
conditions de la nutrition, renferme du sucre ou soit susceptible d'en produire dans l'organisme, le lait des carnivores, ainsi que nous le verrons plus tard, doit contenir,
sinon une substance analogue à la matière gélatineuse,

au moins des principes propres à être transformés en sucre.

Quoi qu'il en soit, à l'époque de la vie où le lait est le seul aliment que reçoit l'animal, les tissus abondent particulièrement en matières gélatineuses; mais plus l'animal avance en âge et plus cette matière tend à acquérir de densité et de consistance, sans toutefois que la nature en paraisse essentiellement modifiée; c'est qu'alors, en même temps que l'alimentation diffère, des mutations s'effectuent dans les divers systèmes vasculaires. Au premier âge, les phénomènes nutritifs sont davantage sous la dépendance du système lymphatique; à l'âge qui succède, c'est le système artériel qui l'emporte, et dans les âges suivants, le système veineux prend plus d'empire. C'est qu'enfin, en même temps que ces mutations se sont opérées, l'importance des fonctions du foie s'est progressivement accrue, une plus grande quantité de sucre est fournie par cet organe, et en conséquence, plus de matière coagulable arrive par cette voie dans l'organisme. Car nous devons le répéter ici, le foie, comme le démontrent les expériences de M. Cl. Bernard, fabrique du sucre non-seulement aux dépens des matières azotées de l'alimentation, mais encore aux dépens de celles du sang; et comme, par la circulation, une partie de la matière coagulable du sang, quelle qu'en ait été l'origine, arrive toujours dans le système de la veine-porte, il en résulte que la production du sucre

dans le foie est augmentée par la quantité de cette matière qui n'a pas été employée à la nutrition des tissus.
C'est d'ailleurs ce qui a lieu selon l'époque de la vie de l'a-
nimal, selon la prédominance du système vasculaire sous
l'influence duquel s'effectuent les phénomènes nutritifs.

Des usages du sucre comme aliment respiratoire. — De son rôle dans l'état morbide.

250. — On sait que le mouvement de nutrition, dans
les tissus gélatineux, lorsque l'animal est parvenu à son
complet développement, ne s'opère que dans des limites
assez bornées. On doit comprendre, dès lors que, d'une
part, il est tout naturel que la matière propre à entretenir ces tissus ne soit formée dans l'économie qu'en
quantité proportionnée avec leurs besoins nutritifs, et,
d'autre part, que les substances non azotées qui, à la première époque de la vie de l'animal, étaient en grande
partie utilisées à la génération et au développement
de ces tissus, doivent avoir une destination en rapport
avec les nouveaux besoins de l'organisme. C'est alors
que leur rôle, comme aliments respiratoires, deviendrait
plus distinct. En effet, chez l'animal arrivé à l'âge adulte, le sang est riche en globules et, par conséquent, l'o-
xygène est abondamment admis dans l'organisme; aussi
est-ce à cette époque de la vie que les substances non
azotées contrebalancent plus particulièrement l'action
de ce gaz en se combinant avec lui, soit pour former de

l'eau ou de l'acide carbonique. C'est ainsi qu'elles sont
utilisées dans les combustions qui s'effectuent dans l'acte
respiratoire ou plutôt dans l'intimité des tissus, enfin
que l'excédant de ces substances est mis en réserve dans
diverses parties de l'organisme, sous la forme de graisse.

Si le rôle que joue le sucre dans l'état physiologique
est d'une haute importance, il ne l'est pas moins, on
doit le comprendre, dans l'état morbide. La présence
en excès ou la diminution du sucre dans l'organisme,
l'exagération ou la suspension de la fonction glycogénique du foie, l'augmentation ou l'abaissement du chiffre
de la fibrine dans le sang, l'accumulation ou la disparition
de la graisse dans les tissus, etc., etc., sont autant de circonstances qui se rattachent à la même question et dont
l'étude est d'un haut intérêt pour l'élucidation de certains phénomènes pathologiques, pour l'interprétation
des modifications survenues dans les actes nutritifs sous
l'influence de la gestation, de l'allaitement, etc.

**L'albumine et le sucre sont les principaux agents de la
nutrition. — Emploi du sucre à la formation et à
l'entretien du tissu osseux.**

251.--En terminant cette étude plutôt sommaire qu'approfondie, nous ferons remarquer que si l'albumine est à
juste titre placée au premier rang parmi les agents de la
nutrition, on doit reconnaître que le sucre y occupe une
place non moins importante. C'est qu'en effet, si éle-

vées et si essentielles que soient les propriétés de l'albumine, ces propriétés, cependant, ne sont mises en
jeu dans l'économie qu'autant que le sucre s'y rencontre, de même que c'est à la présence de l'albumine qu'il
faut rapporter les diverses transformations du sucre.
L'albumine et le sucre sont inséparables dans les actions
chimiques de la nutrition, et c'est de leurs combinaisons,
de leurs métamorphoses, de leurs dédoublements que
naissent tous les tissus de l'économie ; c'est enfin sous
l'influence que ces deux substances exercent l'une sur
l'autre que se produisent tous les phénomènes nutritifs.

Si nous avons étendu les relations du sucre au delà du
rôle qui lui est généralement attribué, nous sommes loin
de croire que nous avons signalé tous les usages auxquels il peut être destiné dans l'économie. En effet, si l'on
considère avec quelle facilité le sucre et ses dérivés entrent en combinaison avec certaines matières minérales
telles que plusieurs oxydes ou sels métalliques, la chaux,
la silice, les sels de soude, de cuivre, etc. , on doit comprendre que sous de semblables influences, des modifications importantes puissent être apportées dans l'action
du sucre comme dans les métamorphoses qu'il subit.
Aussi est-il probable que le sucre n'est pas étranger à
la formation des os, comme le pense M. Verdeil, et
comme nous le croyons aussi, car l'affinité du sucre
pour la chaux et la silice, et sa transformation en substance gélatineuse, démontrent, ce nous semble, qu'il

est appelé à concourir d'une manière toute particulière à la génération et à l'entretien du tissu osseux, de même qu'il pourrait bien servir de véhicule à certains corps dont il faciliterait ainsi l'accumulation dans quelques organes, le foie, par exemple.

L'influence des substances minérales sur le sucre, dans l'organisme, n'est pas une hypothèse gratuite, car, par de nombreuses expériences faites sur les animaux, on a reconnu que le sel marin, par exemple, admis en excès dans l'économie, entrave la transformation du sucre en graisse. On sait encore que ce sel a une action manifeste sur le sang, il le défibrinise et peut-être bien plus en mettant obstacle aux métamorphoses du sucre en matière coagulable, qu'en agissant sur la fibrine, dont au contraire il nous paraît, jusqu'à un certain point, favoriser la stabilité. On sait d'ailleurs que la production et l'accumulation de la graisse dans l'économie sont en rapport avec l'inactivité du mouvement de nutrition dans les tissus ; aussi tout ce qui tend à exciter ce mouvement, tel que les exercices en général, le sel marin, etc., met obstacle à la génération du tissu adipeux.

Des usages et des effets du sucre introduit en nature dans l'organisme.

252. — Introduit en nature dans l'organisme, le sucre ne se comporte pas complétement comme celui qui s'y

produit par les métamorphoses des féculents ou des matières azotées de l'alimentation, si ce n'est, toutefois, chez les enfants et chez les jeunes animaux dont le lait est la nourriture exclusive; car, dans cette circonstance, la lactose est appelée en partie, par sa conversion en acide lactique, à faciliter dans l'estomac la dissolution des autres principes du lait, et de plus à être utilisée en nature par les voies de l'absorption. Chez l'adulte, le sucre est aussi le plus souvent transformé en acide lactique et de plus en acide acétique et il concourt aux mêmes usages.

D'après les curieuses recherches que M. Becker a faites sur l'action du sucre, il résulterait que, sous l'influence de l'usage de cette substance, l'exhalation de l'acide carbonique et de l'eau par les poumons, est considérablement diminuée et que la transpiration n'est pas augmentée ; en outre, que les urines, à l'analyse, donnent une quantité bien moins considérable de phosphates et de matières extractives. Mais, admis en excès dans l'économie, et surtout à l'exclusion d'autres principes nutritifs, il est la cause de désordres d'autant plus profonds, que l'usage en a été plus prolongé. Les expériences de Magendie, de MM. Tiedemann et Gmelin, et Chossat, ne laissent aucun doute à cet égard. Tous les animaux soumis au régime exclusif du sucre périssent en l'espace de quelques semaines dans un état de consomption et de maigreur excessives. On

sait que Stark s'est donné la mort en expérimentant le
sucre sur lui-même, il devint d'abord extrêmement faible et bouffi, et sa figure se couvrit de taches rouges
qui menaçaient de dégénérer en ulcères. (M. J. Muller.)

II.

CORPS GRAS.

Les corps gras ne sont pas seulement utilisés dans les combustions
de l'organisme. — Les corps gras se rencontrent dans le règne
végétal et dans le règne animal. — Propriétés chimiques des
corps gras. — Glycérine. Ses propriétés chimiques. — Nécessité des
corps gras dans l'alimentation. — Comme les autres substances
alimentaires, les corps gras subissent des transformations spéciales pour être utilisés dans les actes nutritifs. — Origine des
globules. — Opinions et considérations à l'appui. — Les corps
gras contrebalancent l'action des sels calcaires et des sels alcalins, et régularisent les métamorphoses du sucre. — Action des
corps gras dans le mouvement de décomposition; ils agissent
comme agents désassimilateurs de la matière osseuse. — Circonstances dans lesquelles la graisse est utilisée ou accumulée
dans les tissus. — La graisse, reprise par les voies de l'absorption, n'est utilisée dans l'économie qu'après avoir subi des transformations spéciales. — Usages de la graisse dans le tissu cutané. — Son rôle dans l'organisme, comme mauvais conducteur
du calorique et du fluide nerveux.

**Les corps gras ne sont pas seulement utilisés dans les
combustions de l'organisme.**

253. — Les corps gras, comme les féculents, sont
classés parmi les aliments respiratoires, et, par consé-

quent, ainsi que ces derniers, ils sont utilisés aux combustions que détermine la présence de l'oxygène dans
l'organisme. Mais s'ils sont assimilés aux mêmes usages
que les féculents, ils en diffèrent toutefois par le mode
suivant lequel ils pénètrent dans le sang ; car, tandis
que les féculents sont transformés en sucre dans le tube
digestif, les corps gras ne subissent aucune modification dans leurs éléments, puisqu'ils ne sont qu'émulsionnés, et c'est en nature qu'ils arrivent dans la circulation. En outre si, dans certaines circonstances, on
trouve constamment du sucre dans le sang ou dans les
tissus, le plus souvent le sucre disparaît pour donner
naissance à d'autres composés, tandis que les corps gras
se rencontrent en nature dans presque toutes les parties
de l'organisme.

Certes, en signalant ces différences, nous n'avons pas
pour but de révoquer en doute le rôle similaire du sucre
et des corps gras dans les phénomènes de combustion
de l'économie, ce serait nier l'évidence. Mais par cela
même que les corps gras paraissent d'une utilité incontestable dans l'alimentation, qu'ils se rencontrent dans
presque tous les tissus animaux, qu'enfin ils sont doués
des propriétés chimiques les plus remarquables et, jusqu'à un certain point, en antagonisme avec celles du
sucre, il nous semble que ces corps doivent avoir, dans
l'acte de la nutrition, des usages moins restreints que
ceux qui leur sont généralement attribués. Quelques

considérations succinctes vont d'ailleurs étayer cette proposition.

Les corps gras se rencontrent dans le règne végétal et dans le règne animal.

254. — Les corps gras neutres sont abondamment
répandus dans le règne animal et le règne végétal : « il
n'y a pas d'animal qui n'en soit pourvu, il n'y a pas de
feuille qui n'en contienne. » (M. Malaguti.) Dans les
plantes, ce sont particulièrement les semences, le pol-
len ainsi que la partie charnue qui enveloppe le fruit,
qui renferment ces corps. Dans l'économie animale, le
tissu cellulaire en est ordinairement le siége.

Chez les mammifères, la graisse est abondante sous
la peau, à la surface des muscles, autour des reins, à la
base du cœur, dans les replis des épiploons, au niveau
des articulations, dans le sens de la flexion, dans le système nerveux dont elle est un des éléments constitu-
tifs, dans les cavités médullaires, dans les tissus spon-
gieux des os, dans le tissu cellulaire de presque toutes
les régions du corps.

Les corps gras se trouvent aussi dans divers fluides de
l'économie. Dans le sang, ils se rencontrent à l'état libre ou combinés avec l'albumine, la fibrine et l'hématine des globules, enfin à l'état de margarate, stéarate
et oléate de soude, c'est-à-dire de savons. Dans le lait,

ils constituent le beurre ; mais, en outre, le sérum du lait contient des principes gras en gouttelettes ; c'est ainsi qu'ils se présentent encore dans le chyle. La synovie, le mucus, la bile offrent aussi des principes gras. Le cerveau en contient en abondance à l'état de combinaison avec le phosphore. Enfin, si ce n'est la substance propre des tissus osseux et dentaire, et la fibre du tissu cellulaire et élastique, des corps gras se rencontrent dans l'épaisseur de toutes les espèces d'éléments anatomiques. Il peut toutefois s'en déposer morbidement dans tous les tissus et dans tous les fluides. On sait qu'ils existent dans le pus et dans certaines dégénérescences des tissus.

La graisse ne se présente pas dans un état identique chez tous les animaux, elle varie même selon les époques de la vie. Ainsi, chez les herbivores, elle est plus solide, plus ferme et moins odorante que chez les carnivores. Chez les oiseaux, elle est fine, douce, onctueuse, très-fusible ; chez les poissons, elle est presque fluide et très-odorante ; chez les jeunes animaux, elle est blanche et abondante ; avec l'âge elle se colore en jaune et diminue en quantité.

Outre ces différences physiques, la graisse, selon les espèces d'animaux, en présente aussi sous le rapport de sa composition chimique, et les plus tranchées résultent de la proportion d'acide stéarique et margarique qu'elle contient comparativement à l'acide oléique.

Propriétés chimiques des corps gras.

255. — On sait, d'après les beaux travaux de M. Chevreul, que les corps gras sont constitués pour la plus
grande partie par trois principes particuliers, l'*oléine*,
la *margarine*, et la *stéarine*, combinés entre eux dans
une foule de proportions. Ces principes sont unis à une
substance particulière, la *glycérine*. Les corps gras peuvent donc être considérés comme des combinaisons de
glycérine avec divers acides gras.

Les corps gras neutres sont très-facilement attaqués
par les alcalis et les oxydes métalliques qui les transforment en acides gras avec lesquels ils se combinent, et
en glycérine qu'ils mettent en liberté. C'est à la combinaison des alcalis et des oxydes métalliques que l'on a
donné le nom de savons, ou d'emplâtres, lorsque la combinaison s'effectue avec l'oxyde de plomb.

Par simple contact, les corps gras neutres se combinent avec certains métaux bien décapés, tels que le zinc,
le cuivre, le plomb, l'étain, etc. Isolés, les acides gras
attaquent ces mêmes métaux et forment aussi des combinaisons savonneuses. Il en est ainsi des corps gras neutres et de leurs acides avec la pierre lithographique,
carbonate de chaux silicé.

Les combinaisons des acides gras à base d'alcali sont
solubles, tels sont les savons de soude, de potasse,

d'ammoniaque. Les corps gras ainsi combinés échangent facilement leur base ; en effet, la solution de ces savons est précipitée par les sels terreux ou métalliques en dissolution. C'est ainsi qu'avec les sels de chaux, de magnésie, de fer, de cuivre, etc., il se produit des savons de chaux, de magnésie, de fer, de cuivre, insolubles dans l'eau, mais qui, à l'exception du savon de chaux, se dissolvent dans les huiles grasses essentielles, l'alcool ou l'éther.

Les corps gras n'attaquent pas les combinaisons terreuses ou métalliques formées par le sucre, telles que le saccharate de chaux, de cuivre, d'étain, de plomb, etc.

Les corps gras dissolvent le soufre et le phosphore.

Glycérine. — Ses propriétés chimiques.

256. — La glycérine a des propriétés qu'il est utile de signaler, elle est liquide, presque incolore ; elle a la consistance d'un sirop épais. Sa saveur est douce et franchement sucrée. C'est ce produit que Scheele observa pour la première fois et qu'il désigna sous le nom de *principe doux des huiles*.

La glycérine est incristallisable, elle est déliquescente et se mêle avec l'eau et l'alcool en toutes proportions ; elle est insoluble dans l'éther.

Chauffée à l'air, elle brûle avec une flamme lumineuse.

Bouillie avec du sulfate de cuivre, elle en précipite le cuivre à l'état métallique.

Elle est transformée en acide oxalique par l'acide nitrique, en acide carbonique et en acide formique, par l'acide sulfurique et le peroxyde de manganèse.

Elle se combine avec la potasse et la baryte.

Elle dissout à chaud le sulfate de potasse, de soude, de cuivre, l'azotate de potasse et l'azotate d'argent.

Le chlore et le brôme l'altèrent.

La glycérine, jusqu'à ces derniers temps, n'avait pu être combinée avec les acides gras, mais, en 1854, M. Berthelot a démontré que cette substance peut, sous l'influence d'une haute température et d'un temps très-prolongé, abandonner les deux équivalents d'eau qu'elle avait pris en se séparant des corps gras; elle se combine en même temps avec les acides gras qui sont en présence et reconstitue ainsi la butyrine, l'oléine, etc.

Quoique douée d'une saveur sucrée, qui la rapproche de quelques espèces de sucre, elle a été considérée jusqu'alors comme ne pouvant éprouver la fermentation alcoolique; mais, d'après M. Malaguti, la glycérine est une substance sucrée qui joue le rôle de l'alcool sans en avoir les propriétés fondamentales, et, dans un travail récemment présenté à l'Académie des sciences, M. Berthelot signale qu'il a obtenu de l'alcool avec cette matière.

Nous n'avons fait qu'énumérer les principales propriétés des corps gras, mais il nous semble que cette énumération seule suffit et au delà pour faire comprendre que dans l'économie animale, le rôle de ces sub-

stances ne peut être borné aux combustions de l'acte
respiratoire ou de l'intimité organique, et qu'il y a tout
lieu de croire qu'à des propriétés si variées doivent se
rattacher des phénomènes fort importants dans l'acte de
la nutrition.

Nous n'avons pas la prétention d'élucider complètement cette question, mais au moins allons-nous nous
efforcer de mettre en évidence quelques-uns des points
qui nous paraissent le plus dignes d'attention.

**Nécessité des corps gras dans l'alimentation. — Comme
les autres substances alimentaires, les corps gras subissent des transformations spéciales pour être utilisées dans les actes nutritifs.**

257. — Les substances alimentaires, pour être complétement douées de toutes les qualités nutritives, doivent contenir des corps gras ou être susceptibles d'en
fournir par leurs transformations dans l'organisme.
Cette vérité est telle qu'instinctivement l'homme, dans
les régions tempérées au moins, a toujours senti le besoin d'ajouter des matières grasses à la plus grande partie de ses aliments. Aussi, il n'est pas une préparation
culinaire dans laquelle il n'entre du beurre, de l'huile
ou de la graisse. Le lait et les œufs, ces aliments typi-
ques, préparés par la nature, et propres, par conséquent, à satisfaire à toutes les conditions de la nutri-

tion, nous offrent encore un exemple, par les matières grasses qu'ils contiennent, de la nécessité des corps gras dans l'alimentation.

De cette circonstance que les corps gras pénètrent en nature dans la circulation, on a pensé que la quantité excédante de ces corps qui n'est pas utilisée aux combustions de nutrition, pouvait être mise en réserve dans certains tissus. Il n'en doit pas être ainsi cependant, car les corps gras, pour être assimilés, subissent, dans l'intimité organique, comme les autres aliments, des métamorphoses particulières. La graisse des jeunes animaux qui se nourrissent de lait, n'est analogue au beurre que par les propriétés chimiques générales qui caractérisent les corps gras ; mais elle en diffère par des qualités physiques et chimiques particulières. Il en est ainsi de la graisse des carnivores dans l'alimentation desquels il entre des matières grasses de si différentes espèces, des animaux qui ne vivent que de poissons, etc., etc. La chair et la graisse de ces animaux peuvent toutefois se ressentir de la nature des corps gras dont ils se nourrissent, mais c'est seulement ou très-particulièrement au moins, par les principes aromatiques dont ces corps sont pourvus, car elles n'en conservent pas moins les caractères et les propriétés qui leur appartiennent.

Cependant il est possible que les corps gras, admis en excès dans l'économie, séjournent momentanément dans les tissus, mais ils y sont bientôt modifiés et repris

par les voies de l'absorption, ils servent, comme nous
le verrons plus loin, à des usages particuliers.

Au reste, il est digne de remarque que les carnivores
dans l'alimentation desquels les corps gras existent en
nature dans des proportions assez élevées, soient précisément les animaux dont les tissus en sont presque
dépourvus, tandis que les herbivores qui n'en trouvent
que fort peu dans leurs aliments, en accumulent au
contraire des quantités souvent considérables; c'est que
l'accumulation de cette graisse provient non des corps
gras admis dans leur organisme, mais bien des transformations que subissent les matières féculentes de leur
alimentation sous l'influence du mode de nutrition propre à ces animaux.

Origine des globules. — Opinions et considérations à l'appui.

258. — Mais si les corps gras ne sont pas assimilés
en nature dans les tissus, il n'est pas moins constant
qu'ils peuvent être utilisés en partie sous la forme dans
laquelle ils pénètrent dans le sang. Ainsi nous croyons
que la division extrême qu'ils subissent dans le canal
digestif, par l'intermédiaire du suc pancréatique, les
dispose à remplir, outre les usages auxquels ils sont
destinés comme aliments respiratoires, un rôle fort important. Ce sont les corps gras qui constituent le noyau
central autour duquel viennent se grouper successive-

ment et se combiner les éléments qui concourent à la formation des globules du sang. Non-seulement les propriétés chimiques des corps gras donnent à cette hypothèse une certaine valeur, mais encore la composition des globules et les usages auxquels ces corpuscules sont destinés dans l'économie (213), lui fournissent un nouvel appui. En effet, les globules du sang contiennent du fer, du soufre et du phosphore, matières desquelles les corps gras s'emparent facilement, surtout lorqu'ils ont été atteints par l'oxygène, et dont la première, le fer, d'après M. Liebig, et la dernière, le phosphore, selon M. Rees, jouent un grand rôle dans l'oxygénation du sang. Remarquons en outre que chez tous les animaux dans le régime desquels les corps gras entrent en proportion assez élevée, ou qui, par les exercices auxquels ils se livrent, ne permettent pas à la graisse formée dans l'organisme de s'accumuler dans les tissus, le sang contient des globules en grande quantité. Aussi a-t-on observé que le sang des carnivores et celui des oiseaux sont plus riches en globules que celui des herbivores en général.

Par cela même que le sang des carnivores et des oiseaux est riche en globules, l'oxygène pénètre en quantité considérable dans leur organisme, conséquemment ils devraient avoir besoin d'une proportion assez élevée d'aliments respiratoires ; cependant ils en consomment beaucoup moins que les herbivores. Cette remarque,

18.

toutefois, ne détruit pas notre hypothèse, car l'action
de l'oxygène dans l'organisme animal ne se porte pas
seulement sur les matières non azotées, puisque les métamorphoses des substances albuminoïdes, et l'échange
qui s'opère entre ces substances et les tissus ne s'effectuent que sous l'influence de ce gaz. On sait que chez
les carnivores et les oiseaux, le mouvement de ces substances et de ces mutations est fort actif ; l'urine des
premiers et les excréments des derniers le prouvent
surabondamment.

Au reste, bien avant nous, MM. Tiedemann et Gmelin, H. Nasse, J. Muller et Donné ont attribué aux corps
gras le rôle que nous leur reconnaissons dans la formation des globules du sang, car ils ont admis que ces corpuscules passent par une série de transformations dont
les granulations de la lymphe ou du chyle sont le point
de départ.

M. Milne-Edwards a tout récemment émis une opinion analogue, comme l'atteste le passage suivant que
nous empruntons à la Revue des Cours publics et des Sociétés savantes de la France et de l'étranger, année 1856.

« M. Milne-Edwards paraît attacher une grande importance à ces globulins (globulins de la lymphe). Il
admet avec quelques autres physiologistes que ces globules sont une espèce de graisse formée par le chyle
flottant dans de l'albumine, et que les noyaux forment le
centre d'une agglomération élémentaire de cette matiè-

re , d'ailleurs éminemment organique et constitutive du
sang. » (M. Octave Martin, article analytique du *Cours
de zoologie et d'anatomie comparée*, de M. Milne-Edwards.)

En résumé, comme il est fort difficile de démontrer
expérimentalement que le noyau central dont sont pourvus les granulations de la lymphe et du chyle ainsi que
les globules, a été primitivement constitué par une par-
ticule graisseuse provenant des corps gras émulsionnés,
c'est donc seulement par induction et par analogie que
nous pouvons arriver à nous éclairer sur cette question.
Ainsi, un des phénomènes physiologiques le plus tran-
ché que présente l'action des corps gras consiste dans
le développement de la chaleur. Tous les thérapeutistes
ont observé ce fait après l'administration de l'huile de
foie de morue à certaines périodes des maladies de consomption. Nous ferons remarquer que ce n'est pas immédiatement, comme avec les alcooliques, que se manifeste ce phénomène, mais bien après un certain temps
de l'usage des corps gras. Or, il est évident que les
corps gras occupent une place importante comme aliments respiratoires, car tout concourt à démontrer
qu'ils sont utilisés dans les combustions qui s'accomplissent dans l'économie animale, et que, de plus, ils fournissent une quantité de principes combustibles beaucoup plus considérable que les autres substances non
azotées. Cependant, pour que ces principes produi-

sent de la chaleur, il faut qu'ils brûlent, et ce n'est que sous l'influence de l'oxygène admis dans l'organisme que leur combustion peut s'effectuer. Comme l'on sait que ce sont les globules du sang particulièrement qui s'emparent de l'oxygène de l'air et le charrient dans toutes les parties du corps, il en résulte que si les globules n'existent qu'en minime proportion dans le sang, aux dernières phases de la phthisie pulmonaire, par exemple, ce ne sont pas tant les principes combustibles qui font défaut, mais surtout l'élément comburant, l'oxygène. Dans la phthisie arrivée à ce degré, le sucre se rencontre souvent en quantité excédante, et probablement, c'est parce que l'oxygène ne pénètre dans l'économie qu'en proportion trop minime pour atteindre tout le sucre formé, et que d'ailleurs, suivant nos vues, le sang appauvri ne fournit plus assez d'albumine pour favoriser la combinaison du sucre avec cette substance. N'est-on pas alors conduit à admettre que la chaleur qui se développe dans l'organisme, sous l'influence de l'usage des corps gras dans ces circonstances, est due autant et plus même à leurs propriétés comme principes reconstituants des globules qu'à celles qu'ils possèdent comme éléments combustibles?

Les règles générales établies par M. Tauflieb de Barr, ainsi que les considérations de M. le docteur Homolle à l'égard du mode d'administration de l'huile de foie de morue dans les deux principales formes de la phthisie pulmonaire, de même que les réflexions que ces travaux suggèrent à MM. Trousseau et Pidoux auxquels nous les empruntons, vont encore appuyer notre manière de voir :

« Dans la première (forme), phthisie aiguë, floride, à forme inflammatoire, survenant chez des sujets robustes et pléthoriques, et s'accompagnant de congestions vives vers les poumons avec tendance prononcée aux hémoptysies, ou de réaction plus ou moins intense du côté du système circulatoire, l'huile de foie de morue, loin d'avoir de bons résultats, exposera à des accidents et pourra rendre plus active la marche de la maladie. »

« Ajoutons, disent MM. Trousseau et Pidoux, qu'en dehors même de cette forme toute spéciale de phthisie pulmonaire, il est encore beaucoup d'individus nerveux et irritables chez qui, dans la première période de la maladie, se manifestent des accidents d'irritation ou de congestion très-marquée, et qui réclament temporairement, comme ceux de la forme précédente, l'emploi modéré des tempérants, des antiphlogistiques et des révulsifs. Dans ces conditions, l'huile de foie de morue n'est pas moins contre-indiquée.

« Dans la seconde forme, au contraire, phthisie scrofuleuse, ou froide et torpide, à marche chronique, développée chez des sujets lymphatiques, à chairs molles, à circulation et nutrition languissantes, avec hématose

incomplète, on aura les raisons les plus légitimes d'espérer d'heureux effets de son administration.

« Faisons remarquer ici, continuent MM. Trousseau et
Pidoux, que ce qui peut servir à expliquer le succès et
la vogue soutenus de l'huile de foie de morue, appliquée à la phthisie pulmonaire, c'est que la seconde forme
est beaucoup plus commune que la première, surtout
dans nos grandes villes et au sein des classes pauvres
qui regorgent de phthisiques entachés de lymphatisme.

« Il importe encore de faire ici une observation pratique, c'est que, chez les individus de la première catégorie, une fois qu'ils seront arrivés à la période d'hec-
tisie proprement dite, c'est-à-dire, qu'ils seront tombés
dans l'état cachectique, à la suite de la fonte tuberculeuse et de la diarrhée, l'huile de foie de morue, qui était
contre-indiquée au début, pourra, dans ces conditions
opposées, être employée utilement au même titre que
le régime fortifiant et analeptique.

« Que si, maintenant, nous cherchons à apprécier le
véritable mode d'action de l'huile de foie de morue dans
les différentes affections que nous venons de passer en
revue, nous n'hésiterons pas à reconnaître, avec les médecins cités plus haut, que c'est surtout en agissant
sur les fonctions de nutrition et d'assimilation, c'est-
à-dire en modifiant l'état dyscrasique ou cachectique,
que ce médicament arrive à guérir ou à amender la
maladie spéciale à laquelle cet état général se trouve

lié, soit comme cause, soit comme effet ou comme complication. » (*Traité de thérapeutique et de matière médicale*, par A. Trousseau et H. Pidoux, édit. de 1855.)

Ces distinctions sur l'emploi de l'huile de foie de morue, selon la forme qu'affecte la phthisie pulmonaire, ne viennent-elles pas démontrer le véritable rôle des corps gras au point de vue de leur pouvoir reconstituant des globules? M. Milne-Edwards adopte complétement cette opinion, car, dans une de ses récentes leçons, ce savant professeur disait :

« En nourrissant avec des graisses faciles à la digestion et à l'assimilation (l'huile de foie de morue ou de poisson en général), on obtient beaucoup de globulins d'abord, qui se transforment ensuite en véritables globules sanguins et augmentent ainsi la richesse réelle du sang. Dans la phthisie pulmonaire, par exemple, où les globules du sang sont fort diminués, on peut rétablir leur nombre normal en nourrissant avec ces matières grasses. On a porté, par ce moyen, la masse proportionnelle des globules de, 0,116 à 0,145. » (*Loc. cit.*)

Ces faits, il est vrai, ont trait particulièrement à l'huile de foie de morue ou de poisson qui, outre leurs propriétés comme corps gras, peuvent encore, par les autres principes qu'elles renferment, posséder des propriétés spéciales; mais on sait que les thérapeutistes ne s'en sont pas tenus à ces huiles seules et que, dans un grand nombre de cas, des corps gras de diverses espèces ont fait obtenir des résultats analogues.

En résumé, nous dirons avec M. Payen que les corps gras sont bien évidemment des aliments respiratoires, mais avec cette particularité qu'à poids égal, ils peuvent fournir beaucoup plus de chaleur que les autres matières alimentaires, lorsque leur combustion s'opère dans l'intimité organique, mais que le rôle de ces corps ne se borne pas là, car on les retrouve dans l'économie partout où s'accomplissent des fonctions importantes, partout où les organes se développent, où les tissus les accumulent en quantité plus ou moins considérable, et qu'à des moments donnés comme dans les exercices violents, les marches forcées, les travaux pénibles, cette sorte d'approvisionnement se dépense au profit de l'individu et concourt à soutenir ses forces. (M. Payen, *Des substances alimentaires et des moyens de les améliorer, de les conserver et d'en reconnaître les altérations.*)

L'étude des corps gras mérite donc une attention toute particulière, aussi allons-nous rechercher s'ils ne pourraient pas avoir d'autres usages.

Les corps gras contrebalancent l'action des sels calcaires et des sels alcalins, et régularisent les métamorphoses du sucre.

259. — La part si importante que les corps gras nous paraissent prendre dans la génération des globules, et

d'ailleurs, les usages spéciaux auxquels ces substances sont destinées, rendaient indispensable leur présence incessante dans l'organisme ; aussi, chez l'homme, deux sources versent les corps gras dans le sang, les chylifères et le foie. Par la première de ces sources, les corps gras arrivent dans la circulation tels que l'alimentation les fournit ; par la seconde, suivant les belles expériences de M. Cl. Bernard, ils sont le produit des métamorphoses que subit le sucre des féculents dans le foie.

Ainsi, comme le sucre, les corps gras ont deux origines. En outre, les corps gras et le sucre, sans posséder des propriétés chimiques semblables, ont toutefois une affinité analogue pour certaines matières, la chaux et la soude, par exemple. Notons enfin que les corps gras et le sucre sont toujours en présence dans le sang, avant le passage de ce liquide par les poumons, et qu'il en est encore ainsi, à certains moments, dans d'autres points de l'organisme.

Or, de ces diverses circonstances, n'y aurait-il pas lieu de penser que les corps gras, admis en nature ou formés dans l'économie, pourraient avoir pour usage, outre les attributions qui leur sont propres, de contrebalancer l'action des sels calcaires et des sels alcalins sur le sucre et par suite, de régulariser les métamorphoses que ce dernier subit sous l'influence de ces sels? En effet, si le sucre se transforme en substance coagu-

lable, cette transformation ne doit-elle pas être d'autant
plus favorisée qu'il existe de matières calcaires dans la
circulation, de même que, par opposition, plus le sang
renferme de sels alcalins et plus le sucre peut être métamorphosé en eau et en acide carbonique. Chez les
herbivores, par exemple, l'alimentation fournit en abondance du sucre et des sels alcalins, les sels calcaires y
existent en moindre quantité et les corps gras s'y rencontrent à peine ; mais on sait que, dans le foie, le sucre des
féculents est transformé en graisse, et ce serait ainsi que
l'excès des sels alcalins pourrait être combattu. La nourriture des carnivores présente des conditions opposées,
les corps gras et les sels calcaires s'y trouvent en abondance, les sels alcalins, en faible proportion, et le sucre
y manque entièrement ; mais les métamorphoses des aliments gélatineux dans le foie suppléent amplement à
l'absence du sucre, et l'excès de matière coagulable qui
pourrait se produire sous l'action des sels calcaires serait entravé par la présence des corps gras. Tel serait le
rôle antagoniste que les corps gras pourraient jouer
dans ces circonstances, antagonisme qui aurait pour but
d'équilibrer en partie les phénomènes nutritifs qui s'o-
pèrent sous ces influences.

Action des corps gras dans le mouvement de décomposition; ils agissent comme agents désassimilateurs de la matière osseuse.

260.—Si les corps gras fournis par l'alimentation ont un rôle fort important dans l'économie, ceux qui sont mis en réserve dans les tissus ont des usages non moins essentiels. Repris par les voies de l'absorption, et, par conséquent, sous l'influence du mouvement de décomposition qui s'opère sans cesse dans l'organisme, les corps gras, ce nous semble, ne peuvent être étrangers aux phénomènes qui ont pour but la désassimilation de certaines matières incorporées à la substance des tissus. Aussi croyons-nous que c'est sous leur influence que s'effectue l'élimination de la matière terreuse des os. Voici d'ailleurs les motifs sur lesquels nous basons notre opinion.

Sans parler ici de la nature complexe des corps gras qui certes se prêtent particulièrement au rôle que nous leur attribuons, nous remarquerons avec M. Chossat que de tous les tissus, le tissu adipeux est le premier et le plus facilement entraîné par le mouvement de décomposition et que, dans les maladies où la graisse subit ce mouvement d'une manière très-évidente, telles que la phthisie tuberculeuse, la fièvre typhoïde, l'anémie, la chlorose, les phlegmasies, etc., l'analyse chimique démontre dans le sang la présence des sels calcaires en excès. D'autres causes, sans doute, contribuent à ce phénomène, mais assurément les corps gras y prennent une part très-active.

En outre, d'après les analyses de Von Ribra sur la composition des os humains, la quantité de graisse contenue dans la substance osseuse paraît être en rapport inverse avec la proportion de matières terreuses nécessaires soit à l'accroissement des os, soit à leur maintien dans les conditions normales. C'est ainsi que, chez le fœtus, ces analyses constatent qu'il n'existe dans les os qu'une très-faible quantité de graisse, et même des traces seulement, tandis qu'après la naissance, et à mesure que l'âge avance, cette proportion augmente et se maintient dans une moyenne de 1, 35 pour 100, 00, mais pour diminuer dans la vieillesse; on sait que chez les vieillards la matière terreuse prédomine dans les os. La présence de la graisse dans les os ne paraît donc pas étrangère au mouvement de la matière terreuse.

En outre, dans les maladies des os, où la matière terreuse est diminuée d'une manière considérable, la proportion de graisse est augmentée, tels sont le rachitisme, l'ostéomalacie. Remarquons aussi que dans ces maladies, l'urine entraîne plus de phosphate acide de chaux que dans l'état normal. Dans la carie où certes la décomposition des os est fort active, la graisse existe souvent en proportion très-élevée, tandis qu'il y a diminution de la matière terreuse.

Enfin, comme dernière remarque sur l'action élimi-
natrice des corps gras, dans les phénomènes qui déterminent la destruction des tissus, soit que la graisse se
développe sous l'influence des ferments ou sous celle de
l'état pathologique, toujours est-il que le pus, ce dernier
terme des décompositions morbides, est constitué par une
quantité très-notable de corps gras.

Au reste, dans le mouvement de composition et de
décomposition des os, deux substances organiques sont
en présence : l'une, la substance gélatineuse, qui résiste
avec force aux causes altérantes que subissent les autres
matières de l'économie, l'autre, la graisse, qui, au contraire, est particulièrement soumise à leur atteinte et
dans la profondeur du tissu osseux même ; car on sait
avec quelle rapidité, comme le faisait déjà remarquer
Grimaud, de Montpellier, la graisse disparaît de la cavité médullaire des os des animaux fatigués par une
marche forcée. En outre, la substance gélatineuse qui
présente d'ailleurs toutes les conditions propres à fixer
la matière terreuse, en est bien manifestement le récep-
tacle, tandis que la graisse, au contraire, par ses propriétés toutes particulières, est loin de pouvoir être
utilisée à un pareil but. Or, si la substance gélatineuse
atteinte par le mouvement de décomposition peut entraî-
ner de la matière terreuse, ce ne doit être qu'en proportion de l'altération qu'elle subit, c'est-à-dire en quantité fort minime ; à la graisse est donc bien évidemment

réservé, ce nous semble, le rôle le plus actif dans la désassimilation de la matière calcaire des os.

En dernière analyse, de ces considérations que nous aurions pu multiplier d'ailleurs, il nous semble résulter d'une manière plausible que si la graisse, dans le tissu osseux, contribue pour une grande part au mouvement de la matière terreuse, elle peut aussi, dans les points de l'organisme où elle s'accumule, exercer, par la décomposition de ses éléments ou par ses propriétés intrinsèques, une influence analogue sur la substance de certains tissus. C'est ainsi qu'une absorption interstitielle très-active, en mettant en mouvement les éléments de la graisse, a pu déterminer la résolution de tumeurs qui avaient résisté aux fondants reconnus les plus puissants ; c'est encore ainsi probablement que les agents médicamenteux qui ont un corps gras pour véhicule, acquièrent une efficacité qu'ils ne possèderaient pas sous un autre mode de préparation.

Circonstances dans lesquelles la graisse est utilisée ou accumulée dans les tissus.

261.—Mais à ces usages importants n'est pas borné le rôle des corps gras accumulés dans les tissus ; aussi devons-nous en continuer l'étude, ne serait-ce d'ailleurs que pour nous mettre à portée de concevoir sous quelles

formes ces matières sont utilisées dans ces circonstances.

Le mouvement de la graisse dans l'économie est en
rapport avec l'activité et l'inactivité des phénomènes
nutritifs ; de là l'emploi incessant de la graisse ou son
accumulation plus ou moins considérable dans les
tissus.

Les influences qui déterminent l'emploi de la graisse
ou mettent obstacle à son accumulation sont : le sexe
mâle, l'âge de croissance, les climats chauds, le tempérament bilieux, l'abstinence, la faim, la soif, les exercices violents, les veilles, les passions tristes, les hémorrhagies continues ou considérables, la fièvre, enfin
toutes les causes qui favorisent l'admission ou l'action
de l'oxygène, de même que celles qui altèrent profondément l'organisme ou qui apportent des modifications
dans la génération ou l'accumulation de la graisse, telles que les corps qui, à d'autres titres que l'oxygène,
ont une affinité particulière pour l'hydrogène : le chlore,
l'iode, le brôme, l'arsenic, etc.

L'accumulation de la graisse coïncide avec la prédominance du système lymphatique, le sexe féminin, la
première enfance, l'époque du développement complet
de l'individu, la ménopause, l'alimentation dans laquelle
les matières non azotées l'emportent sur les matières
azotées, le défaut d'exercice, le sommeil trop prolongé
ou après les repas, le séjour dans un air humide, les

hémorrhagies limitées; en résumé, avec les diverses
circonstances qui tendent à entraver ou à neutraliser
jusqu'à un certain point l'admission ou l'action de l'oxygène dans l'organisme.

Il résulte de ces diverses conditions que si la graisse,
comme principe distinct, est le point de départ de phénomènes spéciaux, toutefois, comme les autres substances nutritives, l'albumine, la fibrine, le sucre, elle n'est
manifestement utilisée que sous l'influence de l'agent
qui met tout en mouvement dans l'organisme, l'oxygène.
Aussi la graisse accumulée dans les tissus n'a que des
usages fort restreints, et ce n'est que lorsqu'elle est reprise par les voies de l'absorption qu'elle est appelée à
prendre part aux actes nutritifs.

**La graisse reprise par les voies de l'absorption, n'est
utilisée dans l'économie qu'après avoir subi des transformations spéciales.**

262. — De même que les corps gras de l'alimentation
sont puisés dans le tube intestinal par les chylifères, de
même, très-vraisemblablement, la graisse mise en réserve dans les tissus est reprise par les vaisseaux lymphatiques, et est-ce dans le système lymphatique qu'elle
subit les modifications qui la rendent propre à être utilisée dans l'organisme. En effet, tout nous porte à croire
que, dans ce système, la graisse, en raison du dédou-

blement de ses principes, sous l'influence de l'oxygène et des substances albuminoïdes est, en partie au moins, transformée en sucre. Ne résulte-t-il pas des expériences de M. Chauveau que, pendant l'abstinence, *même très-prolongée, le sucre ne disparaît pas du sang des vaisseaux de la grande circulation et que la lymphe pure est toujours sucrée* (242) ? D'un autre côté, M. Cl. Bernard n'a-t-il pas démontré que, pendant l'abstinence, le sucre formé dans le foie *disparaît du sang, qui, du poumon, se dirige vers le cœur ?* Or, dans cette circonstance, le sucre que fournit le foie étant complétement détruit dans les poumons, il est évident que celui qui se trouve dans le sang des vaisseaux de la grande circulation et dans la lymphe provient d'une autre source. Et si nous nous reportons à la composition de la graisse et que nous considérions avec quelle facilité cette substance rentre dans la circulation, n'aurons-nous pas lieu de penser que le tissu adipeux plus que tous les autres tissus de l'organisme, réunit les conditions qui le rendent apte à subir les métamorphoses par lesquelles il peut être amené à remplacer le sucre, surtout lorsque l'abstinence en tarit la source première. Sous le rapport des théories chimiques, d'ailleurs, la transformation des corps gras en sucre est loin d'offrir les difficultés qu'aurait soulevées avant l'admirable découverte de M. Cl. Bernard, l'hypothèse par laquelle on aurait prétendu que des matières azotées pouvaient être métamorphosées en sucre

19.

dans l'économie. Ne savons-nous pas déjà que plusieurs chimistes, M. Poggiale particulièrement, ne sont pas éloignés de croire à la possibilité de cette transformation ? En effet, dans un mémoire présenté au mois de juin 1855 à l'Académie de médecine, M. Poggiale conclut des expériences qu'il a consignées : « 1° que le sucre peut se former dans l'économie aux dépens des aliments azotés *et peut-être des corps gras*; 2° que l'alimentation absolue de la graisse ne semble pas diminuer la proportion du sucre dans l'organisme. »

Au reste, la production incessante du sucre dans l'organisme est d'une nécessité absolue pour l'accomplissement des actes vitaux, et la transformation de la graisse en sucre, en comblant les lacunes que la suspension de la fonction glycogénique du foie et l'abstinence laissent exister, facilite l'interprétation de certains phénomènes inexplicables sans cette hypothèse. C'est ainsi, par exemple, que l'état inflammatoire qui suspend la fonction glycogénique du foie, active, au contraire, la résorption de la graisse et la désagrégation de ses principes, et que le sucre, renouvelé sans cesse, fournit à l'économie l'élément indispensable aux actions organiques, l'eau, et l'un des agents importants de la désassimilation, l'acide carbonique. Des effets analogues sont produits, d'ailleurs, par l'abstinence.

Quoique provenant des métamorphoses de la graisse, le sucre n'en aurait pas moins les propriétés et les usa-

ges que nous lui avons attribués, aussi doit-il concourir à la formation de la matière coagulable, mais dans
des limites subordonnées à la proportion d'oxygène et
d'albumine en présence dans la lymphe et dans le sang,
ainsi qu'à la quantité de matières grasses accumulées
dans les tissus. Chez les hibernants, selon M. Cl. Bernard, le sucre continue à se produire, et la défibrinisation du sang est entravée par les métamorphoses de la
graisse résorbée peu à peu pendant le long sommeil de
ces animaux.

En résumé, considérées à ce point de vue, les fonctions du foie et celles du système lymphatique présentent une analogie frappante. L'un et l'autre fournissent
du sucre, et ils ne se distinguent que par les matières
qu'ils emploient pour ce but. C'est ainsi que, quel que
soit le régime alimentaire, le sucre, cet agent indispensable aux actions nutritives, ne fait jamais défaut dans
l'économie, et que, même dans l'état morbide et pendant
l'abstinence prolongée, il peut encore se produire avec
plus ou moins de persistance, selon la quantité de matière coagulable contenue dans le sang ou de graisse accumulée dans les tissus. Mais il en résulte que les phénomènes nutritifs, suivant qu'ils s'effectuent sous l'influence prédominante du foie ou sous celle du système
lymphatique, présentent des caractères différents. Au
premier cas répond le mode de nutrition des carnivores,
au second, celui des herbivores, et chez l'homme, l'un

et l'autre se rapportent aux différences qui se manifestent dans la nutrition relativement à l'âge, au sexe, aux
constitutions, etc.

En revenant à notre sujet principal, nous dirons qu'il
nous semble ressortir de ces considérations que des modifications plus ou moins profondes seront imprimées à
la nutrition générale, suivant la forme sous laquelle la
graisse rentrera dans la circulation, c'est-à-dire suivant
qu'elle aura été transformée dans le système lymphatique, en proportion plus ou moins élevée, en sucre, en
eau et en acide carbonique, ou qu'elle subsistera plus
ou moins abondamment en nature ; suivant enfin qu'elle
aura contribué à la formation de la matière coagulable
de la lymphe ou à l'élimination des principes qui prennent part à la génération de cette matière.

A ces phénomènes, on le comprend, se rattachent des
questions de pathologie et de thérapeutique importantes, aux engorgements glandulaires entre autres, ainsi
qu'aux agents qui ont la propriété d'activer les métamorphoses de la graisse, l'iode, par exemple, etc.

**Usages de la graisse dans le tissu cutané. — Son rôle
dans l'organisme, comme mauvais conducteur du calorique et du fluide nerveux.**

263.—Accumulée sous la peau, la graisse est appelée
à remplir dans les fonctions de cette enveloppe des
usages également dignes d'attention. En s'échappant des

follicules sébacées, elle lubréfie la surface cutanée et neutralise l'action irritante des fluides rejetés au dehors par cette voie ; elle lutte aussi contre l'influence des agents extérieurs. En outre, si elle ne prend pas une part directe à la génération et à l'entretien de l'épiderme, des ongles et des poils, au moins y concourt-elle sous plusieurs rapports. Certaines maladies de la peau qui paraissent coïncider avec la suppression ou l'exagération de la sécrétion graisseuse, avec une alimentation trop exclusivement composée de poisson huileux, l'état des ongles, dans des cas semblables, leur conformation dans la phthisie tuberculeuse, la chute des cheveux à la suite d'un amaigrissement rapide ou de transpirations habituellement abondantes, leur décoloration lorsque, sous l'influence de l'âge, la production et la nature de la graisse sont modifiées, la différence que présente le poil des animaux, la composition chimique des écailles des poissons, et beaucoup d'autres faits qu'il serait très-facile d'accumuler, sont autant de motifs qui corroborent notre opinion et viennent démontrer que la graisse est loin d'être étrangère aux phénomènes nutritifs dont la peau est le siége.

Pour terminer, enfin, la graisse, dans l'intimité organique comme à la surface des organes, exerce une influence qui se rapporte à ses propriétés comme corps gras. Mauvais conducteur du calorique, elle contribue au maintien de la température animale ; modificateur

puissant du système nerveux, elle borne le fluide nerveux à ses relations propres, elle le localise dans sa
sphère d'action.

264. —Il est d'autres substances qui se rapprochent
des corps gras par leurs propriétés, substances qui se
rencontrent souvent dans les matières alimentaires, telles sont certaines résines et quelques huiles essentielles.
Nous ne sommes pas en mesure d'en tracer l'histoire
qui, d'ailleurs, trouvera sa place dans une autre partie
de ce travail; mais nous ferons observer que très-probablement, outre leur action comme principes aromatiques, elles jouent dans l'économie un rôle qui doit avoir
de l'analogie avec celui des corps gras.

Nous terminons ici l'étude des corps gras, en nous
réservant de mettre plus en évidence encore leur importance dans l'économie, lorsque nous nous occuperons
des maladies dans lesquelles ils ont un rôle particulier
et des propriétés thérapeutiques dont ils sont doués.

CHAPITRE SIXIÈME.

PRODUITS ULTIMES DES MÉTAMORPHOSES DES PRINCIPES ALIMENTAIRES.

Les substances albuminoïdes proprement dites ont pour dernier terme de leurs métamorphoses l'urée, et de plus, selon les théories actuelles, l'acide urique. — Discussion à cet égard. — Formation de l'acide urique. — Formation de l'acide hippurique. — Influence des sels. — Résumé.

Les substances albuminoïdes proprement dites ont pour dernier terme de leurs métamorphoses l'urée, et de plus, selon les théories actuelles, l'acide urique. — Discussion à cet égard.

265. — En terminant ici l'étude du rôle que paraissent jouer les principes alimentaires dans les actes nutritifs, nous devons ajouter quelques mots à ce que nous avons dit sur les derniers termes des métamorphoses que subissent ces matières, et cela d'autant plus que la théorie acceptée à cet égard n'est plus en rapport avec les nouvelles attributions que nous reconnaissons aux principes sucrés et aux corps gras, et que les idées que nous allons émettre sont à la fois la conséquence et le corollaire de ce que nous avons avancé.

On sait que les diverses transformations des matières

albuminoïdes dans l'économie ont pour produit ultime, l'urée; on sait même aujourd'hui que, hors de l'organisme, ces matières peuvent être réduites à cet état. M. Béchamp, dans une thèse soutenue l'année dernière devant la Faculté de Strasbourg et présentée à l'Académie des sciences, a démontré en effet que l'albumine, ou des produits azotés analogues, peuvent être transformés directement en urée sous l'influence d'une combustion lente favorisée par l'intermédiaire du permanganate de potasse. Il est donc dûment acquis à la science que l'urée est un des derniers termes des métamorphoses que subissent les substances albuminoïdes proprement dites; mais il est encore reconnu que ces substances fournissent en outre de l'acide urique, et que ce corps se produit dans l'organisme par leur combustion incomplète. C'est là ce que nous ne pouvons plus admettre; car, quelque régulier, quelque actif que soit le mouvement nutritif dans l'économie, l'urine de l'homme qui se nourrit de matières animales, ou celle des carnivores contiennent toujours de l'acide urique. Et si ce corps était bien réellement le résultat d'une combustion incomplète des substances albuminoïdes, sa présence dans l'état physiologique devrait être le plus souvent exceptionnelle ou, au moins, ne se manifester que dans des circonstances déterminées, telles que, par exemple, une alimentation animale excédant les besoins de l'organisme, le repos ou le sommeil, etc. Il n'en est pas ainsi, cependant; puisque à quelque moment que l'on recueille l'urine de l'homme ou celle des carnivores, l'acide urique s'y rencontre constamment en certaine quantité. En outre, dans les phénomènes inflammatoires, où, certes, les combustions sont fort actives, la proportion d'urée, bien loin d'être plus considérable dans l'urine, est diminuée, tandis qu'au contraire celle de l'acide urique, suivant M. Becquerel, est souvent augmentée du double de l'état normal. Enfin, chez les oiseaux et les serpents, animaux placés à des points opposés, quant à l'activité des phénomènes vitaux, et par conséquent des combustions que l'oxygène détermine dans leur organisme, l'urine renferme de l'acide urique en proportion fort élevée. Relativement aux oiseaux, cette remarque a d'autant plus d'importance que chez ces animaux, comme le prouve la rapidité de la respiration et de la circulation, l'abondance des globules dans le sang et l'élévation de la température, les combustions de l'oxygène sont extrêmement actives et devraient, par cette raison, s'opposer à la formation de l'acide urique.

Il nous paraît donc difficile de coordonner ces faits, de concilier ces contradictions avec la théorie que nous venons d'exposer. Et d'ailleurs, l'origine de l'acide urique dans l'économie n'est pas le seul point à élucider, car il est encore une autre forme que prennent les substances alimentaires après avoir été utilisées à la nutrition des tissus, c'est celle de l'acide hippurique, qui se présente particulièrement chez les mammifères herbivores, chez les enfants en bas-âge et, en général, chez les jeunes animaux dont le lait est la nourriture exclusive.

Formation de l'acide urique.

266. — Or, si l'on admet avec nous que la formation de la fibrine du sang est le résultat de la combinaison des matières non azotées avec l'albumine, et que les propriétés et la composition de la fibrine varient suivant la quantité de principes non azotés et de principes azotés que renferme l'alimentation, et suivant aussi le système organique dans lequel ces principes sont élaborés, toutes ces difficultés vont s'aplanir; car, alors, on est conduit à admettre, en même temps, que l'acide urique et l'acide hippurique, dérivent des métamorphoses de la fibrine et sont les résidus de la nutrition interstitielle des tissus à l'entretien desquels cette substance est utilisée (235-245). Aussi, sans poursuivre davantage ces considérations, nous croyons pouvoir avancer :

1º Que l'acide urique se produit très-particulièrement sous l'influence du régime animal, c'est-à-dire de matières alimentaires contenant beaucoup d'azote, fort peu de carbone, des phosphates calcaires et alcalins, et qu'il nous paraît être le dernier terme des métamorphoses d'une fibrine, qui participe de la composition de ces matières, d'une fibrine enfin qui résulte surtout de la combinaison avec l'albumine, du sucre fabriqué par le foie (230);

2° Que si la production de l'acide urique résulte de la nature de la fibrine, celle-ci doit la propriété de se transformer en acide urique à la proportion de phosphate calcaire qu'elle renferme;

3° Que la quantité d'acide urique contenue dans l'urine est en rapport avec la proportion de fibrine qui entre dans la composition du sang, et particulièrement avec celle qui est utilisée dans les actions organiques; aussi les oiseaux et les serpents, dont le mode d'alimentation donne lieu à la production d'une fibrine spéciale et chez lesquels la quantité considérable de fibrine que le sang renferme paraît se rattacher à l'emploi incessant d'une partie de cette matière pour l'entretien des plumes et des écailles, présentent-ils dans leur urine beaucoup d'acide urique;

4° Que l'acide urique existe en excès dans l'urine, si ce n'est dans la grossesse et la chlorose (exceptions dont on peut se rendre compte), dans toutes les circonstances où la fibrine est augmentée dans le sang, telles que la fièvre, les phlegmasies en général, le rhumatisme articulaire aigu, la pneumonie, la pleurésie, un trouble fonctionnel intense; lorsque la nutrition est suspendue ou que la fibrine n'est pas employée dans le foie, comme dans l'hépatite aiguë et chronique, le cancer de cet organe, la cirrhose, dans la diathèse urique, la goutte, la gravelle, dans l'état sédentaire, etc,;

5° Que si, enfin, l'acide urique se présente dans l'urine des herbivores à jeun, c'est que ceux-ci rentrent dans les conditions nutritives des carnivores, l'absence d'alimentation nécessitant que la graisse en retour, et particulièrement la fibrine du sang élaborée dans le foie, fournissent tout le sucre nécessaire aux actions organiques ; et d'ailleurs, l'acide urique se forme encore dans ce cas sous l'influence du travail de la décomposition des tissus gélatineux.

Formation de l'acide hippurique.

267. — Quant à la production de l'acide hippurique, il est évident aussi qu'elle est dépendante de la nature de l'alimentation. En effet, chez les enfants et chez les herbivores, l'alimentation est constituée par une quantité fort considérable de matières non azotées comparativement à celle des matières azotées qui s'y rencontrent. Aussi en résulte-t-il la formation d'une fibrine dans la composition de laquelle, sur une assez faible proportion d'albumine ou de principes protéiques, il entre beaucoup d'éléments non azotés qui proviennent bien plus, primitivement, du sucre des chylifères que du sucre du foie. Il en résulte encore que le sang des enfants et celui des herbivores renferment une propor-

tion de fibrine presque constamment plus élevée que celle qui se trouve dans le sang des carnivores, mais une fibrine d'une nature particulière, et qui, après avoir été utilisée dans l'organisme, fournit un résidu en rapport avec les éléments qui entrent dans sa composition, c'est-à-dire l'acide hippurique (234).

Influence des sels. Résumé.

268. — Ajoutons que dans les métamorphoses des substances qui donnent lieu à la production de l'acide urique et de l'acide hippurique, il y a, en même temps, élimination des matières terreuses et alcalines qui entrent dans la composition de ces substances, et que la forme sous laquelle s'effectue cette élimination vient encore révéler l'origine de chacun de ces acides. En effet, dans l'urine qui contient l'acide urique, les matières terreuses et alcalines s'y trouvent très-particulièrement sous la forme de phosphates, tandis qu'elles existent sous la forme de carbonates et surtout de carbonates alcalins dans l'urine où se rencontre l'acide hippurique.

Pour résumer ce que nous venons d'avancer, nous dirons que :

Les matières albuminoïdes, et nous considérons particulièrement comme telles l'albumine et la fibrine musculaire (musculine), ont pour produit ultime de leurs métamorphoses, l'urée.

La fibrine des carnivores, c'est-à-dire la matière formée par la combinaison du sucre de l'organisme avec l'albumine, donne l'acide urique.

La fibrine des herbivores et celle des jeunes animaux nourris de lait, laquelle résulte de la combinaison avec l'albumine des matières sucrées directement extraites de l'alimentation, fournissent l'acide hippurique.

En d'autres termes, les matières les plus azotées et les moins carbonées de l'organisme ont pour représentant dans l'urine, l'*urée*, les matières moins azotées que les précédentes, mais plus carbonées, l'*acide urique*, enfin les matières qui contiennent encore moins d'azote mais beaucoup plus de carbone, l'*acide hippurique*.

En jetant un coup d'œil sur les formules chimiques de l'urée, de l'acide urique et de l'acide hippurique, nous allons rendre plus saillants encore ces points de comparaison.

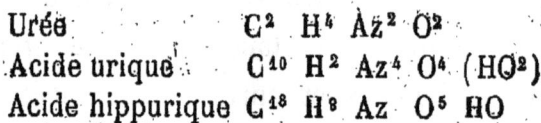

Urée C^2 H^4 Az^2 O^2
Acide urique C^{10} H^2 Az^4 O^4 (HO^2)
Acide hippurique C^{18} H^8 Az O^5 HO

En effet, en calculant la quantité relative d'azote et de carbone que contiennent ces corps, on obtient les résultats suivants :

	Azote.	Carbone.
Urée	46,66	20,00
Acide urique	33,33	35,71
Acide hippurique	7,82	60,33

En cherchant à réfuter la théorie relative à la formation de ces corps, nous sommes loin de croire que nous avons complétement élucidé la question, mais nous n'en avons pas moins la conviction que c'est dans cette voie que la vérité doit se rencontrer. Car, quelle que soit la similitude chimique que présentent les substances albuminoïdes, les matières sucrées et les corps gras d'origine animale, avec les substances albuminoïdes, les matières sucrées et les corps gras d'origine végétale, néanmoins il est certain que si les substances de ces deux ordres peuvent être également utilisées à la nutrition des animaux, elles ne donnent pas des résultats complétement identiques, puisque la chair des carnivores et celle des herbivores, quoique renfermant des principes chimiquement semblables, se distinguent par des qualités différentes. Et d'ailleurs, cette succession de phénomènes par lesquels les principes contenus dans la terre et dans l'air sont amenés, à l'aide de moyens aussi merveilleux qu'incompréhensibles et de perfectionnements continuels, à former d'abord l'organisme des végétaux, puis celui des herbivores, enfin celui des carnivores, c'est-à-dire des animaux en général les plus complets et les plus vigoureux, n'indique-t-elle pas que, dans ces différentes phases, les matières qui doivent concourir à ce but acquièrent progressivement des propriétés nouvelles?

CHAPITRE SEPTIÈME.

MATIÈRES INCOMBUSTIBLES DU SANG. — ACIDE PHOSPHORIQUE. — ACIDE CARBONIQUE.

I.

ACIDE PHOSPHORIQUE.

Les médiateurs des fonctions organiques sont les parties incombustibles ou les sels du sang. — Tous les aliments propres à entretenir la vie contiennent de l'acide carbonique ou phosphorique et des alcalis. — Du rôle de l'acide phosphorique. — Combinaisons de l'acide phosphorique et des phosphates terreux avec l'albumine et la matière gélatineuse. — Particularités qui en résultent. — Identité d'action des phosphates et des carbonates alcalins. — Passage des principes minéraux du sang dans les urines et dans les fèces. — Urine acide et urine alcaline.

269. — Le phosphore à l'état libre ne paraît pas utilisé dans l'économie, ce n'est qu'en combinaison soit avec les matières terreuses ou alcalines, soit avec les substances organisées ou organiques qu'il y joue un rôle important. En effet, la science, dit M. Liebig, ne connaît aucun fait qui autorise à admettre dans l'organisme animal ou dans les aliments de l'homme et des animaux, l'existence du phosphore comme phosphore, ou sous une forme semblable à celle sous laquelle s'y trouve le soufre.

Mais si le phosphore à l'état libre n'a pas d'usage dans

l'organisme, il n'en est pas ainsi de l'acide phosphorique ; aussi allons-nous emprunter à M. Liebig quelques-
unes de ses considérations si remarquables sur le rôle
chimique de cet acide, en renvoyant le lecteur désireux
de documents plus complets aux admirables lettres de
cet illustre chimiste. (Voyez *Nouvelles lettres sur la Chimie, considérée dans ses applications à l'industrie, à
la physiologie et à l'agriculture*, par M. Justus Liebig.)

270. — « Les médiateurs des fonctions organiques,
par lesquels les aliments plastiques comme les aliments
de respiration sont rendus aptes à entretenir la vie, ce
sont les *parties incombustibles* ou les *sels du sang.*

« Les parties incombustibles du sang de tous les animaux sont de nature et de caractères identiques. A part
les substances accidentelles et variables, le sang contient toujours certaines quantités d'*acide phosphorique*,
d'*alcalis* (potasse et soude), de *terres alcalines* (chaux,
magnésie), d'*oxyde de fer* et de *sel marin* (chlorure de
sodium).

« Tous ces corps, avant de devenir partie intégrante
du sang, entrent dans la composition des aliments. S'il
est vrai que leur concours soit indispensable pour l'assimilation des aliments dans l'économie, il est clair
qu'aucune substance où manquent ces corps ne saurait
entretenir la vie. Toutes les matières éminemment nutritives doivent donc les contenir dans les proportions
qui conviennent à la production du sang, et si l'on sous-

20

trait des aliments ces médiateurs de l'assimilation, on
doit pouvoir enlever aux aliments leurs propriétés nutritives. . . . .

. . . .

271. — « Tous les aliments qui, seuls, comme le pain
et la viande, ou mêlés à des végétaux, sont capables
d'entretenir la vie, contiennent de l'acide carbonique ou
phosphorique et des alcalis; l'acide phosphorique et les
alcalis s'y trouvent dans une proportion telle qu'étant
dissous, ils donneraient un liquide où les alcalis seraient
toujours prédominants. . . . .

. . . .

« On s'explique le rôle de l'acide phosphorique dans
l'économie animale, si l'on considère que cet acide entre
dans la composition de toutes les parties organisées du
corps. La substance de la fibre musculaire, la fibrine du
sang, les tissus du poumon, du foie et des reins renferment une certaine quantité d'acide phosphorique en
combinaison chimique.

« Les parties incombustibles des liquides dont la
chair est imprégnée sont les mêmes chez tous les animaux; elles se composent de phosphates alcalins, de
phosphate de chaux et de phosphate de magnésie. Les
os des animaux vertébrés contiennent, comme parties
incombustibles, plus de la moitié de leur poids de phosphate de chaux et de magnésie. Le cerveau et la substance nerveuse renferment de l'acide phosphorique

copulé avec une matière grasse ou un acide gras et en
partie combiné avec un alcali.

« L'acide phosphorique contenu dans ces différentes
parties provient du sang. Le sang, en effet, contient invariablement une certaine quantité d'acide phosphorique.

« Dans l'état de la science, il n'est guère possible d'é-
mettre une opinion positive sur la manière dont l'acide
phosphorique intervient dans les fonctions organiques,
et il faut nous borner à constater la nécessité de son
intervention dans l'économie, en nous appuyant sur sa
présence constante dans toutes les humeurs et dans toutes les parties organisées. . . . .

. . . .

272. — « *Nota*. Plusieurs faits semblent indiquer que
l'acide phosphorique et les phosphates acides terreux
peuvent former de véritables combinaisons chimiques
avec l'albumine et avec la substance des membranes, et
que cette dernière doit à l'acide phosphorique et à ces
phosphates certaines particularités, notamment son insolubilité dans l'eau et dans les liquides alcalins. Si, par
exemple, on ajoute avec précaution au lait un acide
étendu jusqu'à disparition de la réaction alcaline et
qu'on porte à l'ébullition, la coagulation s'effectue comme
avec du blanc d'œuf. Mais le caséum ainsi précipité se
distingue essentiellement du caséum pur, par son insolubilité dans les liquides alcalins ; il en est de même du

caséum précipité du lait par la présure. Ce sont là des
combinaisons du caséum avec les phosphates terreux
(chaux et magnésie) ; ou, si l'on considère la caséine
pure comme un acide copulé avec de l'acide phosphorique, le caséum insoluble est le sel coagulé de cet acide
à base de chaux ou de magnésie. Lorsque la colle-forte
ordinaire se prend en gelée, le phosphate de chaux
qu'elle renferme joue un certain rôle dans ce phénomène. On sait qu'on obtient la gélatine en soumettant à
une ébullition prolongée dans l'eau les os et la peau des
animaux ; le liquide se prend par le refroidissement en
une gelée ferme ; mais si l'on maintient la solution pendant quelque temps en ébullition, seule ou après y avoir
ajouté de l'alcali, elle perd la propriété de se gélatiniser,
et cela en séparant du phosphate de chaux.

« Nous avons fait remarquer la manière particulière
dont la fibrine du sang se comporte avec l'acide chlorhydrique. Lorsqu'on fait bouillir avec cet acide la fibrine gonflée et prise en gelée dans la liqueur chlorhydrique, elle se dissout en un liquide qu'on peut filtrer,
et où les réactifs dénotent la présence de l'acide phosphorique et de la chaux. Lorsque ces deux substances
sont séparées de la partie organique de la fibrine, celle-
ci est soluble dans l'eau froide comme la gélatine. Il est
probable que la coagulation par la chaleur, de l'albumine des œufs et du sérum du sang, est due à la sépara-
tion d'un alcali et à la formation d'une nouvelle combi-

naison de l'albumine avec l'acide phosphorique et la chaux, insoluble à froid dans l'eau, les acides étendus et les alcalis. . . . .

. . . .

273. — « La formation des parties organisées du corps ne saurait se concevoir sans le concours d'un excès d'acide phosphorique.

« Une semblable opposition se rencontre aussi dans l'œuf : le blanc d'œuf contient, parmi ses principes minéraux, un excès de base alcaline, tandis que le jaune d'œuf renferme de l'acide phosphorique libre. . . .

. . . .

274. — « Dans la composition du sang des différentes classes animales, on remarque des variations sur deux principes, sur l'acide phosphorique et sur l'acide carbonique ; mais ces différences sont sans influence sur les propriétés du sang, qui conserve ses caractères alcalins. Dans le sang des herbivores, l'alcali est en partie combiné avec l'acide carbonique ; dans le sang des carnivores, cet acide est remplacé par l'acide phosphorique, sans qu'il en résulte un changement dans les caractères ni dans les fonctions du sang.

« Or, les phosphates alcalins ont les mêmes propriétés que les carbonates alcalins, et c'est encore là un des faits nombreux qui excitent l'admiration de l'observateur. Il est, en effet, merveilleux que deux acides, un gazeux et un fixe, un des plus faibles et un des plus

énergiques, que les deux acides les plus différents sous
le rapport de la composition puissent donner, avec les
parties constituantes du sang, avec les alcalis, des combinaisons ayant le même caractère chimique. . . .

275. — « S'il est vrai que certaines fonctions du sang
soient basées sur les propriétés chimiques, notamment
sur l'alcalinité de cette humeur, on voit par ce qui pré-
cède, que le remplacement du carbonate par le phosphate alcalin, et *vice versa*, doit être sans aucune influence, parce que ces variations de l'acide combiné avec
l'alcali, ne portent aucun préjudice aux propriétés chimiques du sang. . . . .

276. — « L'acide phosphorique et l'acide carbonique
pouvant réciproquement se substituer dans le sang sans
en modifier les propriétés, on s'explique ainsi pourquoi,
chez l'homme, les alternatives de régime végétal et de
régime animal n'altèrent pas sensiblement les fonctions
normales de l'économie, bien qu'elles aient pour effet
de changer la composition du sang quant aux principes
incombustibles . . . .

277. — « Lorsque ces substitutions dans le sang de
l'acide phosphorique et de l'acide carbonique, par l'effet des changements de régime, semblent être sans effet
sur la formation du sang, sur la nutrition, sur la produc-

tion de la chaleur, elles n'en modifient pas moins essentiellement les fonctions de sécrétion.

« Il est évident, en effet, que dans l'état de santé, le poids de l'animal ne variant pas, les alcalis, les terres alcalines, les phosphates et l'oxyde de fer ingérés par les aliments, ne peuvent pas s'accumuler dans le corps, mais qu'ils sont évacués tous les jours en quantités égales à celles qui ont été introduites. Deux appareils effectuent cette évacuation : les reins et le canal intestinal. Dans les circonstances normales, les cendres de l'urine et des fèces sont en même proportion que les substances minérales des aliments ; ce n'est que quand le corps de l'animal augmente de poids, quand ses organes sont en voie d'accroissement, que l'économie retient certaines substances minérales des aliments, par exemple du phosphate de chaux.

« Si l'on connaît les principes minéraux qui sont contenus dans les aliments consommés par l'homme et les animaux, à l'état de santé, on peut déduire des aliments, avec une certitude mathématique, la composition de l'urine et des fèces, prédire quelle sera la réaction de l'urine, et indiquer dans quelles proportions les principes minéraux seront contenus dans l'urine et les fèces . . . .
. . . .

278. — « Lorsque les produits de combustion, organiques et minéraux, ne sont plus susceptibles d'être

ultérieurement employés dans l'économie, ils sont évacués par les appareils de sécrétion, par les reins et par
le canal intestinal. L'urine se charge alors des parties
solubles; les fèces, des parties insolubles des cendres
des aliments.

« Les alcalis, aussi bien que les produits de la transmutation des tissus, formant avec eux des combinaisons solubles, sont contenus dans l'urine; les autres
substances minérales sont renfermées dans les fèces.

« L'urine de l'homme et des animaux contient toujours un acide libre ou un sel acide.

« Or, comme les liquides rendus acides par de l'acide
phosphorique ou par un acide non volatil ont la propriété de dissoudre le phosphate de chaux et le phosphate de magnésie, et qu'une liqueur chargée d'acide
carbonique présente le même pouvoir dissolvant à l'é-
gard du carbonate de chaux et du carbonate de magnésie, l'urine acidifiée par de l'acide phosphorique doit
toujours contenir en dissolution des phosphates terreux,
et l'urine acidifiée par de l'acide carbonique, des carbonates terreux.

279. « La présence de l'acide phosphorique dans le
sang des carnivores est dans un rapport intime avec l'a-
cidité persistante de l'urine et avec la sécrétion de l'a-
cide urique, tandis que la disparition de cet acide urique

se rattache directement à l'alcalinité prédominante du sang chez les herbivores.

« Il n'est certes pas de fait plus concluant en faveur du rôle du canal intestinal, comme organe de sécrétion, que l'absence du fer dans l'urine en général, et des phosphates dans l'urine des herbivores.

« L'urine, on le conçoit, ne saurait contenir de substance insoluble dans ce liquide; le phosphate de chaux et le phosphate de magnésie manquent donc dans l'urine de vache et de cheval, parce qu'un liquide aussi chargé de carbonates alcalins et de carbonates terreux n'a aucun pouvoir dissolvant sur les phosphates terreux. »

Nous nous bornons à rassembler ces précieux documents dont aucun commentaire, d'ailleurs, ne saurait augmenter la valeur. En les reproduisant, nous avons surtout pour but de corroborer quelques-unes des idées que nous avons émises, et en même temps de nous réserver une source d'enseignements féconds à laquelle nous aurons souvent l'occasion de puiser.

II.

ACIDE CARBONIQUE.

Rôle de l'acide carbonique dans l'économie, par M. le docteur Mialhe.

280.—Jusqu'alors, l'acide carbonique n'avait été con-

sidéré que comme un produit de décomposition qui non-
seulement n'était pas utilisé dans l'économie, mais encore pouvait y être nuisible, et par conséquent devait
être rejeté au dehors. Mais dans un mémoire tout récemment présenté à l'Académie impériale de médecine,
M. le docteur Mialhe vient, avec bien juste raison, combattre cette opinion. Dans ce mémoire, ce chimiste distingué s'attache en effet à établir, par une savante discussion basée sur des recherches expérimentales, que
l'acide carbonique, loin d'être inutile, joue au contraire
un rôle important dans les phénomènes chimiques de la
nutrition.

Voici, d'ailleurs, l'extrait de ce travail, rapporté par
la *Gazette des Hôpitaux*, dans le compte-rendu de la
séance du 5 août 1856 de l'Académie impériale de médecine :

« L'acide carbonique qui existe dans l'économie animale est le résultat de la combustion directe ou indirecte
de l'oxygène avec tout ou partie du carbone des matières alimentaires; il est en grande partie immédiatement
saturé par les bases alcalines contenues dans le sang
avec lesquelles il forme des combinaisons. Or, les expériences de Liebig, Marchand, Lehmann et les nôtres
propres ont actuellement mis hors de doute que les éléments alcalins de l'économie sont à l'état de bicarbonates
et non d'alcalis libres ou simplement carbonatés, comme
on l'avait tour à tour admis.

« Ces bicarbonates, dont la formation est, en quelque
sorte, forcément déterminée par la production incessante et l'excès d'acide carbonique qui sursature les liquides alcalins, ne peuvent, à la pression et à la température animale être réduits en carbonates neutres ou
sesqui-carbonates, de sorte que le sang qui les renferme
constitue un liquide alcalin bicarbonaté offrant, abstraction faite des principes organiques, la plus grande analogie avec certaines eaux minérales, telles que celles de
Vichy, de Vals, de Pougues, de Carlsbad.

« Il en résulte que les composés salins à base de chaux
et de magnésie qui arrivent dans le sang par voie d'absorption, se trouvant en présence de bicarbonates de
soude et de potasse, doivent subir une double décomposition qui donne lieu à de nouveaux sels alcalins et à des
bicarbonates de chaux et de magnésie, composés solubles, susceptibles de parcourir tout le cercle circulatoire
sans éprouver de décomposition et de précipitation.

« S'il est facile de comprendre que les sulfates et carbonates calcaires puissent être décomposés par les bicarbonates de l'économie, on se rend plus difficilement
compte de l'action de ces bicarbonates sur le phosphate
calcaire basique qui existe dans les tissus des animaux,
et l'on a peine à concevoir comment l'acide carbonique,
acide faible et uni à des bases qui en paralysent encore
l'action, peut attaquer et dissoudre la chaux combinée
avec un acide aussi puissant que l'acide phosphorique.

« Cependant le fait a lieu, et les déjections fournissent de nombreux exemples de ces transformations.
Voici comment M. Mialhe croit pouvoir expliquer ces
phénomènes, en restant dans les lois générales de la
chimie.

« L'oxygène introduit dans l'économie par les voies
respiratoires se porte sur les éléments organiques et les
brûle en donnant naissance à de l'eau et à de l'acide
carbonique, dont la majeure partie est immédiatement
saturée par les bases alcalines contenues dans le sang
(bases qui elles-mêmes, pour la plupart, sont dues à la
combustion des sels alcalins à acides organiques) ; mais,
en même temps, il se porte également sur le soufre et
le phosphore existant dans les matières albuminoïdes,
et détermine la production d'une certaine quantité d'a-
cides sulfurique et phosphorique, acides qui ont le pouvoir de transformer le phosphate de chaux basique insoluble en phosphate acide soluble, et partant, susceptible
d'être réactionné par les bicarbonates alcalins contenus
dans le sang, et d'être transformé en bicarbonate de
chaux et en phosphates de soude et de potasse, tous
composés solubles pouvant parcourir les voies circula-
toires pour aller se perdre dans les urines.

« A l'appui de cette explication, M. Mialhe cite des
faits qui prouvent que ces mutations chimiques ne peuvent s'opérer que sous l'influence des bicarbonates alcalins, car les bicarbonates donnent lieu à des combinai-

sons solubles, tandis que les carbonates donnent lieu à des combinaisons insolubles, incompatibles avec la santé et l'existence.

« Il résulte manifestement de ces faits et de ces expériences, reprend M. Mialhe, que la précipitation des sels de chaux et de magnésie a forcément lieu quand les liquides ne sont plus à l'état de bicarbonates. De sorte que le sang qui contiendrait des alcalis libres ou simplement carbonatés ne tarderait pas, par la précipitation continuelle des éléments calcaires, à engorger la cavité des vaisseaux sanguins, de même que les eaux riches en carbonates de chaux et de magnésie encroûtent rapidement leurs tuyaux conducteurs.

« En rendant impossible dans l'économie animale l'existence des alcalis libres ou simplement carbonatés, la nature a résolu un double problème, elle a évité l'action trop caustique des liquides alcalins sur les tissus vivants, et elle a assuré la libre circulation de tous les composés à base de chaux et de magnésie introduits par les aliments et les boissons.

« Mais le rôle de l'acide carbonique et des bicarbonates auxquels il donne naissance ne se borne pas à des phénomènes de dissolution, il est également indispensable à la combustion de certaines substances telles que les sucres qui, ne pouvant s'unir directement à l'oxygène, échappent à l'oxydation intra-viscérale dès que les alcalins font défaut. Aux objections opposées à cette ma-

21

nière de voir et fondées sur des expériences desquelles
il résulte qu'en augmentant l'alcalinité du sang, le sucre
ne diminue pas, et que la proportion de ce principe
peut s'élever très-haut dans les urines alcalines, lorsqu'on nourrit les animaux avec des aliments sucrés ad-
ditionnés de bicarbonate de soude, M. Mialhe répond
que les expériences et les faits qu'il a observés l'ont conduit à penser que, dans l'économie animale, la glycose
doit être soumise aux mêmes lois chimiques, et qu'elle
ne peut se combiner avec l'oxygène sans l'intervention
des éléments alcalins. Mais il n'a jamais prétendu que
les éléments dussent seuls opérer la destruction de la
glycose, il a tenu compte des phénomènes de circulation
et de respiration qui, sous la dépendance du système
nerveux, exercent une si grande influence sur l'oxygénation, et a dit : Les phénomènes généraux de combustion intra-vasculaire sont en rapport direct avec la destruction de la glycose : tout ce qui activera la circulation
et la respiration, marche, travail, efforts musculaires,
air pur et abondant, sera favorable à cette destruction.

« Or, ajoute-t-il, lorsqu'on dit avoir, dans des expériences faites sur les animaux, augmenté l'alcalinité du
sang sans voir diminuer la proportion du sucre dans les
urines, c'est qu'on n'a rempli qu'une des conditions du
problème qu'on se proposait, c'est qu'on n'a pas augmenté en même temps la circulation et la respiration,

c'est-à-dire le mouvement et l'oxygène nécessaires à la destruction de la glycose.

« Il en est de même pour les injections faites avec une solution de glycose seule ou mélangée avec du bicarbonate de soude. Des expériences décisives et maintes fois constatées ne permettent pas d'admettre qu'après avoir injecté dans la veine jugulaire d'un lapin une solution de glycose et de bicarbonate de soude, on ait pu retrouver dans les urines autant de glycose que lorsque l'injection se fait avec une dissolution sucrée seulement.

« Quant à la question de température, il est certain que l'économie n'a pas besoin de 95 et 100 degrés de chaleur pour effectuer ses phénomènes d'oxydation et de combustion. C'est à la température ordinaire de 37 degrés que tous les corps qui peuvent se combiner, soit directement, soit indirectement, avec l'oxygène, sont oxydables dans l'économie animale.

« En résumé, M. Mialhe conclut que l'acide carbonique, loin d'être un produit excrémentitiel n'ayant aucune utilité et devant être rejeté de l'économie animale, comme on le professait jusqu'à présent, est, au contraire, en raison des bicarbonates auxquels il donne naissance, l'agent le plus indispensable des phénomènes de dissolution et de circulation des éléments calcaires et magnésiens et de combustion des matières sucrées. »

CHAPITRE HUITIÈME.

SELS TERREUX ET SELS ALCALINS.

I.

SELS TERREUX.

Le phosphate de chaux concourt à la formation et à l'entretien de la matière osseuse. — Il augmente la cohésion des matières avec lesquelles il est combiné. — La matière coagulable est surtout le véhicule du phosphate de chaux. — La quantité de phosphate de chaux utilisée dans l'économie est soumise à diverses influences. — Opinion de M. Mouriès sur le rôle du phosphate de chaux. — Importance de l'emploi régulier du phosphate de chaux. — Du phosphate de chaux dans la grossesse. — Son influence sur la sécrétion urinaire. — Conclusion.

Le phosphate de chaux concourt à la formation et à l'entretien de la matière osseuse. Il augmente la cohésion des matières avec lesquelles il est combiné.

281. — Les considérations relatives au rôle chimique de l'acide phosphorique et de l'acide carbonique ont déjà fait comprendre les usages importants que doivent avoir les sels qu'ils forment avec les matières terreuses ou alcalines. Aussi, nous bornerons-nous à ajouter quelques réflexions sur certains phénomènes physiologiques et pathologiques qui paraissent dus à la présence de ces corps dans l'organisme.

Le phosphate de chaux, à l'état basique, constitue en grande partie la matière terreuse des os. L'alimentation l'apporte dans l'économie, et le sang qui le contient en combinaison avec plusieurs de ses principes, ou en solution à l'état acide, le charrie dans les tissus ou l'élimine au dehors.

Le phosphate de chaux concourt particulièrement à la formation et à l'entretien de la matière osseuse, mais en outre ce sel a sa part d'utilité bien manifeste dans les autres substances de l'organisme dont il fait partie.

En effet, suivant M. Liebig (271), les phosphates acides terreux se combinent facilement avec l'albumine et la substance des membranes à laquelle, surtout, ils communiquent des propriétés particulières. C'est ainsi que cette dernière substance doit au phosphate de chaux son insolubilité dans l'eau et dans les alcalis, et que la gélatine qui en résulte, sous l'influence de l'ébullition dans l'eau, est douée de la propriété de se prendre en gelée par le refroidissement.

Mais, de plus, si l'on considère que, dans la structure des os, le phosphate de chaux est le corps qui en constitue la partie solide, et que cette solidité augmente ou diminue suivant que la proportion de phosphate de chaux est plus ou moins considérable, on peut, par analogie, arriver à comprendre, sous ce rapport, le rôle de ce sel dans les diverses substances dont il fait partie.

Ainsi, le phosphate de chaux entre dans la composition de l'albumine, de la fibrine, de la gélatine et de la chondrine, et dans ces matières il y existe en proportion d'autant plus élevée qu'elles offrent plus de densité et de résistance. Aussi, pour nous, quel que soit l'état dans lequel se trouve le phosphate de chaux dans les matières plastiques du sang ou dans les tissus, ce sel a surtout pour but d'en retenir et d'en rapprocher les éléments, d'en augmenter enfin la cohésion.

La matière coagulable est surtout le véhicule du phosphate de chaux.

282. — Quoique le phosphate de chaux se rencontre dans tous les fluides et dans tous les solides de l'économie, cependant la matière gélatineuse seule est apte à en déterminer l'accumulation et à le maintenir en cet état. On sait, en effet, que c'est cette matière qui constitue le tissu organique des os. Nous ferons remarquer, en outre, que l'accumulation du phosphate de chaux dans les autres tissus, portée au point de former la matière osseuse, ne s'effectue que dans ceux qui produisent la gélatine, tels que le tissu des articulations, des artères, des membranes, la dure-mère, la plèvre, etc., dans tous les tissus, dirons-nous de nouveau, où la graisse n'est jamais accumulée; quoique les phénomènes vitaux qui déterminent l'accumulation de la matière osseuse paraissent favoriser celle de la graisse. La matière gé-

latineuse est donc particulièrement le véhicule du phosphate de chaux dans l'économie, elle le fixe dans les points de l'organisme où les tissus, par cela même qu'elle en fait partie, sont ou deviennent moins aptes à ressentir les influences vitales qui affectent les autres tissus.

La quantité de phosphate de chaux utilisée dans l'économie est soumise à diverses influences.

283. — La quantité de phosphate de chaux employée dans l'organisme varie selon les époques de la vie, par conséquent, le mouvement de cette matière est plus ou moins actif. Il en est ainsi, comme nous l'avons fait observer ailleurs, de la substance gélatineuse. Dans la première enfance, par exemple, jusqu'au parfait développement de tout le système osseux, le phosphate de chaux est presque complétement utilisé au fur et à mesure qu'il est admis dans l'économie. Mais, avec les progrès de l'âge, son emploi se restreint successivement ; aussi le rencontre-t-on en quantité plus ou moins considérable dans le sang dont il modifie les éléments.

Dans les tissus, l'emploi du phosphate de chaux , ou plutôt de la matière osseuse (car nous comprenons aussi dans ces considérations sous certains rapports, le carbonate de chaux, et même la petite quantité de sels magnésiens que contiennent les os), l'emploi de la matière osseuse dans les tissus, disons-nous, coïncide avec le

degré d'activité ou l'inactivité que présentent les phénomènes nutritifs dans les diverses parties de l'organisme. Aussi, sous certaines influences telles que l'âge,
la nature de l'alimentation, les conditions climatériques,
l'inertie de certains actes nutritifs, etc., etc., la matière
osseuse s'accumule dans le sang, et peut envahir des
tissus qu'elle ne fait que traverser, pour ainsi dire, dans
l'état normal.

Au reste, l'emploi des phosphates en général dans la
nutrition des tissus est bien plus actif chez les jeunes
animaux que chez les animaux adultes. « La chair du
veau, par exemple, selon M. Liebig, diffère considérablement de celle du bœuf quant aux proportions des
sels : ces deux espèces de viande donnent sensiblement
les mêmes quantités de cendres, mais le bœuf est plus
riche en alcali. Les parties minérales du veau contiennent passé 15 pour 100 d'acide phosphorique, de plus
qu'il n'en faut pour la production d'un sel neutre. En
outre, la même viande ne contient en proportion que
peu de fibrine digestible ; la plus grande partie de la fibrine charnue du veau se compose *d'une substance sem-*
blable à la fibrine du sang, qui se gonfle sans se dissoudre dans l'eau additionnée d'acide chlorhydrique ;
elle est riche en tissu ligamenteux soluble et ne contient
ordinairement que peu de graisse.

« Un autre caractère qui distingue essentiellement le
veau de la viande rouge, du bœuf par exemple, c'est une

plus faible proportion d'oxyde de fer. » (M. Liebig, *Nouvelles lettres.*)

Ces quelques aperçus suffisent, ce nous semble, pour faire comprendre que le phosphate de chaux occupe, dans les phénomènes de la nutrition, une place importante.

Opinion de M. Mouriès sur le rôle du phosphate de chaux.

284. — Dans un travail présenté à l'Académie de médecine, M. Mouriès, qui a étudié avec beaucoup de soin l'action de ce sel, lui accorde aussi une haute influence dans l'économie. Selon ce chimiste, le phosphate de chaux entretient l'irritabilité vitale, phénomène sans lequel aucun acte nutritif ne peut s'effectuer. Pour conserver la santé, M. Mouriès prétend qu'il faut que l'alimentation en fournisse 6 grammes par jour. A l'analyse, l'urine des femmes de la campagne présente 5 gram. de phosphate de chaux, tandis que celle des femmes des villes en donne tout au plus 3 grammes. M. Mouriès en conclut que l'alimentation des femmes des villes ne contient que la moitié de la quantité de ce sel nécessaire à l'accomplissement régulier de la nutrition; mais il est fort probable, au contraire, que la nourriture de ces dernières en renferme tout autant et même plus peut-être que celle des femmes de la campagne, et

que la différence des résultats obtenus par l'analyse, réside dans le degré d'activité avec lequel s'effectuent les fonctions nutritives chez les unes et les autres. D'où il s'ensuit que chez les femmes des villes, l'atonie des actes digestifs peut faire rejeter au dehors par les fèces la plus grande partie du phosphate de chaux, ou bien l'inertie de l'assimilation et de la désassimilation, en déterminer l'accumulation dans le sang ou dans les tissus.

La nourriture des enfants des grandes villes a encore été, sous ces rapports, l'objet des études de M. Mouriès. Le phosphate de chaux, suivant ses expériences, ne se trouve pas non plus en quantité suffisante dans leur alimentation, et de là, les tendances aux affections du système lymphatique, la mortalité si fréquente parmi eux.

Importance de l'emploi régulier du phosphate de chaux dans l'économie.

285. — Quoi qu'il en soit, sans nous placer au même point de vue que M. Mouriès, nous n'en reconnaissons pas moins au phosphate de chaux une influence bien manifeste sur les actes nutritifs. Cette influence se révèle à tous les âges de la vie, dans l'enfance comme dans la jeunesse, dans l'âge mûr et la vieillesse même. En effet, de la régularité avec laquelle ce sel est réparti et utilisé dans l'organisme, à ces différentes époques de la vie, dépend l'accomplissement des phénomènes nutritifs les plus importants, et des déviations qu'il peut subir, les états

morbides les plus graves. C'est ainsi que, dans l'enfance, le travail si actif de l'ossification a du retentissement sur presque toutes les fonctions et que, si fréquemment, il donne lieu aux désordres les plus formidables. Dans la jeunesse, l'âge mûr et la vieillesse, cette influence, pour être moins apparente, n'en est pas moins certaine, comme nous nous efforcerons de le démontrer lorsque nous nous occuperons des maladies qui résultent des modifications que la nutrition subit à ces différents âges.

Du phosphate de chaux dans la grossesse.

286. — Enfin, dans la grossesse, le phosphate de chaux n'a pas une moindre importance. Accumulé par la nature dans le sang de la mère pour les besoins nutritifs du nouvel être, en même temps que la matière coagulable à laquelle il est lié si intimement, le phosphate de chaux est le point de départ des phénomènes physiologiques les plus dignes d'attention ; car ce n'est pas seulement sous l'influence de l'alimentation que la matière osseuse est accumulée dans le sang de la mère, mais encore par les modifications survenues dans le mouvement et dans l'emploi du phosphate de chaux dans l'économie, et par suite dans la nutrition des os. Les douleurs et la carie des dents, auxquelles les femmes enceintes sont si souvent sujettes, la diminution du

phosphate de chaux dans l'urine, certains phénomènes
physiologiques et pathologiques relatifs à la composition
du sang et à l'influence que ce fluide exerce sur le système nerveux, etc., viennent à l'appui de cette opinion.

Influence du phosphate de chaux sur la sécrétion urinaire.

287. — Le phosphate de chaux a aussi sa part d'influence sur les sécrétions. A sa présence dans le sang et
dans les tissus se rattache la nature de la sécrétion urinaire (265-267), de même que les sels alcalins impriment à l'urine un caractère particulier. Aussi l'urine
fournit-elle de l'acide urique en plus grande quantité
chez les animaux dans l'alimentation desquels le phosphate de chaux se rencontre en proportion excédante
relativement à celle des sels alcalins. L'urine de tous les
oiseaux contient de l'acide urique en quantité élevée ;
c'est qu'en effet, qu'ils soient carnivores ou granivores,
leur alimentation renferme toujours du phosphate de
chaux dans des proportions très-notables. On sait que
les graines sont les parties des végétaux qui contiennent
le plus de sels calcaires, et que le phosphate de chaux est
tellement indispensable dans la nourriture des oiseaux,
que ces animaux, lorsqu'ils ne l'y rencontrent pas en
suffisante quantité, le recherchent et l'utilisent en nature.

En résumé, comme les études physiologiques aux-

quelles nous nous livrons ont surtout pour but de nous
fournir des principes propres à établir, sur des bases
rationnelles, le traitement des maladies, nous aurons occasion de compléter ces considérations lorsque nous
nous occuperons de l'action du phosphate de chaux
dans l'état morbide. Au reste, les travaux de MM. Becquerel et Rodier particulièrement ont déjà démontré
que c'est un des éléments du sang qui, de même que la
fibrine, est le plus influencé par la maladie.

Conclusion.

288. — Sans anticiper sur ce que nous aurons à dire
à cet égard dans une autre partie de ce travail, nous ferons toutefois remarquer que le phosphate de chaux se
rencontre dans le sang particulièrement à l'état de combinaison avec la matière coagulable et que, par conséquent, ces substances sont dépendantes l'une de l'autre.
Aussi, l'accumulation du phosphate de chaux dans le
sang coïncide-t-elle avec celle de la matière coagulable
à l'état normal. Or, si l'on considère que le mode de nutrition des tissus osseux et gélatineux est privé en grande
partie de l'activité qui caractérise celui des autres tissus, condition indispensable d'ailleurs, car les os et les
tissus gélatineux constituent les parties les plus stables
de l'organisme, on comprendra que les moindres désordres survenus dans l'économie auront du retentissement

sur le mouvement nutritif de ces tissus. C'est ainsi que
ce mouvement, déjà si restreint, peut être ralenti encore ou supendu complétement même sous les influences les plus diverses; c'est ainsi que l'alimentation en
apportant en quantité trop abondante les matériaux propres à la nutrition des os et des tissus gélatineux, excède les forces assimilatrices et désassimilatrices de ces
parties de l'organisme; c'est enfin ainsi que les matières osseuse et coagulable se rencontrent si fréquemment
en excès dans le sang et que, détournées de leurs voies
naturelles, elles deviennent le point de départ des désordres morbides et des productions histologiques les
plus variés.

II.

SELS ALCALINS.

Rôle des sels alcalins, selon M. Liebig. — Action des sels alcalins
sur les tissus. — Action du chlorure de sodium sur l'absorption.
— Les sels alcalins favorisent la combinaison de l'oxygène avec
les matières organiques. — Influence, sur les actes nutritifs,
des sels alcalins, suivant la proportion dans laquelle ils sont contenus dans le sang. — Influence des sels alcalins sur l'innervation. — Parmi les sels alcalins, le sel marin est le plus important dans la nutrition. — Opinions de divers auteurs sur les usages des sels alcalins.

Rôle des sels alcalins, selon M. Liebig.

289. — Les sels alcalins qui entrent dans la composi-

tion du sang sont particulièrement : le chlorure de sodium et le carbonate de soude ; le phosphate de soude en fait aussi partie, mais en moindre quantité. Tenus en dissolution dans le sérum et combinés en certaines proportions avec les substances organiques du sang, ils contribuent à les maintenir dissoutes. Sous ce rapport seulement, leur utilité est déjà incontestable, mais ils ont des usages non moins importants dans les phénomènes intimes de la nutrition. Les sels alcalins, selon M. Liebig, sont les intermédiaires de l'oxygénation dans l'économie, ils communiquent au sang cette propriété alcaline qui constitue une des premières et des plus essentielles conditions de la combustion, de la production de la chaleur et de la transmutation des tissus organiques. Il est en effet démontré qu'une réaction acide est entièrement incompatible avec les fonctions que le sang remplit dans l'économie.

Ce sont donc ces sels qui donnent au sang les propriétés alcalines dont il est doué, ce sont eux aussi qui maintiennent à l'état liquide les parties essentielles de ce fluide, et qui s'opposent aux causes nombreuses qui pourraient déterminer la coagulation de l'albumine. Plus le sang renferme d'alcali, plus aussi s'élève le point auquel l'albumine se coagule, et même à une certaine proportion d'alcali, elle ne se coagule plus par la chaleur.

M. le docteur Mialhe n'accorde pas une moindre importance aux sels alcalins, comme cela ressort du tra-

vail dont nous avons reproduit un extrait, et plus particulièrement de l'ouvrage remarquable que cet habile
chimiste a publié récemment. On sait que M. le docteur
Mialhe a établi une théorie du diabète et du traitement
de cette maladie basée sur les usages qu'il attribue aux
sels alcalins dans l'économie. (*Chimie appliquée à la
physiologie et à la thérapeutique.*)

Action des sels alcalins sur les tissus.

290. — Les sels alcalins ont une action chimique remarquable sur les parties animales avec lesquelles ils
sont mis en contact, ils enlèvent l'eau qu'elles contiennent : une grenouille, placée dans l'eau salée, maigrit et
se dessèche. C'est de cette propriété des sels alcalins
que résulte l'augmentation de la soif, lorsque ces sels et
particulièrement le chlorure de sodium sont introduits
en excès dans l'économie. Sous l'influence d'une transpiration abondante produite, par exemple, par l'élévation
de la température, la quantité relative de chlorure de
sodium est excédante dans le sang; la soif alors se manifeste, c'est-à-dire, le besoin de liquides aqueux propres à réparer les pertes que la transpiration a déterminées.

Action du chlorure de sodium sur l'absorption.

291. — Le chlorure de sodium paraîtrait avoir pour

but d'appeler et de maintenir dans le sang la quantité
d'eau nécessaire aux actes de la circulation, de l'exhalation, de l'absorption, etc., de même que, par sa propriété antifermentescible, il semblerait être le modérateur des décompositions que subissent les diverses substances contenues dans les liquides de l'organisme; car,
comme le fait observer M. Liebig, le chlorure de sodium
n'entre dans la composition d'aucuns tissus, non plus
que le chlore, mais il fait partie de tous les liquides.

Les sels alcalins, en général, favorisent et accélèrent
le travail de l'absorption. Le sucre, uni au sel marin, et
injecté sous la peau d'un lapin, passe rapidement dans
la circulation et est rejeté par les urines; et comme ces
injections déterminent de vives douleurs, M. Cl. Bernard, en même temps qu'il démontre par cette expérience que le sel marin facilite l'absorption, en conclut
que cette substance pourrait agir aussi comme excitant
général du système nerveux.

Les sels alcalins favorisent la combinaison de l'oxygène avec les matières organiques.

292. — Une foule de composés organiques qui, seuls,
à la température ordinaire ou à celle de l'organisme animal, manquent entièrement de la propriété de se combiner avec l'oxygène, c'est-à-dire de brûler, acquièrent
cette propriété lorsqu'ils sont mis en contact avec un

alcali libre. (M. Chevreul.) Le sucre de lait et le sucre de raisin, en présence des alcalis, enlèvent même l'oxygène aux oxydes métalliques à la température ordinaire. Un semblable effet est produit par les alcalis dans le sang, ils favorisent et augmentent la combustibilité des agents de respiration. (M. Liebig.)

Influence, sur les actes nutritifs, des sels alcalins, suivant la proportion dans laquelle ils sont contenus dans le sang.

293. — La proportion des sels alcalins dans le sang a une influence très-notable sur l'accomplissement des actes nutritifs. Aussi la diminution ou l'excès de ces sels déterminent-ils des modifications importantes dans l'économie, et qui peuvent jeter du jour sur certains phénomènes pathologiques. Il est démontré, par exemple, comme cela résulte des recherches de MM. Becquerel et Rodier, confirmées de tout point par celles de M. Mialhe, que le chlorure de sodium diminue dans le sang sous l'influence des maladies en général. La diminution du chlorure de sodium est manifeste aussi dans l'abstinence et elle est due bien évidemment à ce que ce sel n'est pas introduit dans l'organisme. D'un autre côté, la présence en excès des sels alcalins paraît se rattacher à la diminution des principes organiques. M. Frémy, dans un cas de scorbut, et MM. Andral et Gavarret, dans une circonstance semblable, ont trouvé la quantité d'al-

cali augmentée. On sait que, dans le scorbut chronique,
la proportion de fibrine contenue dans le sang est diminuée. MM. Becquerel et Rodier ont aussi constaté l'augmentation du chlorure de sodium dans le sang des
cholériques. Il est probable, en outre, que l'augmentation des sels alcalins se produit encore dans d'autres
circonstances, telles que dans quelques cas de grossesse,
dans la maladie de Bright chronique, dans les hydropisies, etc.

Influence des sels alcalins sur l'innervation.

294. — La présence des sels alcalins dans le sang n'a
pas une influence moindre sur les phénomènes de l'innervation, comme paraîtraient le démontrer certains
accidents nerveux qui coïncident avec les circonstances
où ces sels sont en excès dans ce liquide. Leur augmentation se rattacherait particulièrement, selon nous, à la
diminution de phosphate de chaux ou de la matière
coagulable, et plus particulièrement peut-être encore
à la déviation de ces matières, de leurs voies ou de
leurs combinaisons normales. Dans les cas de grossesse
accompagnée d'albuminurie, nous sommes porté à
penser que le développement de cette maladie et les at-
taques d'éclampsie qui en sont si souvent la conséquence, sont dus à la présence en excès des sels alcalins
dans le sang. D'après un grand nombre d'expériences,

Magendie, MM. de Humboldt, Schœel, J. Muller ont démontré que les alcalis provoquent de violentes convulsions dès qu'on les applique sur des nerfs. Des ligatures faites sur le membre expérimenté ne mettent même pas obstacle à la manifestation des convulsions.

Il faut sans doute faire la part de la compression exercée par les fluides qui envahissent la substance cérébrale, dans les accès d'éclampsie ; mais cette compression existe aussi dans un grand nombre d'affections du cerveau qui ne sont pas accompagnées de convulsions. Au reste, on connaît les effets avantageux des alcalins dans certains états morbides nerveux, tels que les troubles cérébraux causés par les alcooliques, ceux qui dépendent d'une névrose de l'estomac, etc., et s'ils ne viennent pas à l'appui de notre opinion, au moins ils ne la contredisent pas, car ils témoignent de l'influence de ces agents sur les phénomènes de l'innervation.

Parmi les sels alcalins, le sel marin est le plus important dans la nutrition.

295. — Parmi les sels alcalins, le chlorure de sodium tient le premier rang, non-seulement parce qu'il entre pour la plus grande part dans la quantité de sels contenus dans le sang (la proportion de sel marin dépasse ordinairement la moitié du poids des autres principes minéraux réunis. M. Liebig), mais encore parce qu'il

fait partie de l'alimentation et qu'il en est le con-
diment obligé. Aussi, sous ce dernier rapport, le
-sel marin paraît-il avoir des usages particuliers dans
l'acte de la digestion. On sait que l'homme ajoute instinctivement du sel marin à ses aliments et surtout à
ceux qui appartiennent à la classe des substances amylacées. Il est reconnu d'ailleurs que la suppression du
sel marin dans l'alimentation est bientôt suivie d'une
grave atteinte à la santé. « La privation du sel, dans
plusieurs provinces de la Russie, dans lesquelles on
avait essayé de le supprimer aux serfs, a permis de reconnaître qu'elle détermine la langueur, la faiblesse, la
tendance à l'œdème des membres inférieurs ; enfin, les
signes de l'anémie par diminution de la proportion des
globules et de l'albumine du sang. » (M. A. Becquerel,
Traité d'hygiène.)

Quoique le rôle du sel marin ne puisse encore être
défini, néanmoins, tout porte à croire que cet agent
doit avoir dans l'économie des relations importantes.
Les expériences faites sur les animaux ont d'ailleurs
démontré que sous son influence, les fonctions de nutrition sont accrues et que son emploi modéré régularise
les phénomènes de l'assimilation et de la désassimilation, très-probablement en favorisant le travail de l'absorption interstitielle.

Opinions de divers auteurs sur les usages des sels alcalins.

296. — Nous bornons ici ces courtes considérations, mais en les faisant suivre de remarques que nous puisons à diverses sources et qui, ultérieurement, pourront nous venir en aide soit pour élucider les usages du sel marin, comme agent de nutrition, soit pour reconnaître son influence dans l'état morbide, soit enfin pour apprécier ses propriétés thérapeutiques.

« La quantité normale de chlorure de sodium contenue dans le sang peut être estimée *en moyenne* à 3, 5 pour 1000, ce qui est considérable puisqu'elle dépasse le chiffre de la fibrine. Il est donc impossible qu'un sel qui se trouve en aussi grande quantité dans le sang ne joue pas un rôle important dans la nutrition organique. » (MM. Becquerel et Rodier, *Chimie pathologique.*)

297. — « . . . . . . En comparant les cendres de l'urine, on remarque qu'elles renferment toujours moins de sel marin que les cendres du sang ; la proportion de sel marin de l'urine correspond à celle des aliments. Ces faits semblent indiquer, dans les vaisseaux sanguins, une action particulière qui s'oppose à la fois à la diminution et à l'augmentation du sel marin (puisque la proportion ne s'en élève pas au delà d'une certaine li-

mite) ; le sel marin ne serait donc pas, pour le sang, un principe accidentel, mais un principe constant, et il s'y trouverait dans une proportion jusqu'à un certain point invariable. » (M. Liebig, *Nouvelles lettres*.)

« Parmi les aliments du règne végétal, les graines renferment le moins de sel marin ; parmi les plantes du continent européen, les légumes et l'herbe des prairies (notamment le lolium perenne) en contiennent le plus. » (M. Liebig, *ibid*.)

« On trouve les deux éléments du sel marin en différents endroits, mais séparément chez les animaux qui, comme ceux du continent européen, n'ingèrent par les aliments que des sels de potasse, et pas d'autre chlorure ou de sel de soude que le sel marin. »

« La liqueur dont est imprégné tout le système musculaire contient beaucoup de chlore, combiné non avec le sodium mais avec le potassium ; ce chlore dérive du sel marin. La bile des animaux terrestres renferme une quantité notable de soude, dont le métal, le sodium, a la même origine. Dans le sang du cheval, de la vache, et en général des herbivores, la proportion du carbonate de soude est double et même triple de la proportion du carbonate de potasse. La constance de ces rapports démontre que le sodium ou la soude remplit un rôle défini dans les fonctions du sang, le potassium ou la potasse dans le sel du système musculaire, sans que ces corps toutefois, quelque semblables qu'ils soient, puissent toujours se remplacer. » (M. Liebig, *ibid.*)

298. — D'après les expériences de M. Boussingault, l'addition du sel marin en quantité convenable dans l'alimentation des bestiaux n'a pas d'effet sur la production de la chair, de la graisse ou du lait, mais elle paraît exercer une action favorable sur l'aspect des animaux. Des expériences comparatives faites sur deux lots de taureaux, il résulte que ceux qui avaient été soumis au régime du sel avaient le poil luisant et lisse, tandis que le poil des autres était terne et rebroussé.

« On sait que le sel marin entre comme élément indispensable dans la composition de la bile. La bile, sécrétée par le foie, agit en séparant de l'organisme la quantité de carbone en excès qui n'a pas pu être assimilée et amène ainsi la formation de l'acide carbonique dans le sang ou dans la respiration, c'est-à-dire l'expiration de ce même acide et l'inspiration de l'oxygène.

« A défaut de bile ou de sel marin, l'organisme tendrait à la production exclusive de la *graisse* et de l'*urée*. Avec un excès de sel, au contraire, la sécrétion de la bile est plus abondante, la respiration se développe, pour ainsi dire, la combustion devient plus active, et la formation de la graisse est arrêtée ou supprimée. D'accord avec ces principes, l'expérience démontre, du reste, que le sel donné à haute dose est nuisible à l'engraissement, et qu'au lieu de favoriser la production des matières grasses, il stimule au contraire la formation de l'acide carbonique et des produits de la respiration.

« En résumé, l'action du sel sur les animaux n'est pas sans analogie avec celle du mouvement et de l'exercice qui précipitent la respiration et rendent, par conséquent, plus active la consommation des aliments respirables. » (Expériences sur l'emploi du sel dans l'alimentation des animaux, par M. Boussingault. Compte-rendu du journal *la Science.*)

299. — Nous ne pouvons mieux terminer ces considérations qu'en empruntant encore à M. Liebig les réflexions suivantes qui mettent en évidence, beaucoup mieux que nous ne saurions le faire, les usages présumables du sel marin dans l'organisme animal.

« Les relations qu'on vient de signaler ne sont, sans doute, pas les seules qui justifient la fréquence et la diffusion du sel marin dans l'économie aminale ; ce sel est très-probablement le médiateur et même le mobile de certaines actions organiques. Ses propriétés le rendent particulièrement apte à un semblable rôle.

« Le sel marin, en effet, a la propriété extraordinaire de former avec l'urée une belle combinaison cristallisée en gros prismes rhomboïdaux, limpides ; cette combinaison se rencontre toujours dans l'urine qui renferme du sel marin. (Parmi les autres sels, il n'y a que les nitrates qui forment avec l'urée de semblables combinaisons.) On trouve même l'urée accompagnée de sel marin dans l'humeur vitrée de l'œil. Par sa combinaison avec le sel marin, l'urée perd certaines propriétés dont elle jouit en qualité de matière organique. Des expériences ultérieures, plus exactes, démontreront peut-être des relations plus intimes qu'on ne pense entre l'absence, dans le système musculaire, du sel marin et de l'urée, ce produit ultime des transmutations organiques, et l'apparition simultanée de ces deux corps dans le sang.

« Rappelons-nous aussi que l'instinct nous fait ajouter plus de sel aux aliments amylacés qu'aux autres; que presque personne ne trouverait les pommes de terre mangeables sans sel. Cela n'aurait-il pas aussi quelque rapport avec la combinaison remarquable que le sel marin forme avec le sucre de raisin, ce produit de la digestion? On sait du moins que l'urine des diabétiques renferme ordinairement cette combinaison ; la présence du sel marin exerce probablement aussi une influence sur les sécrétions du sucre par les reins. » (M. Liebig, *Nouvelles lettres.*)

Enfin, dans les phénomènes de l'absorption, le sel marin, ainsi que les autres sels alcalins, comme nous l'avons déjà signalé, paraît exercer une influence des plus importantes, il maintient inactifs les éléments du sang dans les gros vaisseaux et facilite l'échange des fluides dans l'intimité des tissus (150-235).

CHAPITRE NEUVIÈME.

FER. — SOUFRE. — PHOSPHORE.

Le fer ne se rencontre que dans les globules. — Son importance dans ces corpuscules. — Soufre et phosphore. — Leurs usages. — Distinction des usages du soufre et du phosphore. — Élimination du fer, du soufre et du phosphore. Leur emploi dans cette circonstance. — Élimination du fer, du soufre et du phosphore chez l'enfant, chez l'adulte. — Conclusion.

FER.

300. — Parmi les corps inorganiques qui sont parties constituantes du sang, nous devons signaler aussi le fer et le soufre ; mais comme l'un ou l'autre, ou tous deux à la fois se trouvent en présence du phosphore dans les diverses actions que nous allons étudier et que, d'ailleurs, ce sera sous un nouvel aspect que nous considérerons l'influence de ce métalloïde, nous ne pouvons donc le distraire de cette étude.

On ne connaît pas encore la forme chimique que revêtent le fer, le soufre et le phosphore dans le sang, mais, au moins, nous paraît-il évident que, dans les globules où ils se trouvent réunis, ils sont, à des titres différents, sous l'influence de l'oxygène, les principaux agents du mouvement moléculaire des éléments du sang et de la substance des tissus. Quelle que soit la part d'ailleurs que prennent, dans les actes de la nutrition, le fer, le soufre et le phosphore, il n'est pas cependant un aliment éminemment doué de propriétés nutritives qui ne renferme ces trois corps à la fois. Aussi ne peuvent-ils être soustraits de l'alimentation sans qu'il en résulte des modifications essentielles dans l'économie.

Le fer est un métal abondamment répandu dans la nature, il existe dans les végétaux et les animaux. Ce métal a une grande affinité pour l'oxygène, il s'empare de ce gaz même à froid sous l'influence de l'humidité. Le protoxyde de fer a une tendance des plus marquées à passer à l'état de sesquioxyde et celui-ci est facilement réduit par l'hydrogène, le charbon et l'oxyde de carbone. Le fer se combine avec le carbone, le soufre, le phosphore, etc., de même qu'avec les acides.

La chair des animaux adultes, telle que celle du bœuf et la viande rouge en général, en contient davantage que celle des jeunes animaux et que les viandes blanches. Le veau renferme un tiers de fer moins que le bœuf. Le lait, le fromage, les œufs et surtout le poisson en offrent bien moins encore. Parmi les aliments végétaux, la graine des céréales contient autant de fer que la chair du bœuf. (M. Liebig.)

Le fer entre dans la composition d'un grand nombre d'eaux minérales.

Enfin, dans le sang de l'homme, la quantité de fer que l'on trouve dans 1000 grammes de ce liquide est de 16 centigrammes. (M. Dumas.) Dans le sang incinéré,

réduction faite du sel marin, la quantité de fer oxydé
s'élève à plus de 20 pour 100 de la totalité des cendres.
(M. Liebig.)

Le fer ne se rencontre que dans les globules. Son importance dans ces corpuscules.

301. — Le fer ne fait pas partie de la substance des
tissus. Après un grand nombre d'analyses, MM. Becquerel et Rodier ont établi, comme irrévocablement acquis à la science : 1° que le fer existe exclusivement
dans les globules, qu'il en est ainsi une des parties constituantes, un des éléments inorganiques ; 2° que l'on
n'en trouve pas la moindre trace soit dans le sérum,
soit dans la fibrine ; 3° enfin, qu'il est directement pro-
portionné à la quantité de globules contenus dans le
sang.

Selon M. Liebig, le fer est un des principes essentiels
de la matière colorante du sang et conséquemment des
globules. Les globules sont les intermédiaires de tous
les effets du sang, ils déterminent l'échange des gaz
dans la respiration, toutes les transmutations des tissus,
la production de la chaleur et de la force. La formation
des globules du sang ne peut pas se concevoir sans le
fer. Une nourriture substantielle doit toujours contenir
une certaine quantité de fer correspondante à celle qui
est journellement rendue inactive et évacuée par le

22.

canal intestinal; si le fer était exclu des aliments, la vie
organique serait évidemment impossible.

Le fer introduit dans l'économie n'y peut être utilisé
pour la formation des globules qu'autant qu'il rencontre
les matières organiques propres à la génération de ces
corpuscules. Cette proposition, toute naïve qu'elle paraisse, est néanmoins fort importante, car elle donne
lieu de comprendre les contre-indications ou l'inutilité
de l'administration du fer dans les maladies où le sang
est appauvri d'une manière évidente, dans l'anémie,
par exemple, et dans certaine période de la phthisie
pulmonaire, où les globules, en se formant sous l'influence des appels du fer, deviennent une cause nouvelle
de destruction.

Au reste, le rôle du fer dans l'économie doit être con-
fondu avec celui des globules, car c'est très-probablement à la présence de ce métal que ces corpuscules
doivent surtout la propriété qu'ils possèdent de se charger d'oxygène. Aussi, à la quantité de globules et, par
conséquent, à la quantité de fer contenue dans le sang
se rattache l'activité des phénomènes nutritifs ; car, là
où pénètrent les globules, l'oxygène révèle d'autant plus
sa présence que le mouvement circulatoire y fait arriver
les globules en plus grand nombre. C'est ainsi que, dans
le tissu musculaire, les combustions de l'oxygène sont
si actives et donnent des produits si variés et que, dans
les tissus blancs, au contraire, ces phénomènes se ma-

nifestent avec si peu d'énergie et dans des limites si
restreintes.

Soufre et phosphore. — Leurs usages.

302. — Les propriétés chimiques remarquables dont
le soufre et le phosphore sont doués ne peuvent laisser
penser que leur présence dans l'organisme puisse être
sans influence sur les actes de la nutrition. Aussi,
quoique leur rôle ne soit pas aussi nettement dessiné
que celui du fer, nous ne doutons pas qu'ils ne contribuent, pour leur part, aux mouvements moléculaires
qui s'opèrent au sein de l'économie dans les principes
nutritifs et dans la substance des tissus. Quelques considérations vont, ce nous semble, étayer cette opinion.

Ainsi que nous l'avons déjà dit, le soufre et le phosphore entrent dans la composition des principes albuminoïdes, par conséquent ils font partie de l'albumine,
de la fibrine et de la caséine. Dans cette dernière substance, le soufre se trouve en moindre proportion que
dans les deux précédentes. Comme les globules du sang,
les globulins de la lymphe contiennent peut-être aussi
du soufre et du phosphore, et l'absence du fer dans
ces corpuscules serait une des principales causes de la
différence qu'ils présentent dans leur caractère et leurs
usages. Certains végétaux renferment du soufre en proportion relativement assez considérable, tels sont les

crucifères et généralement les plantes dites anti-scorbutiques. Le soufre se rencontre aussi dans plusieurs eaux minérales. D'un autre côté, le phosphore existe en quantité très-notable dans les substances cérébrale et nerveuse en combinaison avec les matières grasses qu'elles contiennent. Au reste, le soufre et le phosphore sont assez abondamment répandus dans les trois règnes.

Mais ce qu'il nous importe de faire observer ici, d'une manière plus particulière, c'est que le soufre et le phosphore entrent ainsi que le fer dans la composition des globules et que, tandis que le fer ne se rencontre dans aucune autre matière animale, le soufre et le phosphore font surtout partie des substances albuminoïdes, c'est-à-dire des substances qui se distinguent par leurs propriétés éminemment nutritives et par la facilité avec laquelle elles entrent en mouvement sous l'influence de l'oxygène.

Aucun corps azoté, a dit M. Liebig, dont la composition diffère de celle de l'albumine, de la fibrine et de la caséine, n'est propre à entretenir la vie des animaux. C'est qu'en effet, nulle autre substance azotée ne contient à la fois du soufre et du phosphore, et l'on sait en outre que les principes albuminoïdes, soumis à l'action de l'oxygène, sont seuls aptes à subir les modifications moléculaires sous l'influence desquelles se développent les ferments, ces corps doués de la propriété remarqua-

ble que l'on doit rapporter aussi aux substances albuminoïdes, d'entrer facilement en mouvement sous l'action de l'oxygène et de communiquer ce mouvement aux
matières organiques avec lesquelles ils se trouvent en
contact. Or, si importantes que soient les proportions des
corps élémentaires, carbone, hydrogène, etc., comme
caractère différentiel des substances organiques azotées
ou non azotées entre elles, néanmoins est-il évident que
ces substances doivent encore leurs principales propriétés aux matières inorganiques qui entrent dans leur
composition. Aussi, la présence du soufre et du phosphore nous paraît-elle contribuer, pour une grande part,
à la manifestation des propriétés qui distinguent les
principes albuminoïdes des autres substances azotées.
Selon M. Mulder, l'albumine végétale ou animale, la
fibrine, la caséine, enfin toutes les substances albumineuses semblent résulter de la combinaison du soufre,
du phosphore et de quelques sels avec une substance
azotée qu'il a nommée *protéine* (219).

Distinction des usages du soufre et du phosphore.

303. — Il est un fait incontestable en physiologie,
c'est que nulle action organique ne saurait s'accomplir
sans le concours des globules. Ne sommes-nous pas à
portée maintenant de comprendre une semblable influence? En effet, aucune partie de l'organisme ne peut

remplir à un aussi haut point que les globules les conditions propres à un tel but. Composés d'albumine, de
fibrine, de matière grasse, de fer, de soufre et de
phosphore, ils renferment ainsi tous les principes actifs
de l'économie, et, comme ils subissent les premiers l'influence de l'oxygène, ce sont eux qui impriment aux
éléments du sang le mouvement qu'ils ont reçu.

Mais si, dans les phénomènes auxquels président les
globules, on peut, jusqu'à un certain point toutefois,
confondre les usages du soufre et du phosphore, dans
d'autres circonstances, l'action de chacun de ces corps
paraît plus distincte. Ainsi la présence du soufre dans la
substance des tissus semble coïncider avec le degré
d'activité du mouvement moléculaire dont cette substance peut être douée, tandis que le phosphore se rencontre plus particulièrement dans les matières de l'organisme qui tendent à la stabilité. On sait, en effet, avec
quelle puissance s'effectuent les métamorphoses des substances albuminoïdes et les mutations des tissus qui
doivent leur origine à ces principes, tandis que, au contraire, les tissus gélatineux qui ne contiennent pas de
soufre (236), mais qui renferment des combinaisons phosphorées, et les substances cérébrale et nerveuse dans
lesquelles le phosphore entre en si notable quantité,
se distinguent par leur résistance à l'action de l'oxygène. On connaît aussi la stabilité des combinaisons
du phosphore avec les matières calcaires et du phos-

phore avec l'azote ; le phosphure d'azote blanc et semblable à la craie, dit M. Liebig, ne devient combustible dans le gaz ozygène qu'à la température du rouge et ne continue même pas de brûler. Or, comme nous venons de le voir, les tissus et les substances de l'organisme qui paraissent offrir de semblables combinaisons, participent à ces propriétés.

Les matières organiques présentent donc des propriétés particulières selon qu'elles contiennent du soufre ou qu'elles en sont privées, mais, en outre, leurs propriétés diffèrent encore suivant la proportion de soufre qui entre dans leur composition. La caséine, par exemple, renferme moins de soufre que l'albumine et la fibrine, aussi se distingue-t-elle par des caractères différents. On sait, en effet, que la caséine comme substance fermentifère ne se comporte pas de même que les deux autres principes albuminoïdes, et que, de plus, comme substance alimentaire, elle se coagule par l'action des acides des voies gastriques, tandis que l'albumine et la fibrine ne sont pas coagulables par ces acides et se dissolvent au contraire sous leur influence. Il en résulte que, d'une part, la caséine ne paraît pas douée du mouvement moléculaire qui distingue les deux autres principes et, d'autre part, qu'elle offre plus de résistance au travail digestif. Aussi le collostrum chez la femme, qui se distingue particulièrement du lait normal, en ce qu'il ne renferme pas de caséine proprement dite, est-il essentiellement convenable pour l'alimentation de l'enfant nouveau-né ; par conséquent, le lait de vache, qui contient une proportion plus élevée de caséine que le lait de femme, est loin d'être approprié, sous ce rapport seulement, aux forces digestives des enfants en bas-âge, et doit-on souvent même lui attribuer les désordres plus ou moins profonds des voies intestinales que présentent les enfants d'une constitution débile soumis à son usage. C'est sans doute encore par la caséine qu'il contient que le lait détermine la diarrhée chez certains individus, les propriétés de la caséine se rapprochant, sous quelques rapports, de celles des principes gélatineux que renferme la chair des jeunes animaux.

Les propriétés du soufre, comme agent de mouvement dans l'économie, sont encore corroborées par l'excitation générale que détermine l'emploi thérapeutique de ce corps. On sait que l'administration du soufre, soit en nature, soit en combinaison avec les principes de certaines plantes, est souvent utile dans les affections caractérisées par l'atonie des mouvements nutritifs, et par conséquent, par la prédominance, dans l'organisme, des matières qui, privées de ce corps, sont, par cela même, plus réfractaires aux actions chimiques de la nutrition. Tels sont les scrofules, le rhumatisme articulaire chronique, certaines affections de la peau, etc.

Enfin, le soufre et le phosphore, dans les divers phénomènes auxquels ils prennent part, subissent des transformations par l'intermédiaire desquelles ils sont encore utilisés dans l'économie. Sous l'influence des combustions qui se produisent dans les actions organiques, ils sont transformés en acide sulfurique et en acide phosphorique, lesquels, en s'unissant aux bases, forment des sels qui concourent, soit à l'élimination de certains matériaux devenus impropres aux actes nutritifs, soit à d'autres usages (268).

Élimination du fer, du soufre et du phosphore. Leur emploi dans cette circonstance.

304. — La quantité de fer, de soufre ou de phosphore introduite dans les voies digestives varie selon la nature des aliments. Lorsque l'alimentation fournit en excès, soit du fer, du soufre ou du phosphore, la partie excédante est rejetée au dehors par le tube intestinal ; mais, lorsque ces corps ont été admis dans le sang par le travail de l'absorption, ils suivent d'autres voies d'élimination. Le fer, par exemple, est éliminé par les voies biliaires, par les poils, et lorsqu'il existe dans le sang en dehors des globules, par la sécrétion rénale, et peut-être dans le tissu cutané où il se combine avec le soufre. L'élimination du soufre s'effectue aussi par les voies biliaires, par les urines, par la peau et par les poils ; celle du phosphore s'opère par les voies intestinales, par la sécrétion urinaire et, en outre, dans les substances céré-

brale et nerveuse ; c'est-à-dire que ces corps sont encore en partie utilisés dans le travail éliminatoire qui
les met en mouvement.

Quoique nous soyons privé de données expérimentales, il nous semble, cependant, qu'il est possible d'arriver, non sans doute à élucider complétement les usages de ces corps à cet égard, mais au moins d'y porter
quelque lumière.

Si, d'abord, nous considérons la nature de l'alimentation de l'enfant en bas-âge, nous remarquons que le
lait qui la constitue, renferme peu de fer et de soufre,
mais qu'il est pourvu d'une quantité de principes phosphorés relativement très-considérable. En effet, d'après
les analyses de MM. Plaff et Schwartz, le lait de femme
contient 2,500 de phosphate de chaux et 0,007 de fer
sur 1,000 ; en outre, suivant celles de MM. Becquerel et
Vernois, la caséine ne s'y rencontre en moyenne que
dans la proportion de 39,24 pour 1,000, enfin le lait de
femme contient fort peu d'albumine. Or, s'il est constant que le lait renferme la totalité des principes nutritifs propres à subvenir à tous les besoins de l'organisme,
ce n'est toutefois que sous une forme et dans des proportions qui donnent à cet aliment des propriétés nutritives spéciales et particulièrement appropriées aux forces digestives et assimilatrices de l'enfant, ainsi qu'à la
nature de son organisation.

Il résulte de ces considérations que le lait, par sa

composition, par la nature de ses éléments et par ses propriétés particulières, produit un sang dont les principes peu actifs répondent aux mouvements de nutrition qui s'opèrent dans l'organisme de l'enfant (216-225-233). La composition, comme nous l'avons déjà dit, l'emporte sur la décomposition chez l'enfant et l'accroissement s'effectue par des dépôts successifs, pour ainsi dire, que tout favorise, ces dépôts étant en grande partie privés des principes qui, plus tard, fournis par une alimentation différente, activeront la transmutation des tissus par le mouvement moléculaire dont ces principes sont doués.

Cette courte digression nous était utile pour étudier les usages que peuvent avoir le fer, le soufre et le phosphore, lorsque désagrégés, par les actions organiques des matières dont ils font partie, des globules particulièrement, ils sont conduits dans les voies d'élimination de l'économie.

Élimination du fer, du soufre et du phosphore chez l'enfant.

305. — Nous venons de voir, en effet, que le fer et le soufre n'entrent qu'en faible proportion dans l'alimentation de l'enfant; tandis que le phosphore, au contraire, y existe en assez grande quantité. Aussi les globules du sang sont moins nombreux chez l'enfant que chez

l'adulte, et la chair de l'enfant ne contient pas ces principes spéciaux qui distinguent celle de l'adulte, puisqu'elle est en grande partie constituée par la matière
gélatineuse, matière dans laquelle, on le sait, il existe
beaucoup de phosphore. En outre, dans les voies d'élimination, le fer et le soufre décèlent à peine leur présence, comme le démontrent la faible coloration des
matières excrémentitielles, la couleur de la peau et celle
des cheveux. Toutefois, au moment de la naissance et
pendant les deux ou trois semaines qui la suivent, la
peau et les cheveux présentent une coloration assez prononcée, mais alors l'enfant vit encore du sang de sa
mère; car, selon les recherches de M. Denis, le sang de
l'enfant, à cette époque de la vie, contient une très-
forte proportion de globules qui bientôt diminue, pour
augmenter ensuite à mesure qu'il avance en âge.

Mais le mouvement d'élimination du phosphore, dés-
agrégé des matières albuminoïdes de l'alimentation et
des globules, a une bien autre importance. Il tend à di-
riger ce corps vers le système nerveux, et dans la substance cérébrale particulièrement, et cela avec une activité d'autant plus grande que les matières du sang qui
en sont pourvues sont attirées avec plus ou moins d'é-
nergie, et accumulées dans les points de l'organisme où
leur emploi est le plus urgent, par le travail de la dentition, par exemple. Et si, dans cette circonstance, le
phosphore existe en excès dans l'économie, soit que

cet excès résulte de l'alimentation, soit qu'il dépende d'un défaut d'équilibre dans les actes organiques, le phosphore est alors rejeté au dehors par les voies intestinales. C'est ainsi que la diarrhée est un symptôme favorable dans les maladies occasionnées par le travail de la dentition ; elle sert, selon Hufeland, de dérivatif, et prévient la fièvre, le spasme, les affections cérébrales, en un mot tous les accidents dangereux.

Lorsqu'au contraire, les matières phosphorées, entraînées vers certains points de l'économie avec une énergie qui outre-passe les besoins nutritifs, viennent à s'accumuler, elles déterminent des désordres dont la gravité est en rapport avec l'importance des organes et avec la quantité des matières phosphorées qui ne trouvent pas leur emploi régulier. Aussi est-ce sous l'influence d'un semblable mouvement de ces matières que se développent les affections si communes dans l'enfance, les congestions cérébrales, les méningites tuberculeuses, les convulsions, les engorgements glandulaires, les exsudations fibrineuses, etc., dont ils sont souvent garantis, toutefois, lorsque ces matières se font jour au dehors par des voies d'élimination exceptionnelles, par la peau sous la forme d'exanthèmes, tels que ceux du cuir chevelu, de la face, etc. De là, cette nécessité reconnue par tous les praticiens expérimentés de respecter ces moyens de dérivation que la nature sait employer avec tant d'à-propos et d'efficacité.

Au reste , par cette raison que tous les phénomènes physiologiques et chimiques de la nutrition chez l'enfant, sont en grande partie dominés par le système lymphatique, ce système attire à lui les matériaux de l'alimentation que l'appareil vasculaire sanguin ne saurait s'approprier. La nourriture particulière de l'enfant fournit, en effet, plus de principes nutritifs propres à la lymphe qu'au sang, et, comme le lait qui la constitue donne beaucoup de matières phosphorées, et que le système lymphatique est plus particulièrement chargé d'élaborer ces matières, il en résulte que c'est dans ce système et dans les tissus placés sous sa dépendance que se révèle l'action des matières phosphorées.

Élimination du fer, du soufre et du phosphore chez l'adulte.

306. — Chez l'adulte, dont l'organisation est arrivée à son complet développement, et chez lequel, par conséquent, les actes nutritifs sont équilibrés, l'élimination du fer, du soufre et du phosphore, rendus libres dans l'économie par l'emploi des matières qui les contiennent, s'effectue par les voies biliaires, la sécrétion rénale, la peau et les poils. La quantité éliminée de ces corps par l'une ou l'autre voie est dépendante du mode de nutrition générale, ainsi que des activités fonctionnelles des divers appareils qui sont le siége de ces sé-

crétions. Et comme, parmi ces appareils, il en est qui sont en antagonisme, la cause qui excite l'un diminue l'activité de l'autre. Dans les pays septentrionaux, par exemple, l'air condensé porte l'oxygène en quantité considérable dans les poumons ; la vie intérieure, les actes nutritifs s'exercent avec une grande énergie, et appellent une alimentation fortement réparatrice. Aussi la sécrétion biliaire renferme en abondance du fer, du soufre et du phosphore, qu'ont abandonnés, en se détruisant dans le foie, les globules et la fibrine du sang artériel. De plus, les liquides aqueux de l'économie se chargent des principes sulfurés et phosphorés rejetés de la substance des tissus et les transmettent dans les voies urinaires ; car la peau, dont les vaisseaux sont contractés par l'action de la température, refoule en grande partie à l'intérieur les divers fluides qui tendraient à s'échapper par cette voie. De là, l'inactivité des sécrétions cutanées, la couleur peu intense que revêt la peau, et la nuance claire que présentent les cheveux des habitants du Nord. Dans les régions méridionales, les fonctions nutritives s'effectuent sous des influences contraires, l'alimentation renferme peu de substances albuminoïdes et les sécrétions biliaire et rénale sont moins actives, tandis que le système vasculaire de la peau, largement épanoui, se laisse facilement pénétrer par les fluides de l'économie. Les sécrétions alors se produisent avec abondance par le tissu cutané, et du fer, du soufre et du

phosphore, éliminés en quantité relativement assez considérable, concourent à la formation d'un pigmentum
fort coloré, en partie utilisé dans la substance de la peau
et dans celle des cheveux.

Conclusion.

307. — Ces quelques aperçus nous paraissent suffisants,
quant à présent, pour faire comprendre que le fer, le
soufre et le phosphore, désagrégés des matières qui les
renferment, ont encore leur utilité dans l'économie, et que
l'étude de leur emploi dans le mouvement d'élimination
qu'ils subissent est loin d'être sans intérêt. En effet, la
corrélation qui existe entre la couleur de la peau, des
yeux ou des cheveux, et le mode de nutrition suivant
les climats, les tempéraments, les constitutions, les différents âges de la vie, certaines dispositions physiologiques ou morbides telles que l'albinisme, la grossesse,
la maladie d'Addison, les affections putrides, etc., etc.,
enfin l'action de quelques agents médicamenteux, démontrent assez qu'à cette étude se rattachent des questions de physiologie et de pathologie bien dignes d'attention.

CHAPITRE DIXIÈME.

EAU.

Usages de l'eau dans l'organisme.—Quantité d'eau contenue dans le corps humain.—Conditions qui la font varier.—De l'eau dans les substances alimentaires. — De l'élimination de l'eau hors de l'organisme. — Influence de l'eau dans les phénomènes nutritifs, suivant sa composition. — Boissons fermentées. — Leur action dans l'économie. — Action des boissons alcooliques concentrées sur le système nerveux et sur le sang.

Usages de l'eau dans l'organisme.

308. — Si l'air atmosphérique est d'une indispensable nécessité pour l'accomplissement des phénomènes les plus essentiels à la vie, l'eau a des relations tellement étendues dans les actions physiques et chimiques de la nutrition, que sa présence est non moins importante au sein de l'économie.

L'eau, ainsi que nous l'avons dit (26), est un des fluides les plus abondamment répandus dans la nature et le plus puissant dissolvant parmi tous les liquides, propriété qui est encore accrue par la nature des corps qu'elle tient en dissolution, par l'action de la chaleur. C'est souvent ainsi que les eaux minérales et les eaux thermales contiennent des sels ou d'autres principes dans une proportion beaucoup plus élevée que l'eau n'en

peut dissoudre dans l'état ordinaire ; c'est encore ainsi
que les matériaux du sang, principes organiques et inorganiques qui tous ne sont pas solubles isolément dans
l'eau, sont cependant tenus en dissolution dans ce liquide à la température de + 35 à 36°.

Dans l'intimité organique, les actions chimiques que
le sang subit déterminent l'insolubilité de ceux de ses
principes qui sont destinés à faire partie des divers tissus de l'économie ; de là, des dépôts qui constituent la
substance de ces tissus jusqu'à ce que d'autres actions
chimiques attaquent cette substance et la réduisent à la
forme soluble sous laquelle le sang peut la ressaisir.
Très-probablement alors, l'eau préside à ce dernier phénomène, car c'est à l'état naissant qu'elle est en présence et que, par cela même, son action dissolvante est
plus énergique. « L'eau dissout et met en présence, dit
M. J. Béclard, les substances qui doivent réagir les unes
sur les autres. L'eau est, d'ailleurs, dans les diverses
réactions de la chimie vivante, tantôt formée et tantôt
détruite ; car ses éléments entrent dans les combinaisons organiques ou en sortent. » C'est donc par son intermédiaire que s'effectuent tous les phénomènes de l'absorption, de l'exhalation, des sécrétions et de toutes les
actions physiques et chimiques de la nutrition. Aussi
est-ce une loi qui n'a pas d'exception dans le règne animal comme dans le règne végétal que la vie n'est possible que sous la condition que les tissus soient pénétrés

de fluides aqueux. Il n'est donc pas un être doué de vie
qui pourrait subsister, s'il venait à être privé en certaine
proportion de l'eau qui doit entrer dans la composition
normale des liquides et des tissus qui constituent son
organisation.

Dans l'organisme animal, l'eau fait partie de tous les
fluides et de tous les tissus. L'eau maintient le sang et
les divers liquides de l'économie dans l'état de fluidité
nécessaire à leur mouvement dans les vaisseaux. C'est
à une certaine proportion d'eau que sont dues la mol-
lesse, la souplesse, la flexibilité, l'élasticité de la fibre
musculaire et des tissus, ainsi que la couleur blanc de
lait des cartilages, la transparence de la cornée de l'œil,
l'éclat soyeux des tendons et des ligaments. (M. Liebig.)
L'eau contribue à la forme et au volume des parties, au
maintien de la situation qu'elles occupent et les dispose
à résister avec plus d'énergie aux diverses causes de
compression.

Quantité d'eau contenue dans le corps humain. Conditions qui la font varier.

309. — La quantité d'eau que renferme le corps humain est de 77 parties sur 33 parties de substances solides considérées desséchées. La proportion d'eau contenue à l'état normal dans le sang peut être estimée en
moyenne, d'après MM. Becquerel et Rodier, de 700 à

800 grammes pour 1000 grammes de sang pris en masse. Dans le sérum isolément, elle n'est pas moindre de 880 à 900 gr. pour la même quantité de liquide. Générale-ment la quantité d'eau contenue dans le sang est en rapport avec la densité de ce liquide, c'est-à-dire le plus ordinairement avec la proportion de parties solides tenues en dissolution ou en suspension dans l'eau. Dans l'état morbide, la quantité d'eau peut diminuer, mais cette circonstance est beaucoup plus rare que l'augmen-tation de l'eau dans le sang. La diminution a été obser-vée dans certains cas de pléthore, quelques cas d'ictère simple, enfin et surtout chez un certain nombre de su-jets atteints de choléra épidémique. (MM. Becquerel et Rodier, *Chimie pathologique*.) La privation d'aliments, les maladies aiguës, surtout au début, les affections ner-veuses, médiocrement intenses, les maladies chroniques peu graves, etc., sont encore des circonstances, selon les mêmes auteurs, où la diminution de l'eau peut se montrer, mais d'une manière légère. La quantité d'eau augmente beaucoup dans la diète prolongée, la privation absolue d'aliments, les pertes sanguines un peu nota-bles, les flux considérables, les suppurations abondantes, les hydropisies intenses, les diarrhées prolongées, les sialorrhées considérables, certaines intoxications telles que l'intoxication paludéenne et l'intoxication saturnine, certaines diathèses, telles que la diathèse cancéreuse et tuberculeuse. (MM. Becquerel et Rodier, *loc. cit.*)

Dans certaines circonstances, la quantité d'eau qui traverse l'organisme acquiert souvent des proportions considérables; il en est ainsi sous l'influence de l'élévation de la température, lorsque l'homme cède à la soif qui le presse, et dans quelques états morbides, la polyurie, par exemple. L'eau doit toujours exister, d'ailleurs, dans l'organisme, en certaines proportions, car elle a particulièrement pour but de maintenir les liquides dans une fluidité et les solides dans une souplesse indispensables au jeu des fonctions; elle combat en outre les combustions qui s'opèrent dans le travail de la nutrition. Aussi, lorsque la proportion d'eau est diminuée ou excédante dans l'économie, des modifications plus ou moins importantes surviennent dans les phénomènes nutritifs. Sous l'influence des chaleurs de l'été, par exemple, la dilatation des tissus, l'expansion des fluides, déterminent des transpirations abondantes qui font perdre à l'économie une quantité d'eau souvent très-élevée; la liquidité du sang et des autres fluides diminue, les substances organiques et les matières salines sont mises en contact plus immédiat avec les tissus dont les transformations sont activées. De là, des phénomènes particuliers qui se traduisent d'abord par la soif, et si la cause qui les a produits persiste, des désordres plus ou moins graves se manifestent dans l'acte de la nutrition. Il en est ainsi dans la fièvre alors que les éléments de l'eau entrent en combinaison avec la sub-

stance des organes; car, dans cette circonstance, la
perte d'eau qui s'effectue, pour être moins sensible, n'en
est pas moins considérable, et a des relations bien plus
importantes.

Dans le cas où l'eau est excédante dans l'économie,
d'autres phénomènes se produisent, car l'eau en excès
dans le sang ou dans les tissus est une cause d'atonie,
d'affaiblissement général pour les fonctions de nutrition.
Un sang trop aqueux est moins accessible à l'action de
l'oxygène et, par conséquent, moins apte à favoriser les
mutations des tissus, à porter la vie dans l'organisme.
Il en est ainsi dans les voies respiratoires alors que l'air
est chargé de vapeurs aqueuses; ces vapeurs, en s'accumulant dans les vésicules bronchiques, mettent obstacle à l'oxygénation du sang et s'opposent en même
temps à sa décarbonisation, car elles neutralisent en
partie l'échange de gaz qui s'effectue dans les poumons,
elles pénètrent dans le sang, en diluent les éléments et
en affaiblissent ainsi les propriétés nutritives. Des phénomènes analogues se produisent par la peau lorsqu'elle
est soumise à des influences semblables. De là, des états
morbides particuliers.

**De l'eau dans les substances alimentaires. De l'élimi-
nation de l'eau hors de l'organisme.**

310. — L'eau fait partie de l'alimentation non-seule-

ment comme boisson, mais encore par la proportion dans laquelle elle entre dans la composition des substances alimentaires. La viande en renferme 80 pour 100, le pain de 30 à 40 et le meilleur vin de 80 à 90 pour 100. Le régime végétal introduit plus d'eau dans l'organisme que le régime animal, c'est pourquoi il n'a pas besoin d'être accompagné d'une aussi grande quantité de boissons. Par les boissons et par l'alimentation, l'eau est sans cesse renouvelée dans l'économie, elle est également rejetée au dehors par les diverses voies d'excrétion. Dans cette circonstance, comme l'ont démontré de nombreuses expériences, la quantité d'eau rejetée au dehors est supérieure à celle qui est ingérée par les aliments.

Cet excès d'eau est dû à l'action de l'oxygène dans les diverses métamorphoses que subissent les substances organiques et aux combinaisons que forme ce gaz avec l'hydrogène de ces substances. Comme l'urée, l'acide urique et l'acide carbonique, l'eau est alors un des produits ultimes du travail de la nutrition.

Influence de l'eau dans les phénomènes nutritifs, suivant sa composition.

311. — L'eau a donc, comme fluide spécifique, les relations les plus étendues dans les phénomènes physiques et chimiques de la nutrition ; mais comme ce n'est

pas à l'état pur proprement dit qu'elle est introduite
dans l'organisme, elle est douée de propriétés particulières dues à la présence de sels qu'elle contient en
dissolution. C'est ainsi que les eaux dites potables qui
renferment toujours en certaine proportion du carbonate
de chaux et des chlorures alcalins, ont une action manifeste sur l'état du sang et sur le développement de la
matière osseuse. On connaît aussi l'influence heureuse
de l'usage des eaux minérales dans le traitement de
certaines maladies chroniques souvent rebelles à tout
autre moyen et, dans ces derniers temps, l'analyse des
eaux de quelques contrées où règnent le goître et le
crétinisme a donné lieu d'attribuer la cause de ces affections à la nature des eaux dont les habitants de ces pays
font usage. Ainsi, on a remarqué que le goître et le crétinisme sont fréquents dans les localités où l'eau est peu
aérée, soit à cause de la faible pression atmosphérique,
soit parce que cette eau provient de neiges fondues ;
d'un autre côté, M. Grange, à la suite de nombreux travaux analytiques sur les eaux de la vallée de l'Isère, des
Hautes-Alpes, des Vosges, du Piémont, de la Suisse et
des Pyrénées, a constaté que la plupart de ces eaux sont
riches en sels magnésiens, et pauvres en sels de chaux,
et il a cru pouvoir conclure que la fréquence du goître
et du crétinisme doit être attribuée à l'usage des eaux
contenant en excès des sels de magnésie. Enfin, d'après
les travaux de M. Chatin, et les observations d'autres

savants, il résulterait que le goître et le crétinisme se rattachent, comme fait général, à l'absence de l'iode, non-seulement, il est vrai, dans l'eau, mais dans l'air et dans toutes les substances qui exercent une influence hygiénique quelconque sur les populations.

Sans apprécier, quant à présent, la portée de ces observations, nous devons dire, toutefois, que chacune d'elles nous paraît propre à éclairer la cause du goître et du crétinisme, car elle se rapporte aux phénomènes de la nutrition, qui ont pour but la répartition et l'emploi des sels terreux dans l'organisme.

En résumé, l'eau, selon les corps qu'elle tient en solution, acquiert de nouvelles propriétés qui viennent encore ajouter à l'importance du rôle qu'elle joue dans les actes nutritifs.

Boissons fermentées. Leur action dans l'économie.

312.—Dans l'état de société, ce n'est qu'exceptionnellement que l'eau seule entre comme boisson dans le régime alimentaire, ce sont bien plus particulièrement les boissons fermentées dont l'homme fait usage. Aussi, devons-nous dire un mot de l'action physiologique et chimique de ces boissons dans l'économie.

Les boissons fermentées le plus habituellement en usage, sont : les vins, la bière, le cidre, le poiré et les eaux-de-vie. Toutes contiennent de l'alcool en cer-

taine proportion et des principes particuliers inhérents
à chacune d'elles. Le vin, par exemple, renferme généralement : de l'eau, de l'alcool, du sucre, de la gomme,
de l'acide acétique, du bi-tartrate de potasse, des tartrates
de chaux, de fer, d'alumine et de potasse, du sulfate de
potasse, du chlorure de sodium, du tannin, de la matière colorante, de l'extractif qui provient en partie du
raisin, de l'éther œnanthique qui communique au vin
cette odeur particulière que l'on désigne sous le nom de
bouquet; la bière contient de l'eau, de l'alcool, du gluten, de la dextrine, des principes amers, la matière aro-
matique du houblon, des sels minéraux et de l'acide
carbonique; le cidre : de l'eau, de l'alcool, en quantité peu
considérable, de la dextrine, de la glycose, des matières
azotées, des sels minéraux, etc., et beaucoup d'acide.

Ces boissons contenant toutes de l'alcool, ce sera
sous ce rapport particulièrement que nous allons en étudier l'action dans l'économie.

Dans l'estomac, l'alcool des boissons fermentées est
bientôt absorbé par les veines et charrié dans la circulation. Parvenu dans les capillaires, il est soumis aux
combustions qui s'opèrent dans les tissus, et transformé
en eau et en acide carbonique, phénomènes qui s'effectuent en produisant du calorique. Aussi, dans l'intimité
organique, la présence de l'alcool nuit-elle aux combustions propres à favoriser les mutations des tissus. Dans
l'acte digestif, les boissons alcooliques se métamorpho-

sent souvent en acide acétique et contribuent, sous cette forme, à la dissolution de certaines substances alimentaires.

Sur les tissus, les boissons selon la quantité d'alcool qu'elles renferment, ont une action plus ou moins énergique : elles tendent à en extraire l'eau et à les contracter.

L'usage des boissons fermentées dans le régime alimentaire est devenu presque indispensable, car les fonctions digestives allanguies par les habitudes sociales, en reçoivent une influence salutaire. Comme réconfortants, les boissons alcooliques se présentent à des degrés différents; le vin, sous ce rapport, n'est surpassé par aucun autre produit naturel ou artificiel quand les forces de la vie sont épuisées. Il anime et ravive les esprits dans les jours de tristesse, il corrige et compense les effets des perturbations de l'économie, à laquelle il sert même de préservatif contre les troubles passagers causés par la nature inorganique. (M. Liebig.)

Action des boissons alcooliques concentrées sur le système nerveux et sur le sang.

313. — Les boissons alcooliques concentrées agissent énergiquement sur le système nerveux. En quantité modérée, toutefois, ces boissons n'ont qu'une action excitante, légère et fugace; mais en proportion élevée, elles

paraissent se comporter comme les anestésiques. Cependant, dans ce rapprochement, nous devons signaler une différence qui distingue l'action de ces derniers: ils accumulent l'acide carbonique dans le sang par leur décomposition, et, en outre, par l'obstacle qu'ils apportent au dégagement de ce gaz dans les poumons; tandis que les boissons alcooliques, en accumulant aussi, par leur décomposition, l'acide carbonique dans l'organisme, ne l'empêchent pas de s'échapper en partie par les voies respiratoires. Toutefois, par ce mode d'action, les boissons alcooliques peuvent, dans des cas extrêmes, suspendre complétement la sensibilité générale, et donner lieu même à l'asphyxie, mais dans les circonstances ordinaires, elles émoussent et diminuent seulement la sensibilité. Par conséquent, elles font perdre en partie, aux vaisseaux capillaires, les propriétés vitales dont ils sont doués, et déterminent, par cette cause, et par le calorique qu'elles produisent, une expansion générale de tout le système vasculaire. De là, l'accélération de la circulation, la coloration et cette turgescence particulière que présente le visage des buveurs, la compression de la pulpe cérébrale, la surexcitation de cette substance et les désordres intellectuels qui en sont la conséquence.

Ainsi, outre les profondes modifications que les boissons alcooliques apportent dans l'innervation, elles ont aussi une action manifeste sur le sang en le chargeant de quantités anormales d'acide carbonique. Roesch avait déjà, d'ailleurs, spécifié cet état du fluide sanguin en le définissant un accroissement du caractère veineux du sang. L'effet si remarquable et si instantané de l'ammoniaque dans l'ivresse vient encore faire comprendre le phénomène chimique que détermine la présence de l'alcool dans l'économie.

À doses élevées, les boissons alcooliques se comportent donc dans l'organisme comme de véritables agents toxiques, et à doses excessives, comme les poisons les plus énergiques.

L'usage des boissons alcooliques concentrées est d'autant plus redoutable que les désordres passagers qu'elles produisent ne sont que les précurseurs de désordres beaucoup plus graves, car si l'usage devient une habitude, et que l'habitude appelle l'abus et l'excès, il est tout naturel de penser que les effets qui en résultent doivent incontestablement porter à l'organisme une atteinte profonde. Un grand nombre d'observations tendent, en effet, à établir que l'usage immodéré des liqueurs alcooliques est fréquemment suivi des maladies les plus funestes, telles que : les affections tuberculeuses, et en particulier la phthisie pulmonaire, le cancer de l'estomac, la cirrhose du foie, la maladie de Bright, les affections calculeuses, le scorbut, et plus particulièrement les congestions cérébrales, les apoplexies sanguines et séreuses, la paralysie générale, l'épilepsie, etc. Mais, en outre, l'abus des boissons spiritueuses produit fréquemment l'impuissance , la stérilité , et exerce une influence sur la progéniture des individus des deux sexes qui y sont livrés. D'après Lippick, l'abus des spiritueux éteint en germe les deux tiers des enfants, et chez ceux qui naissent et qui vivent, il détermine des morts prématurées, une constitution faible, débile, délicate ; quelquefois le rachitisme, les scrofules, des convulsions et des méningites. Chez les peuples adonnés à l'ivrognerie , les générations futures en ressentent toutes les conséquences, et elles naissent frappées de tous les maux. (M. A. Becquerel, *Traité d'hygiène.*)

« L'usage immodéré des boissons alcooliques n'imprime pas des modifications moins profondes dans le caractère des individus qui y sont livrés. L'incertitude et le peu de sûreté des actions, la difficulté et la lenteur des conceptions, la diffusion des idées, la perte de la mémoire et du jugement sont les résultats de cette transformation du caractère. En même temps , de tels individus deviennent pusillanimes , lâches , mous ; ils n'ont de goût pour rien, l'appétit vénérien diminue, enfin la décadence morale et physique tarde peu à frapper prématurément les hommes qui ont contracté cette malheureuse habitude ; il ne reste plus que l'imagination sous l'influence de laquelle naissent des hallucinations qui, plus tard, conduisent à un délire continuel. » (M. A. Becquerel, *loc. cit.*)

CHAPITRE ONZIÈME.

CONCLUSION.

Principes que doivent renfermer les aliments pour remplir toutes les conditions de la nutrition. — Il est souvent indispensable que la proportion des principes nutritifs varie dans l'alimentation. — Les substances albuminoïdes sont le point de départ des phénomènes chimiques de la nutrition. — Principales circonstances dans lesquelles la proportion des principes nutritifs varie dans l'alimentation. — Nécessité de la variété dans le régime alimentaire. — Influence du régime alimentaire sur la production des maladies. — Ressources puissantes qu'il offre à la thérapeutique. — Conclusion.

Principes que doivent renfermer les aliments pour remplir toutes les conditions de la nutrition.

314. — Nous avons cherché à distinguer le rôle particulier que peuvent avoir, dans les phénomènes de la nutrition, chacune des substances qui entrent dans la composition des aliments et, par suite, arrivent à constituer tous les éléments du sang. Mais, comme nous l'avons déjà fait observer, ce n'est pas isolément, dans le plus grand nombre des circonstances, que se produisent leurs propriétés nutritives, car ces propriétés paraissent naître bien plutôt des actions que les divers principes dont ces substances sont composées, exercent simultanément les uns sur les autres. En effet, toutes les expériences faites dans le but de pourvoir à la nutrition

des animaux, carnivores, herbivores, ou granivores, avec une seule des substances suivantes : albumine, fibrine, caséine, animales ou végétales, gélatine, féculents, matières sucrées, corps gras, ont, en plus ou moins de temps, déterminé la mort avec tous les caractères de l'inanition. Il n'est pas à dire que chacune des substances que nous venons de citer comme impropres à satisfaire isolément à tous les actes nutritifs, ne puisse pas avoir un rôle plus ou moins actif dans la composition de tel tissu ou de tel fluide, ne soit pas plus ou moins apte à subir l'action de l'oxygène, mais seulement que ce rôle ou cette aptitude se manifeste surtout dans l'organisme, lorsque, dans les aliments, se trouvent réunis ces trois principes : principes albuminoïdes, matières susceptibles de se transformer en sucre, et corps gras. Aussi, nul régime alimentaire ne saurait remplir les conditions si complexes de la nutrition, s'il était entièrement privé de l'un d'eux ; car, non-seulement, chacun de ces principes possède, comme élément organique, des propriétés particulières, mais encore, par les matières inorganiques qu'il renferme, il apporte un tribut indispensable à l'accomplissement régulier des actes nutritifs (270).

Les propriétés nutritives des aliments résultent donc, bien évidemment, de la présence simultanée de ces trois principes, et en outre, de celle des matières inorganiques qui les accompagnent. Car toutes les substances qui doivent faire partie du sang ont leur importance dans

la nutrition, et nulle ne saurait être soustraite du régime
alimentaire sans porter atteinte aux phénomènes de la
vie. L'alimentation doit, en effet, contenir tous les principes nutritifs propres à fournir la quantité de chaleur
nécessaire à la température du corps humain et, par conséquent, à l'accomplissement des actes chimiques et
physiques de la nutrition, à réparer les déperditions
qu'éprouvent les tissus ou à subvenir à l'accroissement
qu'ils prennent depuis la naissance jusqu'au parfait développement de l'individu, à remplacer les matières de
l'exhalation, ainsi que les déjections solides et liquides
entraînées continuellement ou périodiquement hors de
l'organisme. Ces conditions sont essentiellement remplies par les substances alimentaires suivantes, avec la
seule différence qu'elles ont plus ou moins d'aptitude à
entretenir et à développer les forces et la vigueur. Ainsi,
comme nous l'avons déjà fait remarquer, le lait contient
de la caséine, du sucre et du beurre, la viande ou chair
des animaux renferme de la fibrine, de la gélatine (matière apte à se transformer en sucre dans l'organisme)
et de la graisse ; enfin, le froment est composé de gluten, de fécule, et il est vrai d'une minime quantité de
principes gras. Aussi, est-ce sous ce rapport, sans doute,
que le pain ne pourrait pendant longtemps constituer
uniquement l'alimentation sans qu'il se manifestât du
trouble dans les phénomènes nutritifs, surtout si cet aliment formait exclusivement la nourriture de l'homme

livré au travail ou soumis à un froid rigoureux. « On sait
qu'en Danemark, une condamnation à un mois de pain
et d'eau est considérée comme l'équivalent de la peine
de mort. » (M. J. Muller.)

**Il est souvent indispensable que la proportion des prin-
cipes nutritifs varie dans l'alimentation. Les substances albuminoïdes sont le point de départ des phénomènes chimiques de la nutrition.**

315. — Mais si, pour l'accomplissement régulier des
phénomènes nutritifs, la réunion de ces trois principes
est indispensable dans l'alimentation, cependant la proportion relative dans laquelle chacun d'eux doit en faire
partie peut varier sans nuire à l'acte général de la nutrition. Au contraire même, sous certaines influences
telles que les lieux, les climats, les saisons, la température, les exercices corporels, etc., il est nécessaire,
indispensable souvent que les substances albuminoïdes,
les féculents et les corps gras entrent dans le régime
alimentaire en proportions différentes ; car, de la quantité plus ou moins considérable dans laquelle chacune
de ces matières fait partie de l'alimentation, découlent,
comme nous pouvons nous en rendre compte maintenant, les modifications les plus importantes dans les
phénomènes nutritifs. Quelques considérations toutefois
vont encore appuyer cette proposition.

Tous les actes de la nutrition s'effectuent sous l'in-

fluence de l'oxygène, et l'activité de ces actes est en
rapport direct avec la quantité d'oxygène admise dans
l'organisme, et elle le serait aussi, selon les disciples de
Lavoisier, avec celle des éléments carbonés que ce gaz
y rencontre, puisque c'est de la combustion de ces éléments par l'oxygène que naît la chaleur, et la chaleur est
la source de tous les actes physiques et chimiques de la
nutrition. Or, comme les substances alimentaires non
azotées (féculents et corps gras) renferment bien plus de
carbone que les matières azotées (les substances albuminoïdes), les féculents et les corps gras fournissent donc,
dans l'économie, des éléments combustibles en plus
grande quantité que les substances albuminoïdes et, par
conséquent, plus de calorique. Il s'ensuit, en outre, que
ces dernières substances résistent davantage à l'action
réductible de l'oxygène que les matières non azotées.
Telle est la théorie la plus généralement admise à cet
égard.

Cependant, si les aliments albuminoïdes, comme matières azotées, sont doués de cette résistance, comme principes fermentifères, elles n'en sont pas moins placées sous
l'influence de l'oxygène, elles sont même les premières
à la ressentir, puisque, bien plus que les matières non
azotées, elles sont atteintes au sein de l'organisme par les
deux agents qui la favorisent, la chaleur et l'humidité.
Aussi, est-ce en réalité dans le mouvement imprimé par
l'oxygène aux substances albuminoïdes qu'est le point

de départ de l'utilisation des matières non azotées, et que, de là, par la combustion de leurs éléments, par les métamorphoses qu'elles subissent, elles sont amenées à fournir la somme de calorique, l'eau et l'acide carbonique nécessaires aux actions organiques, des produits divers, les acides lactique, butyrique, la lactose, etc., et qu'enfin elles concourent à la formation ou à l'entretien des tissus, en même temps qu'à la composition de certaines sécrétions. C'est ainsi que l'air pur et vif des campagnes, le travail des champs qui favorisent si puissamment l'accomplissement de ces phénomènes, rendent superflue, en quelque sorte, la quantité d'aliments azotés que consomme l'habitant des villes. C'est sous une telle influence particulièrement que tous les éléments des substances alimentaires, mis en mouvement par une oxygénation énergique, sont répartis avec régularité dans l'organisme et complétement employés à la nutrition générale sans perte aucune pour l'économie.

« La viande, dit M. Beaude, qui est de toutes les substances alimentaires celle dont l'assimilation est la plus réparatrice, est surtout indispensable à l'habitant des villes, là où l'absence d'un air vif et pur débilite les fonctions digestives et leur enlève cette activité énergique que l'on trouve chez les habitants des campagnes, dont l'estomac sait digérer les aliments les plus grossiers ; ici la quantité supplée à la qualité des aliments, et ce n'est qu'à l'influence d'une oxygénation plus grande du sang et d'une combustion plus active de carbone et de l'hydrogène que les habitants de certaines de nos provinces doivent cette santé vigoureuse qui maintient l'énergie de leurs organes digestifs. » (*Journal des connaissances médicales*, t. VII, 1854.)

Nous voyons donc que dans les mêmes contrées, mais sous des conditions hygiéniques particulières, les actes nutritifs peuvent s'effectuer et s'effectuent même mieux avec des proportions différentes de substances albuminoïdes et de matières non azotées; mais, en outre, nous sommes mis à portée de comprendre sous quelles influences ces proportions doivent varier, car elles sont dépendantes des propriétés de ces deux ordres de substances et de l'action qu'exercent sur elles l'oxygène, la chaleur et l'humidité. Aussi n'est-ce pas tant parce que les matières non azotées ne fournissent qu'une quantité limitée d'éléments propres à la formation des tissus qu'elles doivent être considérées comme moins nutritives que les substances albuminoïdes, mais bien plus encore parce qu'elles ne peuvent être utilisées dans l'organisme, que par l'intermédiaire de ces dernières substances et parce que, plus réfractaires conséquemment à l'action de l'oxygène, de la chaleur et de l'humidité, elles ne sont que secondairement atteintes par ces agents.

Ces explications données, il suffit maintenant de jeter

24.

un coup d'œil sur les principales conditions qui font varier, dans l'alimentation, la proportion des substances albuminoïdes, des féculents et des corps gras, pour comprendre l'influence que chacune d'elles peut exercer
sous ce rapport.

**Principales circonstances dans lesquelles la proportion
des principes nutritifs varie dans l'alimentation.**

316.—Ainsi, suivant la nature des climats, la quantité
de substances albuminoïdes, de féculents et de corps
gras, entre en proportion différente dans l'alimentation.
Il suffit à l'habitant des régions équatoriales de quelques fruits et d'aliments composés particulièrement de
matières féculentes pour se nourrir, tandis que l'habitant des zones glaciales consomme des quantités considérables de matières grasses. Les Samoyèdes, les Groën-
landais, les Lapons ne vivent, pour ainsi dire, que
d'huile de poisson, de beurre de renne et de poissons
desséchés. Sous l'empire des saisons, dans les pays tem-
pérés, le régime alimentaire n'est pas moins influencé :
l'hiver nécessite une alimentation abondante et riche
même en principes azotés, tandis que dans l'été, les légumes verts, les fruits, unis à une quantité modérée de
substances albuminoïdes suffisent aux besoins de la nutrition. Dans le même climat, les conditions de l'alimentation sont encore influencées par l'état de l'atmo-

sphère, par l'exposition des localités, relativement à la quantité de vapeurs aqueuses que l'air peut contenir. Aussi, dans les contrées habituellement humides, ou humides et froides, le régime azoté devient-il indispensable. L'âge, le sexe , les constitutions rendent nécessaires aussi des modifications dans la quantité proportionnelle de substances albuminoïdes, féculentes et grasses qui doivent entrer dans le régime alimentaire, puisque , sous ces influences, l'admission ou l'emploi de l'oxygène dans l'organisme , s'effectuent avec plus ou moins d'activité.

Rien d'absolu ne peut donc être formulé quant à la proportion dans laquelle les substances albuminoïdes, les féculents et les corps gras doivent faire partie de l'alimentation de l'homme, puisque tant de conditions en rendent la variabilité si nécessaire; mais, au moins, ces enseignements mettent-ils à portée d'établir des règles générales par lesquelles la quantité relative de ces principes peut être déterminée de manière à satisfaire aux divers besoins de la nutrition. C'est ainsi que dans nos climats, par exemple, chez l'homme livré aux travaux manuels, la nourriture, d'après M. Liebig, doit renfermer, pour quatre parties de substances non azotées, une partie de principes albuminoïdes.

Nécessité de la variété dans le régime alimentaire.

317. — Quoi qu'il en soit, tant de circonstances, tant d'influences diverses modifient les actes nutritifs, qu'il n'est pas toujours possible que les principes alimentaires soient strictement équilibrés avec les besoins de l'organisme. Il en résulte qu'il y a souvent excès ou insuffisance dans l'apport de certains éléments nutritifs par l'alimentation. Il était donc indispensable, pour le jeu régulier des actions organiques, qu'il y eût dans l'économie un réservoir commun où tous ces éléments réunis et toujours prêts à être utilisés, pussent combler dans certaines limites, les lacunes du régime alimentaire; ce réservoir, c'est le système vasculaire, et les matériaux mis en réserve, le sang. Aussi dans l'état de santé, comme rien ne révèle d'une manière sensible la surabondance ou l'insuffisance des principes organiques ou inorganiques que le sang renferme, ce n'est que par une alimentation variée que l'on peut parvenir à établir l'équilibre dans la composition de ce liquide.

Les phénomènes de la nutrition chez l'homme sont d'autant plus complexes que l'homme est à la fois carnivore, herbivore, frugivore, ichthyophage, omnivore enfin. Mais si la complexité de ces phénomènes détermine les modifications les plus importantes et les plus variées dans les actes nutritifs, elle offre aussi les ressources les plus fécondes, car c'est ainsi que seul, parmi

tous les êtres de la création, l'homme peut vivres ous
tous les climats et combattre avec efficacité toutes les
causes de destruction qui l'entourent. Nous venons de
faire remarquer en effet que, dans diverses conditions,
les besoins nutritifs nécessitent des proportions différentes dans les principes qui doivent constituer le eé-
gime alimentaire. La nature, dans son admirable pré-
voyance, a mis l'homme à portée de satisfaire à ces
exigences, et il peut, à son gré, faire prédominer dans
son alimentation l'un ou l'autre de ces principes. Le
règne animal et le règne végétal lui offrent à profusion
des substances alimentaires et il lui est facile, par un
régime tantôt animal, tantôt végétal, ou par un régime mixte, non-seulement de varier à l'infini, pour
ainsi dire, les proportions relatives des substances albuminoïdes, des principes aptes à se transformer en sucre, et des corps gras, mais encore les diverses matières
inorganiques ainsi que les principes aromatiques qui en
font partie. Il n'est même pas dépourvu de cette faculté
par un régime alimentaire exclusivement animal, car il
trouve à la fois dans la chair des animaux, selon leur
espèce ou suivant leur âge, les trois principes nutritifs
essentiels unis à des matières salines et aromatiques, et
de plus combinés dans des proportions qui lui permettent même d'apporter une grande variété dans son alimentation et d'approprier ces principes à ses besoins
organiques. C'est ainsi, par exemple, qu'il rencontre

plus abondamment, dans la chair des animaux adultes,
des principes albuminoïdes, dans celle des jeunes animaux, des principes gélatineux, dans celle de certains
animaux (le porc, plusieurs poissons) des corps gras.

Influence du régime alimentaire sur la production des maladies. Ressources puissantes qu'il offre à la thérapeutique. Conclusion.

318. — Mais si le régime alimentaire est pour l'homme
la source à laquelle il puise tous les éléments propres à
entretenir sa vie, et à lutter avec efficacité contre les
influences nuisibles qui peuvent l'atteindre, il y trouve
aussi la cause du plus grand nombre de ses maux. C'est
ainsi qu'une alimentation trop exclusive, soit en principes albuminoïdes, en principes féculents ou sucrés,
soit en matières grasses, donne lieu, souvent jointe il est
vrai à d'autres infractions aux lois hygiéniques, à la production de maladies qui revêtent un caractère particulier et inhérent à la nature de ces aliments. Pour ne citer
que quelques exemples généraux : à un régime trop exclusivement composé de substances albuminoïdes, l'observation ne rattache-t-elle pas des diathèses particulières, la goutte, la gravelle, la pléthore, etc., à celui dans
lequel prédominent les matières féculentes ou sucrées,
les maladies anémiques, enfin à des aliments graisseux
en excès, certaines affections de la peau? En outre, de

même que les excès ou un régime alimentaire mal entendu sont souvent la cause des maladies les plus diverses, de même aussi la privation d'aliments, l'alimentation insuffisante ou de mauvaise nature, déterminent dans l'organisme des désordres plus ou moins graves.

Cependant, le régime alimentaire est un si puissant modificateur de l'organisme que c'est encore par son intermédiaire que l'homme peut lutter avec le plus d'efficacité contre les maladies invétérées mêmes. En effet, si l'on considère la quantité et la variété innombrable de substances que le règne animal et le règne végétal peuvent fournir à l'alimentation de l'homme et qui, tout en remplissant les conditions essentielles de la nutrition sont douées en outre des principes les plus divers et dont les propriétés sont plus ou moins aptes à modifier les actes nutritifs, on comprendra quelle source féconde le régime alimentaire doit offrir dans le traitement des maladies. N'a-t-on pas reconnu de tous temps la part immense qui doit être faite aux aliments dans les moyens employés pour les combattre ? Aussi M. le docteur Mialhe fait-il observer avec juste raison que les médicaments n'ont qu'une action momentanée, tandis que les aliments ont une influence qui se renouvelle à chaque instant et dont les effets sont beaucoup plus durables. C'est qu'en réalité, les substances alimentaires sont les plus puissants modificateurs de l'état morbide. Non-seulement elles renferment les agents médicamenteux les plus précieux, mais encore elles les contiennent dans les proportions les mieux combinées et unies à des principes qui en assurent l'assimilation et en rendent ainsi les effets certains.

L'énumération seule des matières qui entrent dans la composition chimique du corps humain est plus que suffisante pour faire comprendre la haute influence du régime alimentaire dans le traitement des maladies. Nous savons, en effet, que l'organisation humaine renferme, soit à l'état élémentaire, soit à l'état de combinaison, de l'oxygène, de l'hydrogène, du carbone, de l'azote, du soufre, du phosphore, du fluor, du fer, du manganèse, de la soude, de la potasse, de la chaux, de la magnésie, de la silice, etc., etc., en d'autres termes, que nos humeurs, que la substance de nos tissus sont composées d'albumine, de fibrine, de matières sucrées, gélatineuses, de corps gras, de sels alcalins, terreux, etc. Les substances alimentaires ne nous offrent-elles pas tous ces principes et dans un état tellement identique à la composition de nos organes ou dans des proportions si variées, dans des combinaisons si parfaites, que ce serait en vain que, par les agents médicamenteux les plus habilement préparés, l'art tenterait de les remplacer? Ne renferment-elles pas en outre ces puissants modificateurs de l'organisme, l'iode, le brôme, les principes amers, les principes aromatiques, les sels organiques et inorganiques les plus divers, enfin mille autres agents encore peu connus et dont la présence ne se révèle que par leurs bienfaisants effets. Aussi est-ce là qu'est ouvert à la chimie le champ le plus vaste pour venir en aide à l'hygiène et à la thérapeutique ; est-ce là que son flambeau doit jeter la plus vive lumière sur les moyens propres à prévenir les maladies ou à les combattre, suivant les vues de la nature. Une alimentation sagement déduite des besoins de l'organisme, voilà le point de départ de la régularisation des actes vitaux, la source de la santé et l'unique moyen de prolonger la vie. D'un autre côté, l'étude chimique des aliments, l'observation des effets qu'ils produisent dans l'organisme, les règles à établir pour constituer un régime alimentaire approprié aux désordres de la nutrition, soit dans la constitution entière, soit dans un organe isolément, telle doit être la base principale d'une thérapeutique rationnelle ; s'écarter de cette voie, c'est tomber dans l'empirisme et attendre du hasard la guérison des maladies.

Et d'ailleurs, dans les maladies où l'alimentation n'est pas possible, ou bien lorsqu'il est nécessaire de modifier énergiquement l'organisme, en choisissant les agents thérapeutiques parmi les éléments qui font partie du corps humain, ou parmi ceux qui entrent dans la composition des substances alimentaires, n'est-on pas dans la voie la plus sûre pour rencontrer les médicaments les plus héroïques ?

Maintenant si nous jetons un regard rétrospectif sur toutes les parties de ce travail, ne reconnaîtrons-

25

nous pas que la nutrition embrasse tout ce qui se rattache de près comme de loin à la vie de l'homme, tous les actes de l'intimité organique ainsi que toutes les influences extérieures? En effet, l'air, les eaux, les aliments, les climats, les saisons, les lieux, l'âge, le sexe, les tempéraments, les constitutions, les habitudes, les passions, la propagation de l'espèce, les maladies, rien ne lui est étranger. Dans la nutrition se confondent tous les actes et tous les besoins de l'organisme, en un mot tous les phénomènes de la vie, à l'état physiologique comme à l'état morbide.

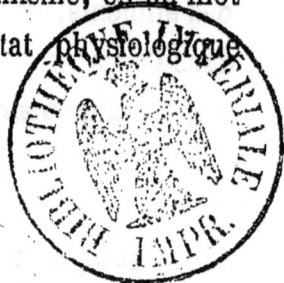

FIN.

ERRATA.

LISTE DES AUTEURS ET DES OUVRAGES CONSULTÉS.

ADELON. (N. P.) Physiologie de l'homme. 4 vol. in-8°. 1829.

ANDRAL ET GAVARRET. Recherches sur les modifications de proportion de quelques principes du sang dans les maladies. (Mémoire présenté à l'Académie des Sciences. 1840.)

BEAU. Études analytiques de physiologie et de pathologie sur l'appareil spléno-hépatique. 1851. in-8°

BÉCHAMP (de Strasbourg). Thèse sur les substances albuminoïdes et leur transformation en urée. 1856.

BÉCLARD. (P. A.) Éléments d'anatomie générale. Description de tous les tissus ou systèmes organiques qui composent le corps humain. 3e édit. avec additions par *J. Béclard*. 1852. in-8°.

BÉCLARD. (J.) Traité élémentaire de physiologie humaine, comprenant les principales notions de la physiologie comparée. 1855. in-8°.

> *Une seconde édition de cet ouvrage, revue et considérablement augmentée, a paru dès le commencement de l'année 1857.*

— Recherches physiologiques sur les fonctions de la veine-porte. Archives de médecine. 1848.

BECQUEREL. (A.) Traité élémentaire d'hygiène privée et publique. 1851. in-12.

— Séméiotique des urines ou Traité des altérations de l'urine dans les maladies. 1841. in-8°.

BECQUEREL ET RODIER. Traité de chimie pathologique appliquée à la médecine pratique. 1854. in-8°.

BÉRARD. (Ph.) Cours de physiologie fait à la Faculté de Médecine de Paris. 1848 à 1853.

BÉRAUD. (J. B.) Manuel de physiologie de l'homme et des principaux vertébrés, répondant aux questions physiologiques du programme des examens de fin d'année, revu par M. *Ch. Robin.* 1853. in-12.

Une seconde édition, augmentée de tous les faits acquis à la science, vient de paraître. (1857)

BERNARD. (Cl.) Leçons de physiologie expérimentale appliquée à la médecine, faites au Collége de France. (1854-1855) in-8°.

— Leçons de physiologie expérimentale appliquée à la médecine, faites au Collége de France. (1855-1856) in-8°.

BERNARD (Cl.) ET BARESWILL. Analyse du suc gastrique. — Compte-rendu. — Académie des Sciences. 1844.

BERZÉLIUS. (J. J.) Traité de chimie minérale, végétale et animale, traduit par MM. *Hoefer* et *Esslinger.* 1849. 6 vol. in-8°.

BICHAT. (Xav.) Anatomie générale appliquée à la physiologie et à la médecine, avec des additions par P. A. *Béclard* et *Blandin.* 1831. 4 vol. in-8°.

BILLING. (Archibald.) Premiers principes de médecine, traduit de l'anglais par *Achille Chereau.* 1847. 1 vol. in-8°.

BLONDLOT. Traité analytique de la digestion considérée particulièrement dans l'homme et les animaux vertébrés. 1843. in-8°.

BOUCHARDAT. Annuaires de thérapeutique.

— De l'alimentation des habitants des campagnes. Annales d'agriculture. Décembre 1848.

— De l'alimentation insuffisante, thèse de concours. 1852.

BOURDON. Principes de physiologie médicale. 1828. in-8°.

BRODIE. Physiological researches. London 1851. in-8°.

BROUSSAIS. Traité de physiologie appliquée à la pathologie. 1834. 2 vol. in-8°.

CABANIS. (P.-G.) Rapports du physique et du moral de l'homme et lettre sur les causes premières, par *P.-J.-G. Cabanis*, précédé d'une table analytique, par *Destutt de Tracy*, huitième édit., augmentée de notes, et précédée d'une notice historique et philosophique sur la vie, les travaux et les doctrines de Cabanis, par *L. Peisse*. 1844. in-8°.

CHAUSSIER. Art. *Nutrition*. (Dict. des Sciences médicales.)

CHAUVEAU. Mémoire présenté à l'Académie Impériale de Médecine, sur la glycogénie du foie. 1856.

CHEVREUL. (E.) Recherches chimiques sur les corps gras d'origine animale. in-8°. 1823.

CHOSSAT. (O.) Recherches expérimentales sur l'inanition. (Ouvrage auquel l'Académie des Sciences de l'Institut a décerné le prix de physiologie expérimentale.) 1843. in-4°.

CLOQUET. (H.) Traité d'anatomie descriptive. 1836. 2 vol. in-8°.

COLIN. Mémoires sur l'origine du sucre dans l'économie, présentés à l'Académie des Sciences et à l'Académie de Médecine. 1855-1856.

X. DELORE ET A. BERNE. Influence des découvertes physiologiques et chimiques récentes sur la pathologie et la thérapeutique des organes digestifs. (Ouvrage couronné par la Société impériale de Médecine de Lyon.) 1857. in-8°.

DENIS. (P.-S.) de Commercy. — Études chimiques, physiologiques et médicales, faites de 1835 à 1840, sur les matières albumineuses. 1842. in-8°.

— Nouvelles études chimiques, physiologiques et médicales sur les substances albuminoïdes qui entrent comme principes immédiats dans la composition des solides et des fluides organiques tant animaux que végétaux. Études faites en suivant la *méthode d'expérimentation par les sels*, la seule qui, dans l'état actuel de la science, semble pouvoir être appliquée avec fruit à des recherches sur ces substances. Mémoire présenté à l'Académie des Sciences en juin 1856.

DONNÉ. (A.) Cours de microscopie complémentaire des études médicales : anatomie microscopique et physiologie des fluides de l'économie. 1844. in-8°.

DUMAS, membre de l'Institut. — Chimie physiologique et médicale. 1 vol. in-8°. 1846.

FABRE. Essais sur différents points de physiologie, de pathologie et de thérapeutique. 1770. 1 vol. in-8°.

FAVRE. Recherches sur la composition de la sueur chez l'homme. Archives générales de médecine, juillet 1853.

FIGUIER. (L.) Mémoires sur l'origine du sucre contenu dans le foie, et sur la présence normale du sucre dans le sang de l'homme et des animaux, présentés à l'Académie des Sciences. 1855-1856-1857.

FODÉRÉ. (F.-E.) Essai de physiologie positive appliquée spécialement à la médecine pratique. 1806. 3 vol. in-8°.

D'' FOURCAULT, de l'Académie de Médecine, etc. — Nouveaux principes de physiologie ou lois de l'organisme considérées dans leurs rapports avec les lois physiques et chimiques. (Ouvrage qui a obtenu une mention honorable de l'Académie royale des Sciences, dans sa séance publique de 1830). 1844. 2 vol. in-8°.

GAVARRET. Recherches sur la température du corps humain dans la fièvre intermittente. 1843. in-8°.

GIRARDIN. (J.) Leçons de chimie élémentaire, 3me édit. 1846. 2 vol. in-8°.

GMELIN. (Léopold.) Chimie organique appliquée à la physiologie et à la médecine, comprenant l'analyse des substances animales et végétales, traduite de l'allemand par J. *Ineichen*, avec des notes et des additions sur diverses parties de la chimie et de la physiologie, par M. *Virey*. (1823) in-8°.

GRAHAM. (Th.) Traité de chimie organique, traduit de l'anglais par M. *E. Mathieu Plessy*. 1843. in-8°.

GRAY. (S.-F.) Traité pratique de chimie appliquée aux arts et manufactures, à l'hygiène et à l'économie domestique ; traduit de l'anglais avec des notes par *T. Richard*. 1828. 2 vol. in-8°.

DE GRIMAUD. (J.-C.-M.) Cours complet de physiologie distribué en leçons, publié par le docteur *Lanthois*. 1824. 2 vol. in-8°.

— Mémoires sur la nutrition. (1787) 1 vol. in-8°.

GRIMAUD ET DUROCHET. (V.-C.) Essai sur la physiologie humaine. 1825. in-12.

LASSAIGNE. Abrégé élémentaire de chimie, considérée comme science accessoire à l'étude de la médecine, de la pharmacie et de l'histoire naturelle. 1836. 2 vol. in-8°.

LECANU. Nouvelles recherches sur le sang. 1831. in-8°.

— Études chimiques sur le sang humain. 1837. in-4°.

— Nouvelles études chimiques sur le sang. 1852. in-8°.

LEHMANN. (C.-G.) Précis de chimie physiologique animale, traduit de l'allemand par M. *Ch. Drion*. 1855. in-12.

LHÉRITIER. (S.-D.) Traité de chimie pathologique ou Recherches chimiques sur les solides et les liquides du corps humain dans leurs rapports avec la physiologie et la pathologie. 1842. 1 vol. in-8°.

LIEBIG. (Justus.) Chimie organique appliquée à la physiologie animale et à la pathologie, traduite par M. *Ch. Gerhardt*. 1842. in-8°.

— Traité de chimie organique, traduit par M. *Ch. Gerhardt*. 1844. 3 vol. in-8°.

— Lettres sur la chimie et sur ses applications à l'industrie, à la physiologie et à l'agriculture, traduites de l'allemand par le docteur *G.-W. Bichon*. 1845. in-12.

— Nouvelles lettres sur la chimie considérée dans ses applications à l'industrie, à la physiologie et à l'agriculture. Édition française publiée par M. *Ch. Gerhardt*. 1852. in-12.

MAGENDIE. Précis élémentaire de physiologie. 1836. 2 vol. in-8°.

MALAGUTI. Leçons élémentaires de chimie. (1853) 2 vol. in-12.

Dr MIALHE. Chimie appliquée à la physiologie et à la thérapeutique. 1856. in-8°.

MILLON. (E.) Éléments de chimie organique comprenant les applications de cette science à la physiologie animale. 1848. 2 vol. in-8°.

MULLER. (J.) Manuel de physiologie, traduit de l'allemand avec des additions par *A.-J.-L. Jourdan*, membre de l'Académie Impériale de Médecine. 2ᵉ édition revue et annotée par *E. Littré*, membre de l'Institut, etc. 1851. 2 vol. in-8°.

PAYEN. (A.) Des substances alimentaires et des moyens de les améliorer, de les conserver et d'en reconnaître les altérations. 1856. in-12.

PELOUZE ET FREMY. Traité de chimie générale. 1854. 6 vol. in-8°.

POGGIALE. Mémoires sur l'action des alcalis sur le sucre dans l'économie animale, présentés à l'Académie de Médecine. 1856.

PREVOST ET DUMAS. Examen du sang et de son action dans les divers phénomènes de la vie. 1820. in-8°.

RICHERAND. Nouveaux éléments de physiologie. 10ᵉ édition revue, augmentée par *Ph. Bérard*. 1832. 3 vol. in-8°.

ROBIN ET VERDEIL. Traité de chimie anatomique et physiologique ou des principes immédiats du corps de l'homme et des mammifères à l'état normal et à l'état pathologique. 1853. 3 vol. in-8°.

ROSTAN. Cours élémentaire d'hygiène. 1828. 2 vol. in-8°.

TIEDEMANN. (Fréd.) Traité complet de physiologie de l'homme, traduit de l'allemand par *A.-J.-L. Jourdan*. D. M. P. (1831) 2 parties.

TIEDEMANN ET GMELIN. Recherches sur la route que prennent les diverses substances pour passer de l'estomac et du canal intestinal dans le sang. 1821. in-8°.

— Recherches expérimentales, physiologiques et chimiques sur la digestion, considérée dans les quatre classes d'animaux vertébrés, traduit de l'allemand par *A.-J.-L. Jourdan*. 1827. 2 vol. in-8°.

TROUSSEAU (A.) ET PIDOUX. (H.) Traité de thérapeutique et de matière médicale. 1855. 2 vol. in-8°, 5e édition.

URE. Dictionnaire de chimie, traduit de l'anglais par *Riffault*. 1822 à 1824. 4 vol. in-8°.

Nous croirions manquer à un juste devoir si, à la fin de cette liste, nous omettions de citer les journaux par l'intermédiaire desquels nous avons pu nous tenir au courant du mouvement de la science.

— *Abeille Médicale.* — Rédacteur en chef M. *A. Bossu.*

— *Bulletin général de thérapeutique médicale et chirurgicale.* — Rédacteur en chef M. le docteur *Debout.*

— *Gazette des Hôpitaux.* — Rédacteur en chef M. le docteur *Brochin.*

— *Journal des Connaissances médicales, pratiques, et de pharmacologie*, par MM. *Baude, Caffe, Ducom, Beaugrand.*

— *Revue des cours publics et des sociétés savantes de la France et de l'étranger.*1857.—Rédacteur en chef M. *Odysse-Barot.*

— *La Science.* 1856. — Directeur-gérant M. *A. de Gondrecourt.*

— *Union Médicale.* — Rédacteur en chef M. *A. Latour.*

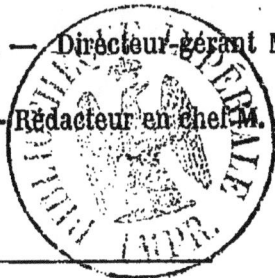

TABLE ALPHABÉTIQUE ET ANALYTIQUE

DES MATIÈRES.

tés de l'eau dans l'organisme, 28, 405. — Quantité contenue dans le corps humain, 407. — Conditions qui en font varier la quantité dans l'organisme, 407. — Diminution de l'eau dans l'organisme, 408. — De l'eau dans les substances alimentaires, 410. — Elimination de l'eau hors de l'organisme, 410. — L'excès d'eau dans le sang est nuisible à l'accomplissement des actes nutritifs, 410.—Son influence dans les phénomènes nutritifs suivant sa composition, 411. — Quantité que renferment la viande, le pain et le meilleur vin, 411.

ÉCLAMPSIE (l') pourrait avoir pour cause la présence en excès des sels alcalins dans le sang, 379.

ÉLECTRICITÉ, 18.

ÉLÉMENTS qui constituent le corps de l'homme, 4.

ENDÉMIQUES (maladies), 109.

ENDOSMOSE, 148.

ENFANT. Le lait est l'aliment propre à sa nourriture, 225, 234. — La fibrine prédomine dans la lymphe chez l'enfant, 244. — ses propriétés, 259. — Élimination du fer, du soufre, du phosphore, chez l'enfant, 399.

ÉPIDERME, 46.

ESTOMAC, 37. — Action des aliments dans l'estomac, 125.

EXCITATION OU INCITATION, 94.— Phénomènes qu'elle détermine sur les capillaires, 94.

EXCRÉMENTS. Leur composition chimique, 176.

F.

FÉCULENTS, 31. — Leur transfor-mation en dextrine et en glycose par la salive, 125. — Action du suc pancréatique sur les féculents, 134. — Forme sous laquelle ils pénètrent dans le sang, 153. — Considérés comme aliment respiratoire, 223. — Leurs usages dans l'économie après leur transformation en sucre, 280. — Ils renferment plus de carbone que les substances azotées, 423. — Isolés, ils ne peuvent remplir toutes les conditions de la nutrition, 420. — Toutefois, ils peuvent entrer en quantité considérable dans le régime alimentaire des habitants des campagnes et des régions équatoriales, 424-426.

FER, 387. — Sa proportion dans le sang, 59. — Il ne se rencontre que dans les globules. Son importance dans ces corpuscules, 389. — Mouvement de l'élimination du fer hors de l'organisme. Son emploi dans cette circonstance, 397.

FIBRINE, 233.

FIBRINE DU SANG, 52. — Proportion dans laquelle la fibrine est contenue dans le sang, 54, 234. — Résulte de l'oxydation de l'albumine, suivant M. Scherer, 235. — Conditions sous lesquelles cette oxydation est placée, 236. — La fibrine du sang doit agir, selon M. J. Muller, comme un ferment, 236. — Distinction de la fibrine du sang et de la fibrine musculaire, 237. — La fibrine (musculine) isolément est impropre à la nutrition, 230. — Distinction de la fibrine dans les trois principaux liquides de l'économie, 239. —

FIN DE LA TABLE ANALYTIQUE DES MATIÈRES.

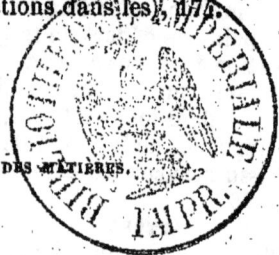

Coulommiers. — Imprimerie de A. MOUSSIN.

LE ROY DUPRÉ

GUIDE HYGIÉNIQUE ET MÉDICAL

DES FAMILLES

Un fort volume in-12, cartonné : 7 francs

Ch. Lahure, imprimeur du Sénat et de la Cour de Cassation,
rue de Vaugirard, 9, près de l'Odéon.

www.ingramcontent.com/pod-product-compliance
Lightning Source LLC
Chambersburg PA
CBHW060908220326
41599CB00020B/2890